Gesamtregister

A

B

C

D

E

F

G

H

I

Impfstoffe für Tiere

L

M

N

40 Gesamtregister

Q

R

S

T

U

W

X

Z

Ph. Eur. 4. Ausgabe, 5. Nachtrag

Wichtiger Hinweis
zu den „Allgemeinen Monographien"

Das Europäische Arzneibuch enthält eine Anzahl allgemeiner Monographien, die Gruppen von Produkten umfassen. Diese „Allgemeinen Monographien" beinhalten Anforderungen, die auf alle Produkte der entsprechenden Gruppe anwendbar sind oder in einigen Fällen für jedes Produkt der jeweiligen Gruppe, für das eine spezifische Monographie im Arzneibuch enthalten ist (siehe „Allgemeine Vorschriften, Allgemeine Monographien"). Falls in der Einleitung keine Einschränkung des Anwendungsbereichs der allgemeinen Monographie angegeben ist, gilt diese für alle Produkte der definierten Gruppe, unabhängig davon, ob ein bestimmtes Produkt in einer Einzelmonographie im Arzneibuch beschrieben ist.

Wann immer eine Monographie angewendet wird, muss unbedingt abgeklärt werden, ob eine allgemeine Monographie auf das jeweilige Produkt anwendbar ist. Die nachstehend aufgelisteten Texte werden unter „Allgemeine Monographien" abgedruckt, wenn nichts anderes angegeben ist. Die nachfolgende Liste wird wann immer nötig auf den neuesten Stand gebracht und in jedem Nachtrag abgedruckt.

- Allergenzubereitungen
- Darreichungsformen (siehe gesondertes Kapitel „Darreichungsformen")
- DNA-rekombinationstechnisch hergestellte Produkte
- Extrakte
- Fermentationsprodukte
- Homöopathische Zubereitungen (abgedruckt im Kapitel „Homöopathische Zubereitungen und Einzelmonographien zu Stoffen für homöopathische Zubereitungen")
- Immunsera von Tieren zur Anwendung am Menschen
- Immunsera für Tiere
- Impfstoffe für Menschen
- Impfstoffe für Tiere
- Pflanzliche Drogen
- Pflanzliche Drogen für homöopathische Zubereitungen (abgedruckt im Kapitel „Homöopathische Zubereitungen und Einzelmonographien zu Stoffen für homöopathische Zubereitungen")
- Pflanzliche Drogen zur Teebereitung
- Pflanzlichen Drogen, Zubereitungen aus
- Pflanzliche fette Öle
- Produkte mit dem Risiko der Übertragung von Erregern der spongiformen Enzephalopathie tierischen Ursprungs
- Radioaktive Arzneimittel
- Substanzen zur pharmazeutischen Verwendung
- Urtinkturen für homöopathische Zubereitungen (abgedruckt im Kapitel „Homöopathische Zubereitungen und Einzelmonographien zu Stoffen für homöopathische Zubereitungen")

Europäisches Arzneibuch

4. Ausgabe
5. Nachtrag

EUROPÄISCHES ARZNEIBUCH

4. AUSGABE
5. NACHTRAG

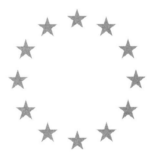

Amtliche deutsche Ausgabe

Deutscher Apotheker Verlag Stuttgart
Govi-Verlag - Pharmazeutischer Verlag GmbH Eschborn

Wichtige Adressen

Bundesinstitut für Arzneimittel und Medizinprodukte
FG Arzneibuch, Allgemeine Analytik
Kurt-Georg-Kiesinger-Allee 3
D-53175 Bonn

Europäisches Direktorat für die Qualität von Arzneimitteln (EDQM) des Europarats
226, Avenue de Colmar – BP 907
F-67029 Strasbourg Cedex 1, France

Fax: 00 33-388-41 27 71
Internet: http://www.pheur.org

	E-Mail	Tel.
CD-ROM	cdromtech@pheur.org	00 33-388-41 20 00 (Vermittlung)
Monographien	monographs@pheur.org	00 33-388-41 20 00 (Vermittlung)
Referenzsubstanzen	CRS@pheur.org	00 33-388-41 20 35
Veranstaltungen	publicrelations@pheur.org	00 33-388-41 28 15
Veröffentlichungen	publications@pheur.org ·	00 33-388-41 20 36
Zertifizierung	certification@pheur.org	00 33-388-41 20 00 (Vermittlung)
Sonstige Informationen	info@pheur.org	00 33-388-41 20 00 (Vermittlung)

Vertragsstaaten, die das Übereinkommen über die Ausarbeitung eines Europäischen Arzneibuchs unterzeichnet haben und Mitglied der Europäischen Arzneibuch-Kommission sind (Stand: Oktober 2003)

Belgien
Bosnien-Herzegowina
Dänemark
Deutschland
Estland
Finnland
Frankreich
Griechenland
Irland
Island
Italien
Kroatien
Lettland
Großherzogtum Luxemburg
Ex-jugoslawische Republik Mazedonien
Niederlande

Norwegen
Österreich
Portugal
Rumänien
Schweden
Schweiz
Serbien und Montenegro
Slowakische Republik
Slowenien
Spanien
Tschechische Republik
Türkei
Ungarn
Vereinigtes Königreich Großbritannien
Zypern
Europäische Union

Europäisches Arzneibuch 4. Ausgabe, 5. Nachtrag
ISBN 3-7692-3321-2

© Printed in Germany
Satz: Satz-Rechen-Zentrum Hartmann + Heenemann, Berlin
Druck: C. H. Beck, Nördlingen
Buchbinder: Sigloch, Blaufelden
Einbandgestaltung: Atelier Schäfer, Esslingen

BEKANNTMACHUNG ZUM EUROPÄISCHEN ARZNEIBUCH

4. Ausgabe, 5. Nachtrag,

Amtliche deutsche Ausgabe, und zum Deutschen Arzneibuch 2003[1]

Vom 27. Oktober 2003
(Bundesanzeiger Seite 24 097)

I. Europäisches Arzneibuch, 4. Ausgabe, 5. Nachtrag, Amtliche deutsche Ausgabe

1. Im Rahmen des Übereinkommens über die Ausarbeitung eines Europäischen Arzneibuchs vom 22. Juli 1964, revidiert durch das Protokoll vom 16. November 1989 (BGBl. 1993 II S. 15), dem die Bundesrepublik Deutschland beigetreten ist (Gesetz vom 4. Juli 1973, BGBl. 1973 II S. 701) und dem inzwischen 31 Vertragsstaaten sowie die Europäische Gemeinschaft angehören, erfolgt die Ausarbeitung der Monographien und anderer Texte des Europäischen Arzneibuchs. Mit dem Beitritt zu diesem Übereinkommen hat sich die Bundesrepublik Deutschland verpflichtet, die von der Europäischen Arzneibuch-Kommission in Straßburg beschlossenen Monographien und anderen Texte des Europäischen Arzneibuchs entsprechend § 55 Abs. 2 des Arzneimittelgesetzes in geltende Normen zu überführen.

2. Die Europäische Arzneibuch-Kommission hat am 19. Juni 2002 beschlossen, dem Gesundheitsausschuss (Teilabkommen) des Europarates den 1. Juli 2003 als Termin für die Übernahme des 5. Nachtrags zur 4. Ausgabe des Europäischen Arzneibuchs in den Vertragsstaaten zu empfehlen.

3. Der Gesundheitsausschuss (Teilabkommen) des Europarates hat am 20. Juni 2002 mit der Resolution AP-CSP (02) 3 den 1. Juli 2003 als Termin für die Übernahme des 5. Nachtrags zur 4. Ausgabe des Europäischen Arzneibuchs in den Vertragsstaaten des Übereinkommens über die Ausarbeitung eines Europäischen Arzneibuchs festgelegt.

4. Der 5. Nachtrag zur 4. Ausgabe des Europäischen Arzneibuchs umfasst neben korrigierten Monographien neue und revidierte Monographien sowie neue und revidierte andere Texte, die von der Europäischen Arzneibuch-Kommission auf deren Sitzung vom 18. bis zum 20. Juni 2002 beschlossen wurden.

5. Der 5. Nachtrag zur 4. Ausgabe des Europäischen Arzneibuchs wird vom Europarat in Straßburg in englischer („European Pharmacopoeia, Supplement 4.5") und französischer Sprache („Pharmacopée Européenne, Addendum 4.5"), den Amtssprachen des Europarates, herausgegeben. Er wurde unter Beteiligung der zuständigen Behörden Deutschlands, Österreichs und der Schweiz in die deutsche Sprache übersetzt.

6. Die übersetzten Monographien und anderen Texte des 5. Nachtrags zur 4. Ausgabe des Europäischen Arzneibuchs werden hiermit nach § 55 Abs. 7 des Arzneimittelgesetzes als „Europäisches Arzneibuch, 4. Ausgabe, 5. Nachtrag, Amtliche deutsche Ausgabe" bekannt gemacht.

7. Das geltende Europäische Arzneibuch, Amtliche deutsche Ausgabe, umfasst nunmehr die amtlichen deutschen Ausgaben des Europäischen Arzneibuchs, 4. Ausgabe, und des Europäischen Arzneibuchs, 4. Ausgabe, 1., 2., 3., 4. und 5. Nachtrag.

8. Das Europäische Arzneibuch, 4. Ausgabe, 5. Nachtrag, Amtliche deutsche Ausgabe, kann beim Deutschen Apotheker Verlag, Stuttgart, bezogen werden.

9. Mit Beginn der Geltung des Europäischen Arzneibuchs, 4. Ausgabe, 5. Nachtrag, Amtliche deutsche Ausgabe, wird der erste Punkt der „Bekanntmachung zum Europäischen Arzneibuch, 4. Ausgabe, 5. Nachtrag, und zum Europäischen Arzneibuch, 4. Ausgabe, Amtliche deutsche Ausgabe" vom 17. Juni 2003 (BAnz. S. 13 655) aufgehoben.

10. Das Europäische Arzneibuch, 4. Ausgabe, 5. Nachtrag, Amtliche deutsche Ausgabe, gilt ab dem 1. Februar 2004.

11. Für Arzneimittel, die sich am 1. Februar 2004 in Verkehr befinden und die die Anforderungen der Monographien sowie die Anforderungen der anderen Texte des Europäischen Arzneibuchs, 4. Ausgabe, 5. Nachtrag, nicht erfüllen oder nicht nach deren Vorschriften hergestellt, geprüft oder bezeichnet worden sind, aber den am 31. Januar 2004 geltenden Vorschriften entsprechen, findet diese Bekanntmachung erst ab dem 1. Februar 2005 Anwendung.

---

[1] Diese Bekanntmachung ergeht im Anschluss an die Bekanntmachung des Bundesministeriums für Gesundheit und Soziale Sicherung vom 17. Juni 2003 (BAnz. S. 13 655) zum Europäischen Arzneibuch, 4. Ausgabe, 5. Nachtrag, und zum Europäischen Arzneibuch, 4. Ausgabe, Amtliche deutsche Ausgabe, sowie im Anschluss an die Bekanntmachung vom 18. Juni 2003 (BAnz. S. 16 242) zum Deutschen Arzneibuch 2003.

II. Deutsches Arzneibuch 2003

Das Deutsche Arzneibuch 2003 wird in Verbindung mit der Nummer I dieser Bekanntmachung wie folgt geändert:

1. Die folgenden Monographien werden aus dem Deutschen Arzneibuch 2003 gestrichen, da sie als neue Monographien in geänderter Fassung in das Europäische Arzneibuch, 4. Ausgabe, 5. Nachtrag, aufgenommen wurden [in eckigen Klammern die jeweilige Bezeichnung der Monographie des Europäischen Arzneibuchs, die an die Stelle der Monographie des Deutschen Arzneibuchs tritt]:

    – Cayennepfeffer [Ph. Eur.: Cayennepfeffer]
    – Kamillenöl [Ph. Eur.: Kamillenöl]
    – Weißes Vaselin [Ph. Eur.: Weißes Vaselin]

2. Im Kapitel „4 Reagenzien" werden in Folge der Streichung der unter Nummer II, Punkt 1 genannten Monographien die Vorschriften zu folgenden Reagenzien gestrichen:

    – Capsaicinoide *RN*
    – Chamazulen *RN*
    – Guajazulen *RN*
    – Hexan zur Spektroskopie *RN*
    – Levomenol *RN*

Diese Änderungen des Deutschen Arzneibuchs 2003 gelten ab dem 1. Februar 2004.

Bonn, den 27. Oktober 2003
113-5031-11

Bundesministerium für Gesundheit
und Soziale Sicherung

Im Auftrag
Dr. Gert Schorn

INHALTSVERZEICHNIS

ÜBERSICHTEN

1. Änderungen seit dem 4. Nachtrag zur 4. Ausgabe

Neue Texte

Allgemeiner Teil

2.5.35 Distickstoffmonoxid in Gasen

Monographiegruppen

Einzelmonographien zu Radioaktiven Arzneimitteln
Natrium[1-^{11}C]acetat-Injektionslösung

Homöopathische Zubereitungen und Einzelmonographien zu Stoffen für homöopathische Zubereitungen
Brennnessel für homöopathische Zubereitungen
Knoblauch für homöopathische Zubereitungen

Monographien A–Z

Almagat
Cayennepfeffer
Clobazam
Diclazuril für Tiere
Dostenkraut
Ebastin
Econazol
Fluticasonpropionat
Kamillenöl

Mesalazin
N-Methylpyrrolidon
Nicergolin
Paroxetinhydrochlorid-Hemihydrat
Piracetam
1-Propanol
Vaselin, Weißes
Vogelknöterichkraut

Revidierte Texte

Allgemeiner Teil

2.4.10 Blei in Zuckern
2.4.14 Sulfatasche
2.4.18 Freier Formaldehyd
3.1.3 Polyolefine
3.1.4 Polyethylen ohne Zusatzstoffe für Behältnisse zur Aufnahme parenteraler und ophthalmologischer Zubereitungen
3.1.5 Polyethylen mit Zusatzstoffen für Behältnisse zur Aufnahme parenteraler und ophthalmologischer Zubereitungen
4 Reagenzien

Monographiegruppen

Einzelmonographien zu Impfstoffen für Menschen
Varizellen-Lebend-Impfstoff

Homöopathische Zubereitungen und Einzelmonographien zu Stoffen für homöopathische Zubereitungen
Urtinkturen für homöopathische Zubereitungen

Die „Allgemeinen Vorschriften" gelten für alle Monographien und sonstigen Texte

Monographien A–Z

Albendazol
4-Aminobenzoesäure
Amisulprid
Bacitracin
Bacitracin-Zink
Benzylpenicillin-Kalium
Benzylpenicillin-Natrium
Buflomedilhydrochlorid
Carisoprodol
Chloroquinphosphat
Dextromethorphanhydrobromid
Dextropropoxyphenhydrochlorid
Dimeticon
Dosulepinhydrochlorid
Econazolnitrat
Etacrynsäure
Ethinylestradiol
Etilefrinhydrochlorid
Fibrin-Kleber
Flupentixoldihydrochlorid
Fluphenazindecanoat
Fluphenazinenantat
Frauenmantelkraut

Gelatine
Gentamicinsulfat
Glibenclamid
Glucagon human
Guaifenesin
Heparine, Niedermolekulare
Johanniskraut
Kamillenfluidextrakt
Ketotifenhydrogenfumarat
Macrogole
Naphazolinhydrochlorid
Naphazolinnitrat
Parnaparin-Natrium
Pefloxacinmesilat-Dihydrat
Polymyxin-B-sulfat
Prednisolon
Roxithromycin
Salbutamolsulfat
Simeticon
Wachs, Gebleichtes
Wachs, Gelbes
Zolpidemtartrat

Berichtigte Texte

Allgemeiner Teil

2.4.29   Bestimmung der Fettsäurenzusammensetzung von Omega-3-Säuren-reichen Ölen

Monographien A–Z

Ammoniumglycyrrhizat
Betamethasonvalerat
Bifonazol
Flurazepamhydrochlorid
Glycerol
Glycerol 85 %

Levothyroxin-Natrium
Octyldodecanol
Plasma vom Menschen (Humanplasma)
    zur Fraktionierung
Pravastatin-Natrium
Tamoxifencitrat*

Bei dem mit * gekennzeichneten Text handelt es sich um einen nur im deutschsprachigen Nachtrag 4.05 berichtigten Text.

Hinweis: Die folgenden, im „Supplement 4.5" (Englisch) und im „Addendum 4.5" (Französisch) enthaltenen Methoden und Monographien sind in der vorliegenden deutschen Fassung des Nachtrags 4.05 der Ph. Eur. nicht enthalten, da es sich bei den Texten im „Supplement 4.5" und im „Addendum 4.5" lediglich um rein redaktionelle Korrekturen handelt, die in der deutschen Fassung der Ph. Eur., 4. Ausgabe, Grundwerk 2002 beziehungsweise 1., 2., 3. oder 4. Nachtrag bereits berücksichtigt wurden:

– 2.2.46 Chromatographische Trennmethoden**
– Ölsäure
– Sorbitanmonooleat

– Sorbitansesquioleat
– Sorbitantrioleat

** Dieser Text wurde im „Supplement 4.5" (Englisch) und im „Addendum 4.5" (Französisch) fälschlicherweise korrigiert. Die gültige Fassung des Texts ist die im Grundwerk 2002 veröffentlichte.

Beachten Sie den Hinweis auf „Allgemeine Monographien" zu Anfang des Bands auf Seite B

Gestrichene Texte

Der folgende Text wurde mit Resolution AP-CSP (01) 4 zum 1. 4. 2002 gestrichen:

Infektiöse-Hepatitis-Lebend-Impfstoff (gefriergetrocknet) für Hunde

Die folgenden Texte wurden mit Resolution AP-CSP (01) 6 zum 1. 1. 2003 gestrichen:

2.7.3 Wertbestimmung von Corticotropin
Fibrinogen[^{125}I] vom Menschen
Corticotropin

Der folgende Text wurde mit Resolution AP-CSP (02) 2 zum 1. 1. 2003 gestrichen:

Tinkturen[1]

Die folgenden Texte wurden mit Resolution AP-CSP (02) 4 zum 1. 1. 2003 gestrichen:

2.9.21 Partikelkontamination – Mikroskopische Methode
Schweinerotlauf-Serum
Natrium[^{125}I]iodid-Lösung
Oxyphenbutazon

Der folgende Text wurde mit Resolution AP-CSP (02) 6 zum 1. 7. 2003 gestrichen:

Lypressin-Injektionslösung

2. Verzeichnis aller Texte der 4. Ausgabe

Allgemeiner Teil

[1] Dieser Text ist nun Bestandteil der allgemeinen Monographie „Extrakte".

Beachten Sie den Hinweis auf „Allgemeine Monographien" zu Anfang des Bands auf Seite B

Die „Allgemeinen Vorschriften" gelten für alle Monographien und sonstigen Texte

Beachten Sie den Hinweis auf „Allgemeine Monographien" zu Anfang des Bands auf Seite B

Die „Allgemeinen Vorschriften" gelten für alle Monographien und sonstigen Texte

Beachten Sie den Hinweis auf „Allgemeine Monographien" zu Anfang des Bands auf Seite B

Die „Allgemeinen Vorschriften" gelten für alle Monographien und sonstigen Texte

Beachten Sie den Hinweis auf „Allgemeine Monographien" zu Anfang des Bands auf Seite B

Die „Allgemeinen Vorschriften" gelten für alle Monographien und sonstigen Texte

Einzelmonographien zu Nahtmaterial für Menschen

Einzelmonographien zu Nahtmaterial für Tiere

Homöopathische Zubereitungen und Einzelmonographien zu Stoffen für homöopathische Zubereitungen

Monographien A–Z

Beachten Sie den Hinweis auf „Allgemeine Monographien" zu Anfang des Bands auf Seite B

Die „Allgemeinen Vorschriften" gelten für alle Monographien und sonstigen Texte

C

Beachten Sie den Hinweis auf „Allgemeine Monographien" zu Anfang des Bands auf Seite B

Die „Allgemeinen Vorschriften" gelten für alle Monographien und sonstigen Texte

E

Beachten Sie den Hinweis auf „Allgemeine Monographien" zu Anfang des Bands auf Seite B

Die „Allgemeinen Vorschriften" gelten für alle Monographien und sonstigen Texte

Beachten Sie den Hinweis auf „Allgemeine Monographien" zu Anfang des Bands auf Seite B

Die „Allgemeinen Vorschriften" gelten für alle Monographien und sonstigen Texte

Stand

M

Beachten Sie den Hinweis auf „Allgemeine Monographien" zu Anfang des Bands auf Seite B

Die „Allgemeinen Vorschriften" gelten für alle Monographien und sonstigen Texte

Beachten Sie den Hinweis auf „Allgemeine Monographien" zu Anfang des Bands auf Seite B

Die „Allgemeinen Vorschriften" gelten für alle Monographien und sonstigen Texte

T

Beachten Sie den Hinweis auf „Allgemeine Monographien" zu Anfang des Bands auf Seite B

Die „Allgemeinen Vorschriften" gelten für alle Monographien und sonstigen Texte

Beachten Sie den Hinweis auf „Allgemeine Monographien" zu Anfang des Bands auf Seite B

Allgemeiner Teil

2.4 Grenzprüfungen

Die „Allgemeinen Vorschriften" gelten für alle Monographien und sonstigen Texte

2.4.10 Blei in Zuckern

Die Bestimmung des Bleis erfolgt durch Atomabsorptionsspektroskopie (2.2.23, Methode II).

Untersuchungslösung: 20,0 g der zu prüfenden Substanz werden in einer Mischung gleicher Volumteile verdünnter Essigsäure *R* und Wasser *R* zu 100,0 ml gelöst. 2,0 ml einer klaren Lösung von Ammoniumpyrrolidincarbodithioat *R* ($10 \text{ g} \cdot \text{l}^{-1}$) und 10,0 ml Isobutylmethylketon *R* werden zugesetzt. Die Mischung wird 30 s lang, vor direktem Tageslicht geschützt, geschüttelt. Nach Trennung der beiden Phasen wird die Isobutylmethylketon-Phase verwendet.

Referenzlösungen: 3 Referenzlösungen werden in gleicher Weise wie die Untersuchungslösung hergestellt, wobei den 20,0 g Substanz jeweils 0,5, 1,0 beziehungsweise 1,5 ml Blei-Lösung (10 ppm Pb) *R* zugesetzt werden.

Der Nullpunkt des Instruments wird mit Hilfe von Isobutylmethylketon *R* eingestellt, das wie bei der Herstellung der Untersuchungslösung beschrieben, jedoch ohne Zusatz der Substanz behandelt wurde. Die Absorption bei 283,3 nm wird unter Verwendung einer Blei-Hohlkathodenlampe als Strahlungsquelle und einer Luft-Acetylen-Flamme gemessen.

Falls nichts anderes vorgeschrieben ist, darf die Substanz höchstens 0,5 ppm Blei enthalten.

2.4.14 Sulfatasche

Ein geeigneter Tiegel (Silicat, Platin, Porzellan oder Quarzglas) wird 30 min lang bei 600 ± 50 °C geglüht, im Exsikkator über Silicagel erkalten gelassen und gewogen. Die vorgeschriebene Menge der zu prüfenden Substanz wird in den Tiegel gegeben und dieser gewogen. Die Substanz wird mit einer geringen Menge Schwefelsäure *R* (im Allgemeinen 1 ml) befeuchtet und vorsichtig bei möglichst geringer Temperatur erhitzt, bis die Substanz vollständig verkohlt ist. Nach dem Erkalten wird der Rückstand mit einer geringen Menge Schwefelsäure *R* befeuchtet, vorsichtig erhitzt, bis keine weißen Dämpfe mehr entstehen, und so lange bei 600 ± 50 °C geglüht, bis der Rückstand vollständig verascht ist. Dabei dürfen während der gesamten Veraschung keine Flammen entstehen. Nach dem Erkalten des Tiegels im Exsikkator über Silicagel wird erneut gewogen und die Masse des Rückstands ermittelt.

Wenn die so erhaltene Masse des Rückstands den vorgeschriebenen Grenzwert überschreitet, wird das Befeuchten mit Schwefelsäure *R* und das Glühen wie vorstehend beschrieben bis zur Massekonstanz wiederholt, sofern nichts anderes vorgeschrieben ist.

2.4.18 Freier Formaldehyd

Falls nichts anderes vorgeschrieben ist, wird Methode A angewendet. Methode B ist für Impfstoffe geeignet, bei denen Natriumdisulfit zur Bindung von überschüssigem Formaldehyd verwendet wurde.

Methode A

Impfstoffe für Menschen werden im Verhältnis 1:10 verdünnt, bakterielle Toxoide für Tiere werden 1:25 verdünnt.

1 ml der Verdünnung wird in einem Reagenzglas mit 4 ml Wasser *R* und 5 ml Acetylaceton-Lösung *R* 1 versetzt. Das Reagenzglas wird 40 min lang im Wasserbad von 40 °C erwärmt. Der Inhalt des Reagenzglases wird in vertikaler Durchsicht geprüft. Die Lösung darf nicht stärker gefärbt sein als eine Referenzlösung, die gleichzeitig und unter gleichen Bedingungen hergestellt wurde, wobei an Stelle von 1 ml Verdünnung des Impfstoffs 1 ml einer Verdünnung der Formaldehyd-Lösung *R*, die 20 μg Formaldehyd (CH_2O) je Milliliter enthält, verwendet wurde.

Methode B

Untersuchungslösung: Der zu prüfende Impfstoff wird mit Wasser *R* im Verhältnis 1:200 verdünnt. Falls der Impfstoff als ölige Emulsion vorliegt, wird die wässrige Phase mit einem geeigneten Verfahren (wie dem nachstehenden) abgetrennt und aus ihr eine gleichwertige Verdünnung hergestellt. Falls eines der nachstehend beschriebenen Verfahren zur Phasentrennung angewendet wird, wird die so erhaltene wässrige Phase im Verhältnis 1:20 verdünnt.

Referenzlösungen: Durch Verdünnen von Formaldehyd-Lösung *R* mit Wasser *R* werden Lösungen hergestellt, die $0,25 \text{ g} \cdot \text{l}^{-1}$ oder $0,50 \text{ g} \cdot \text{l}^{-1}$ oder $1,00 \text{ g} \cdot \text{l}^{-1}$ oder $2,00 \text{ g} \cdot \text{l}^{-1}$ CH_2O enthalten.

0,5 ml Untersuchungslösung und 0,5 ml jeder Referenzlösung werden in Reagenzgläser gegeben und mit jeweils 5,0 ml einer frisch hergestellten Lösung von Methylbenzothiazolonhydrazonhydrochlorid *R* ($0,5 \text{ g} \cdot \text{l}^{-1}$) versetzt. Die Reagenzgläser werden verschlossen, geschüttelt und 60 min lang stehen gelassen. Nach Zusatz von jeweils 1 ml Eisen(III)-chlorid-Sulfaminsäure-Reagenz *R* werden die Lösungen 15 min lang stehen gelassen. Die Absorption (2.2.25) der Lösungen wird bei 628 nm gemessen. Der Gehalt an Formaldehyd im Impfstoff wird mit Hilfe der aus den Werten der Referenzlösungen erstellten Eichkurve ermittelt. Die Prüfung ist ungültig, wenn der Korrelationskoeffizient (*r*) der Eichkurve kleiner ist als 0,97.

Emulsionen: Falls der Impfstoff als ölige Emulsion vorliegt, wird die wässrige Phase mit einem geeigneten Verfahren abgetrennt und zur Herstellung der Untersu-

Allg. Methoden

chungslösung verwendet. Die folgenden Verfahren haben sich als geeignet erwiesen.

a) 1,0 ml Isopropylmyristat R und 1,0 ml Impfstoff werden gemischt. Die Mischung wird mit 1,3 ml Salzsäure (1 mol · l^{-1}), 2,0 ml Chloroform R und 2,7 ml einer Lösung von Natriumchlorid R (9 g · l^{-1}) versetzt, sorgfältig gemischt und 60 min lang bei 15 000 g zentrifugiert. Die wässrige Phase wird in einen Messkolben überführt und mit Wasser R zu 10,0 ml verdünnt. Falls die wässrige Phase mit dem beschriebenen Verfahren nicht abgetrennt werden kann, werden der Natriumchlorid-Lösung 100 g · l^{-1} Polysorbat 20 R zugesetzt. Der Vorgang wird wiederholt, wobei in diesem Fall bei 22 500 g zentrifugiert wird.

b) 1,0 ml einer Lösung von Natriumchlorid R (100 g · l^{-1}) und 1,0 ml Impfstoff werden gemischt. Die Mischung wird 15 min lang bei 1000 g zentrifugiert. Die wässrige Phase wird in einen Messkolben überführt und mit Wasser R zu 10,0 ml verdünnt.

c) 2,0 ml einer Lösung von Natriumchlorid R (100 g · l^{-1}), 3,0 ml Chloroform R und 1,0 ml Impfstoff werden gemischt. Die Mischung wird 15 min lang bei 1000 g zentrifugiert. Die wässrige Phase wird in einen Messkolben überführt und mit Wasser R zu 10,0 ml verdünnt.

4.05/2.04.29.00

2.4.29 Bestimmung der Fettsäurenzusammensetzung von Omega-3-Säuren-reichen Ölen

Die Bestimmung kann zur quantitativen Bestimmung des EPA- und DHA-Gehalts in Omega-3-Säure-haltigen Produkten aus Fischöl unterschiedlicher Konzentrationen angewendet werden. Die Methode ist für Triglyceride und Ethylester einsetzbar. Die Ergebnisse werden als Triglyceride beziehungsweise Ethylester ausgedrückt.

EPA und DHA

Die Bestimmung erfolgt mit Hilfe der Gaschromatographie (2.2.28). *Die Bestimmung muss so schnell wie möglich und unter Ausschluss direkter Lichteinwirkung durchgeführt werden, wobei der Einfluss von oxidierenden Substanzen, Oxidationskatalysatoren (wie Kupfer, Eisen) und von Luft zu vermeiden ist.*

Die Bestimmung erfolgt über die Methyl- oder Ethylester von (all-Z)-Eicosa-5,8,11,14,17-pentaensäure (EPA; 20:5 n-3) und (all-Z)-Docosa-4,7,10,13,16,19-hexaensäure (DHA; 22:6 n-3) in der zu prüfenden Substanz.

Interner Standard: Methyltricosanoat R

Untersuchungslösung a

A. Eine den Angaben in Tab. 2.4.29-1 entsprechende Masse der zu prüfenden Substanz und etwa 70,0 mg Interner Standard werden in einer Lösung von Butylhydroxytoluol R (50 mg · l^{-1}) in Trimethylpentan R zu 10,0 ml gelöst.

Tabelle 2.4.29-1

Ungefähre Summe EPA + DHA (%)	Einwaage der Substanz (g)
30 – 50	0,4 – 0,5
50 – 70	0,3
70 – 90	0,25

Die Ethylester sind nun für die Bestimmung vorbereitet. Für die Triglyceride wird wie in Schritt B beschrieben weiterverfahren.

B. 2,0 ml der erhaltenen Lösung werden in eine Probeflasche aus Quarzglas gebracht. Das Lösungsmittel wird unter einem schwachen Strom von Stickstoff R verdampft. Der Rückstand wird mit 1,5 ml einer Lösung von Natriumhydroxid R (20 g · l^{-1}) in Methanol R versetzt. Die Mischung wird mit Stickstoff R überschichtet und die Probeflasche mit einem Verschluss mit Polytetrafluorethylenbeschichtung dicht verschlossen. Die Mischung wird 7 min lang im Wasserbad erhitzt. Nach dem Erkalten wird die Mischung mit 2 ml methanolischer Bortrichlorid-Lösung R versetzt, mit Stickstoff R überschichtet, dicht verschlossen, gemischt und 30 min lang im Wasserbad erhitzt. Die Mischung wird auf 40 bis 50 °C abgekühlt, mit 1 ml Trimethylpentan R versetzt, die Probeflasche verschlossen und mindestens 30 s lang kräftig geschüttelt. Die Mischung wird sofort mit 5 ml gesättigter Natriumchlorid-Lösung R versetzt, mit Stickstoff R überschichtet, die Probeflasche verschlossen und mindestens 15 s lang gründlich geschüttelt. Die obere Phase wird in eine weitere Probeflasche überführt. Die Methanolphase wird ein weiteres Mal mit 1 ml Trimethylpentan R ausgeschüttelt. Die vereinigten Trimethylpentan-Extrakte werden 2-mal mit je 1 ml Wasser R gewaschen und über wasserfreiem Natriumsulfat R getrocknet. Von jeder Probe werden 3 Lösungen hergestellt.

Untersuchungslösung b: 0,300 g Substanz werden in einer Lösung von Butylhydroxytoluol R (50 mg · l^{-1}) in Trimethylpentan R zu 10,0 ml gelöst. Das weitere Vorgehen erfolgt wie für Untersuchungslösung a beschrieben.

Referenzlösung a: 60,0 mg Docosahexaensäureethylester *CRS*, etwa 70,0 mg Interner Standard und 90,0 mg Eicosapentaensäureethylester *CRS* werden in einer Lösung von Butylhydroxytoluol R (50 mg · l^{-1}) in Trimethylpentan R zu 10,0 ml gelöst. Bei der Analyse von Ethylestern wird wie für Untersuchungslösung a, Schritt A beschrieben fortgefahren, bei der Analyse von Triglyceriden wie für Untersuchungslösung a, Schritt B beschrieben. Von jeder Probe werden 3 Lösungen hergestellt.

Referenzlösung b: In einem 10-ml-Messkolben werden 0,3 g Methylpalmitat R, 0,3 g Methylstearat R, 0,3 g Methylarachidat R und 0,3 g Methylbehenat R in einer

Lösung von Butylhydroxytoluol *R* (50 mg · l⁻¹) in Trimethylpentan *R* zu 10,0 ml gelöst.

Referenzlösung c: In einen 10-ml-Messkolben wird eine Probe von etwa 55,0 mg Docosahexaensäuremethylester *R* und etwa 5,0 mg Tetracos-15-ensäuremethylester *R* eingewogen und in einer Lösung von Butylhydroxytoluol *R* (50 mg · l⁻¹) in Trimethylpentan *R* zu 10,0 ml gelöst.

Säule
- Material: Quarzglas
- Größe: *l* = mindestens 25 m, ⌀ = 0,25 mm
- Stationäre Phase: Macrogol 20 000 *R*, gebunden (Filmdicke 0,2 µm)

Trägergas: Wasserstoff zur Chromatographie *R* oder Helium zur Chromatographie *R*

Splitverhältnis: 1:200; alternativ ohne Splitting mit Temperaturkontrolle (Probenlösungen müssen vor dem Einspritzen 1:200 mit einer Lösung von Butylhydroxytoluol *R* (50 mg · l⁻¹) in Trimethylpentan *R* verdünnt werden.)

Temperatur

	Zeit (min)	Temperatur (°C)
Säule	0 – 2	170
	2 – 25,7	170 → 240
	25,7 – 28	240
Probeneinlass		250
Detektor		270

Detektion: Flammenionisation

Einspritzen: 1 µl; 2-mal

Eignungsprüfung
- Im Chromatogramm der Referenzlösung b steigen die Flächenprozente der Bestandteile in folgender Reihenfolge an: Methylpalmitat, Methylstearat, Methylarachidat und Methylbehenat. Die Differenz der Flächenprozente von Methylpalmitat und Methylbehenat muss kleiner als 2 Flächenprozente sein.
- Auflösung: mindestens 1,2 zwischen den Peaks von Docosahexaensäuremethylester und Tetracos-15-ensäuremethylester im Chromatogramm der Referenzlösung c
- Im Chromatogramm der Untersuchungslösung a sind die Peaks von Methyltricosanoat und Heneicosapentaensäuremethylester oder -ethylester (C21:5), die beim Vergleich mit dem Chromatogramm der Untersuchungslösung b identifizierbar sind, deutlich voneinander getrennt. (Ist dies nicht der Fall, muss ein Korrekturfaktor verwendet werden.)
- Im Chromatogramm der Untersuchungslösung a ist die Wiederfindungsrate für zugesetzte Eicosapentaensäureethylester *CRS* und Docosahexaensäureethyl-

ester *CRS* größer als 95 Prozent, wenn eine Korrektur über den Internen Standard erfolgte und die Standard-Additionsmethode eingesetzt wurde.

Der Prozentgehalt an EPA und DHA wird unter Berücksichtigung des angegebenen Gehalts der jeweiligen Referenzsubstanz nach folgender Formel berechnet:

$$A_x \cdot \frac{A_3}{m_3} \cdot \frac{m_1}{A_1} \cdot \frac{m_{x,r}}{A_{x,r}} \cdot \frac{1}{m_2} \cdot C \cdot 100$$

m_1 = Masse Interner Standard in Untersuchungslösung a, in Milligramm

m_2 = Masse Substanz in Untersuchungslösung a, in Milligramm

m_3 = Masse Interner Standard in Referenzlösung a, in Milligramm

$m_{x,r}$ = Masse Eicosapentaensäureethylester *CRS* oder Docosahexaensäureethylester *CRS* in Referenzlösung a, in Milligramm

A_x = Peakfläche von Eicosapentaensäureester oder Docosahexaensäureester im Chromatogramm der Untersuchungslösung a

$A_{x,r}$ = Peakfläche von Eicosapentaensäureester oder Docosahexaensäureester im Chromatogramm der Referenzlösung a

A_1 = Peakfläche des Internen Standards im Chromatogramm der Untersuchungslösung a

A_3 = Peakfläche des Internen Standards im Chromatogramm der Referenzlösung a

C = Umrechnungsfaktor zwischen Ethylester und Triglyceriden
C = 1,00   für Ethylester
C = 0,954   für EPA
C = 0,957   für DHA

Gesamtgehalt an Omega-3-Säuren

Der Prozentgehalt an Gesamt-Omega-3-Säuren wird nach Peakidentifizierung in den Chromatogrammen aus dem Gehalt an EPA und DHA nach folgender Formel berechnet:

$$EPA + DHA + \frac{A_{n-3}(EPA + DHA)}{A_{EPA} + A_{DHA}}$$

EPA = Prozentgehalt an EPA

DHA = Prozentgehalt an DHA

A_{n-3} = Summe der Peakflächen von C18:3 n-3-, C18:4 n-3-, C20:4 n-3-, C21:5 n-3- und C22:5 n-3-Methylester im Chromatogramm der Untersuchungslösung b

A_{EPA} = Peakfläche des EPA-Esters im Chromatogramm der Untersuchungslösung b

A_{DHA} = Peakfläche des DHA-Esters im Chromatogramm der Untersuchungslösung b

2.5 Gehaltsbestimmungsmethoden

4.05/2.05.35.00

2.5.35 Distickstoffmonoxid in Gasen

Distickstoffmonoxid in Gasen wird mit Hilfe eines Infra-rot-Analysators (siehe Abb. 2.5.35-1) bestimmt.

Der Infrarot-Analysator umfasst ein System mit 2 Generatoren, die 2 gleiche Infrarotstrahlen aussenden. Die Generatoren sind mit Spiralen ausgestattet, die bis zur schwachen Rotglut elektrisch aufgeheizt werden. Das System ist mit Reflektoren versehen. Ein Strahl durch-läuft die Messzelle, der andere die Referenzzelle. Durch die Messzelle wird das zu prüfende Gas geleitet. Die Re-ferenzzelle enthält Stickstoff R 1. Die 2 Kammern des Detektors werden mit Distickstoffmonoxid R gefüllt und die Strahlung wird automatisch selektiv empfangen. Die Absorption dieser Strahlung erzeugt Wärme und eine un-terschiedliche Ausdehnung des Gases in den 2 Kammern; die unterschiedliche Ausdehnung ist durch eine teilweise Absorption der emittierten Strahlen durch das Distick-stoffmonoxid im zu prüfenden Gas bedingt. Die Druck-differenz zwischen den beiden Kammern des Detektors bewirkt eine Ausdehnung des Metalldiaphragmas, das die Kammern trennt. Das Diaphragma ist Teil eines Kon-densators, dessen Kapazität in Abhängigkeit von der Druckdifferenz variiert, wobei die Druckdifferenz vom Distickstoffmonoxidgehalt im zu prüfenden Gas ab-hängt. Da die Infrarotstrahlen periodisch durch eine ro-tierende Blende unterdrückt werden, ist das elektrische Signal frequenzmoduliert.

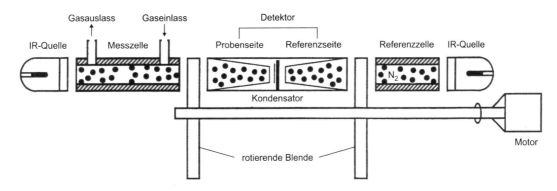

Abb. 2.5.35-1: Infrarot-Analysator

3.1 Material zur Herstellung von Behältnissen

4.05/3.01.03.00

3.1.3 Polyolefine

Definition

Polyolefine werden durch Polymerisation von Ethylen oder Propylen oder durch Copolymerisation dieser Substanzen mit höchstens 25 Prozent höheren Homologen (C_4 bis C_{10}), Carbonsäuren oder Estern hergestellt. Bestimmte Materialien können Mischungen von Polyolefinen sein.

Herstellung

Zur Optimierung ihrer chemischen, physikalischen und mechanischen Eigenschaften sowie zum Anpassen an die vorgesehene Verwendung wird den Polymeren eine bestimmte Anzahl von Zusatzstoffen zugesetzt. Diese Zusatzstoffe werden aus der folgenden Liste ausgewählt, in der für jeden Zusatzstoff der maximal zulässige Gehalt spezifiziert ist.

Die Polyolefine dürfen höchstens 3 Antioxidanzien, ein oder mehrere Gleitmittel oder Antiblockieragenzien sowie Titandioxid als Trübungszusatz für Material, das einen Lichtschutz gewährleisten muss, enthalten.

- Butylhydroxytoluol (Kunststoffadditiv 07) — höchstens 0,125 Prozent

- Pentaerythrityltetrakis[3-(3,5-di-*tert*-butyl-4-hydroxyphenyl)propionat] (Kunststoffadditiv 09) — höchstens 0,3 Prozent

- 1,3,5-Tris(3,5-di-*tert*-butyl-4-hydroxybenzyl)-*s*-triazin-2,4,6=(1*H*,3*H*,5*H*)-trion (Kunststoffadditiv 13) — höchstens 0,3 Prozent

- Octadecyl[3-(3,5-di-*tert*-butyl-4-hydroxyphenyl)propionat] (Kunststoffadditiv 11) — höchstens 0,3 Prozent

- Ethylenbis[3,3-bis[3-(1,1-dimethylethyl)-4-hydroxyphenyl]butanoat] (Kunststoffadditiv 08) — höchstens 0,3 Prozent

- Dioctadecyldisulfid (Kunststoffadditiv 15) — höchstens 0,3 Prozent

- 4,4′,4″-(2,4,6-Trimethylbenzol-1,3,5-triyl)tris(methylen)tris=[2,6-bis(1,1-dimethylethyl)phenol (Kunststoffadditiv 10) — höchstens 0,3 Prozent

- 2,2′-Bis(octadecyloxy)-5,5′-spirobi[1,3,2-dioxaphosphinan] (Kunststoffadditiv 14) — höchstens 0,3 Prozent

- Didodecyl(3,3′-thiodipropionat) (Kunststoffadditiv 16) — höchstens 0,3 Prozent

- Dioctadecyl(3,3′-thiodipropionat) (Kunststoffadditiv 17) — höchstens 0,3 Prozent

- Tris[2,4-bis(1,1-dimethylethyl)=phenyl]phosphit (Kunststoffadditiv 12) — höchstens 0,3 Prozent

- Kunststoffadditiv 18 — höchstens 0,1 Prozent

- Copolymerisat von Dimethylsuccinat und (4-Hydroxy-2,2,6,6-tetramethyl=piperidin-1-yl)ethanol (Kunststoffadditiv 22) — höchstens 0,3 Prozent

Der Gesamtgehalt der oben aufgeführten Antioxidanzien darf höchstens 0,3 Prozent betragen.

- Hydrotalcit — höchstens 0,5 Prozent
- Alkanamide — höchstens 0,5 Prozent
- Alkenamide — höchstens 0,5 Prozent
- Natriumaluminiumsilicat — höchstens 0,5 Prozent
- Siliciumdioxid — höchstens 0,5 Prozent
- Natriumbenzoat — höchstens 0,5 Prozent
- Fettsäureester oder -salze — höchstens 0,5 Prozent
- Trinatriumphosphat — höchstens 0,5 Prozent
- Dickflüssiges Paraffin — höchstens 0,5 Prozent
- Zinkoxid — höchstens 0,5 Prozent
- Talkum — höchstens 0,5 Prozent
- Magnesiumoxid — höchstens 0,2 Prozent
- Calcium- oder Zinkstearat oder eine Mischung von beiden — höchstens 0,5 Prozent
- Titandioxid — höchstens 4 Prozent

Der Lieferant des Materials muss nachweisen können, dass die qualitative und quantitative Zusammensetzung jeder Produktionscharge dem Typmuster entspricht.

Eigenschaften

Pulver, Kügelchen, Körner oder – nach dem Verformen – Folien unterschiedlicher Dicke oder Behältnisse; praktisch unlöslich in Wasser, löslich in heißen aromatischen Kohlenwasserstoffen, praktisch unlöslich in wasserfreiem Ethanol, Hexan und Methanol

Die Substanz erweicht zwischen 65 und 165 °C. Sie brennt mit blauer Flamme.

Prüfung auf Identität

Falls erforderlich wird die Substanz in Stücke von höchstens 1 cm Seitenlänge geschnitten.

A. 0,25 g Substanz werden mit 10 ml Toluol *R* versetzt. Die Mischung wird etwa 15 min lang zum Rückfluss erhitzt. Einige Tropfen der Lösung werden auf ein Natriumchlorid-Plättchen aufgebracht. Das Lösungsmittel wird im Trockenschrank bei 80 °C abgedampft. Die Prüfung erfolgt mit Hilfe der IR-Spektroskopie (2.2.24). Das IR-Spektrum der Substanz zeigt Maxima insbesondere bei einigen der folgenden Wellen-

Behältnisse

zahlen: 2920, 2850, 1475, 1465, 1380, 1170, 735, 720 cm^{-1}; das Spektrum ist mit dem der als Typmuster ausgewählten Substanz identisch. Liegt die Substanz als Folie vor, kann die Prüfung auf Identität direkt mit einem entsprechend zugeschnittenen Stück durchgeführt werden.

B. Die Substanz entspricht den unter „Zusätzliche Prüfungen" (siehe „Prüfung auf Reinheit") aufgeführten Prüfungen auf die enthaltenen Zusatzstoffe.

C. In einem Platintiegel werden etwa 20 mg Substanz mit 1 g Kaliumhydrogensulfat R gemischt und bis zum vollständigen Schmelzen erhitzt. Nach dem Erkalten wird die Mischung mit 20 ml verdünnter Schwefelsäure R versetzt und vorsichtig erhitzt. Die erhaltene Lösung wird filtriert. Das Filtrat wird mit 1 ml Phosphorsäure 85 % R und 1 ml Wasserstoffperoxid-Lösung 30 % R versetzt. Falls die Substanz Titandioxid als Trübungszusatz enthält, entsteht eine orangegelbe Färbung.

Prüfung auf Reinheit

Falls erforderlich wird die Substanz in Stücke von höchstens 1 cm Seitenlänge geschnitten.

Prüflösung I: *Die Prüflösung I muss innerhalb von 4 h verwendet werden.*

25 g Substanz werden in einem Rundkolben aus Borosilicatglas mit Schliff mit 500 ml Wasser für Injektionszwecke R versetzt. Die Mischung wird 5 h lang zum Rückfluss erhitzt. Nach dem Erkalten wird die überstehende Lösung dekantiert. Ein Teil der Lösung wird für die Prüfung „Aussehen der Prüflösung I" verwendet, der Rest wird durch einen Glasintertiegel (16) filtriert.

Prüflösung II: 2,0 g Substanz werden in einem Erlenmeyerkolben aus Borosilicatglas mit Schliff mit 80 ml Toluol R versetzt. Die Mischung wird 90 min lang unter gleichmäßigem Rühren zum Rückfluss erhitzt. Nach dem Erkalten auf 60 °C werden unter fortgesetztem Rühren 120 ml Methanol R zugesetzt. Die Lösung wird durch einen Glasintertiegel (16) filtriert. Kolben und Tiegel werden mit 25 ml einer Mischung von 40 ml Toluol R und 60 ml Methanol R gespült und die Spülflüssigkeit wird dem Filtrat zugesetzt. Das Filtrat wird mit der gleichen Lösungsmittelmischung zu 250 ml verdünnt. Eine Blindlösung wird hergestellt.

Prüflösung III: 100 g Substanz werden in einem Erlenmeyerkolben aus Borosilicatglas mit Schliff mit 250 ml Salzsäure (0,1 mol · l^{-1}) versetzt. Die Mischung wird unter gleichmäßigem Rühren 1 h lang zum Rückfluss erhitzt. Nach dem Erkalten wird die überstehende Lösung dekantiert.

Aussehen der Prüflösung I: Die Prüflösung I muss klar (2.2.1) und farblos (2.2.2, Methode II) sein.

Sauer oder alkalisch reagierende Substanzen: 100 ml Prüflösung I werden mit 0,15 ml BMP-Mischindikator-Lösung R versetzt. Bis zum Farbumschlag nach Blau dürfen höchstens 1,5 ml Natriumhydroxid-Lösung (0,01 mol · l^{-1}) verbraucht werden. 100 ml Prüflösung I werden mit 0,2 ml Methylorange-Lösung R versetzt. Bis zum Beginn des Farbumschlags von Gelb nach Orange darf höchstens 1 ml Salzsäure (0,01 mol · l^{-1}) verbraucht werden.

Absorption (2.2.25): Die Absorption der Prüflösung I, zwischen 220 und 340 nm gemessen, darf höchstens 0,2 betragen.

Reduzierende Substanzen: 20 ml Prüflösung I werden mit 1 ml verdünnter Schwefelsäure R und 20 ml Kaliumpermanganat-Lösung (0,002 mol · l^{-1}) versetzt. Diese Lösung wird 3 min lang zum Rückfluss erhitzt und sofort abgekühlt. Nach Zusatz von 1 g Kaliumiodid R und 0,25 ml Stärke-Lösung R wird die Lösung unverzüglich mit Natriumthiosulfat-Lösung (0,01 mol · l^{-1}) titriert. Ein Blindversuch wird durchgeführt. Die Differenz zwischen den bei den beiden Titrationen verbrauchten Volumen darf höchstens 3,0 ml betragen.

Hexanlösliche Substanzen: 10 g Substanz werden in einem 250-ml-Erlenmeyerkolben aus Borosilicatglas mit Schliff mit 100 ml Hexan R versetzt. Die Mischung wird 4 h lang unter gleichmäßigem Rühren zum Rückfluss erhitzt, anschließend in einer Eis-Wasser-Mischung abgekühlt und sofort durch einen Glasintertiegel (16) filtriert, wobei die Temperatur der Lösung bei 0 °C gehalten wird und die Filtrationszeit 5 min nicht überschreiten darf. Falls erforderlich wird die Filtration durch Anwendung von Überdruck beschleunigt. 20 ml Filtrat werden in einer zuvor gewogenen Kristallisierschale aus Borosilicatglas auf dem Wasserbad zur Trockne eingedampft. Der Rückstand wird 1 h lang im Trockenschrank bei 100 bis 105 °C getrocknet. Die Masse des Rückstands darf höchstens um 10 Prozent von der Masse des mit dem Typmuster erhaltenen Rückstands abweichen und darf höchstens 5 Prozent betragen.

Extrahierbares Aluminium: höchstens 1 ppm extrahierbares Al

Der Gehalt an Aluminium wird mit Hilfe der Atomemissionsspektroskopie (2.2.22, Methode I) in einem Argonplasma bestimmt.

Untersuchungslösung: Prüflösung III

Referenzlösungen: Die Referenzlösungen werden aus der Aluminium-Lösung (200 ppm Al) R durch Verdünnen mit Salzsäure (0,1 mol · l^{-1}) hergestellt.

Die Bestimmung erfolgt durch Messung der Emission des Aluminiums bei 396,15 nm. Die Untergrundstrahlung liegt bei 396,25 nm.

Die Abwesenheit von Aluminium in der verwendeten Salzsäure muss sichergestellt sein.

Extrahierbares Titan: höchstens 1 ppm extrahierbares Ti

Der Gehalt an Titan wird mit Hilfe der Atomemissionsspektroskopie (2.2.22, Methode I) in einem Argonplasma bestimmt.

Untersuchungslösung: Prüflösung III

Beachten Sie den Hinweis auf „Allgemeine Monographien" zu Anfang des Bands auf Seite B

Referenzlösungen: Die Referenzlösungen werden aus der Titan-Lösung (100 ppm Ti) *R* durch Verdünnen mit Salzsäure (0,1 mol · l⁻¹) hergestellt.

Die Bestimmung erfolgt durch Messung der Emission des Titans bei 336,12 nm. Die Untergrundstrahlung liegt bei 336,16 nm.

Die Abwesenheit von Titan in der verwendeten Salzsäure muss sichergestellt sein.

Extrahierbares Zink: höchstens 1 ppm extrahierbares Zn

Der Gehalt an Zink wird mit Hilfe der Atomabsorptionsspektroskopie (2.2.23, Methode I) bestimmt.

Untersuchungslösung: Prüflösung III

Referenzlösungen: Die Referenzlösungen werden aus der Zink-Lösung (10 ppm Zn) *R* durch Verdünnen mit Salzsäure (0,1 mol · l⁻¹) hergestellt.

Die Absorption wird bei 213,9 nm unter Verwendung einer Zink-Hohlkathodenlampe als Strahlungsquelle und einer Luft-Acetylen-Flamme bestimmt.

Die Abwesenheit von Zink in der verwendeten Salzsäure muss sichergestellt sein.

Extrahierbare Schwermetalle (2.4.8): 50 ml Prüflösung III werden im Wasserbad auf ein Volumen von etwa 5 ml eingedampft und mit Wasser *R* zu 20,0 ml verdünnt. 12 ml dieser Lösung müssen der Grenzprüfung A entsprechen (2,5 ppm). Zur Herstellung der Referenzlösung werden 2,5 ml Blei-Lösung (10 ppm Pb) *R* verwendet.

Sulfatasche (2.4.14): höchstens 1,0 Prozent, mit 5,0 g Substanz bestimmt

Dieser Grenzwert gilt nicht für eine Substanz, die Titandioxid als Trübungszusatz enthält.

Zusätzliche Prüfungen

Diese Prüfungen sind ganz oder teilweise durchzuführen, je nach Zusammensetzung oder Verwendung der Substanz.

Phenolische Antioxidanzien: Die Prüfung erfolgt mit Hilfe der Flüssigchromatographie (2.2.29).

Die Chromatographie kann durchgeführt werden mit
– einer Säule aus rostfreiem Stahl von 0,25 m Länge und 4,6 mm innerem Durchmesser, gepackt mit octadecylsilyliertem Kieselgel zur Chromatographie *R* (5 µm)
– einer der folgenden 4 Mischungen als mobile Phase
 Mobile Phase 1 bei einer Durchflussrate von 2 ml je Minute: 30 Volumteile Wasser *R*, 70 Volumteile Acetonitril *R*
 Mobile Phase 2 bei einer Durchflussrate von 1,5 ml je Minute: 10 Volumteile Wasser *R*, 30 Volumteile Tetrahydrofuran *R*, 60 Volumteile Acetonitril *R*
 Mobile Phase 3 bei einer Durchflussrate von 1,5 ml je Minute: 5 Volumteile Wasser *R*, 45 Volumteile 2-Propanol *R*, 50 Volumteile Methanol *R*

Mobile Phase 4 bei einer Durchflussrate von 1,5 ml je Minute: 20 Volumteile Tetrahydrofuran *R*, 80 Volumteile Acetonitril *R*
– einem Spektrometer als Detektor bei einer Wellenlänge von 280 nm für die mobilen Phasen 1 bis 3
– einem Spektrometer als Detektor bei einer Wellenlänge von 270 nm für die mobile Phase 4.

Die Prüfung darf nur ausgewertet werden, wenn
– die Auflösung zwischen den Peaks von Kunststoffadditiv 07 und Kunststoffadditiv 08 mit mobiler Phase 1 mindestens 8,0
– die Auflösung zwischen den Peaks von Kunststoffadditiv 09 und Kunststoffadditiv 10 mit mobiler Phase 2 mindestens 2,0
– die Auflösung zwischen den Peaks von Kunststoffadditiv 11 und Kunststoffadditiv 12 mit mobiler Phase 3 mindestens 2,0
– die Auflösung zwischen den beiden Hauptpeaks (Retentionszeiten etwa 3,5 und 5,8) im Chromatogramm des Kunststoffadditivs 18 mit mobiler Phase 4 mindestens 6,0
beträgt.

Untersuchungslösung 21: 50 ml Prüflösung II werden unter vermindertem Druck bei 45 °C zur Trockne eingedampft. Der Rückstand wird in 5,0 ml einer Mischung gleicher Volumteile Acetonitril *R* und Tetrahydrofuran *R* gelöst. Eine Blindlösung wird aus der unter „Prüflösung II" aufgeführten Blindlösung hergestellt.

Untersuchungslösung 22: 50 ml Prüflösung II werden unter vermindertem Druck bei 45 °C zur Trockne eingedampft. Der Rückstand wird in 5,0 ml Dichlormethan *R* gelöst. Eine Blindlösung wird aus der unter „Prüflösung II" aufgeführten Blindlösung hergestellt.

Untersuchungslösung 23: 50 ml Prüflösung II werden unter vermindertem Druck bei 45 °C zur Trockne eingedampft. Der Rückstand wird in 5,0 ml einer Mischung gleicher Volumteile Acetonitril *R* und einer Lösung von *tert*-Butylhydroperoxid *R* (10 g · l⁻¹) in Tetrahydrofuran *R* gelöst. Der Kolben wird verschlossen und 1 h lang stehen gelassen. Eine Blindlösung wird aus der unter „Prüflösung II" aufgeführten Blindlösung hergestellt.

Von den folgenden Referenzlösungen werden nur diejenigen hergestellt, die zur Prüfung der phenolischen Antioxidanzien aufgrund der angegebenen Zusammensetzung der Substanz erforderlich sind.

Referenzlösung a: 25,0 mg Butylhydroxytoluol *CRS* (Kunststoffadditiv 07 *CRS*) und 60,0 mg Kunststoffadditiv 08 *CRS* werden in 10,0 ml einer Mischung gleicher Volumteile Acetonitril *R* und Tetrahydrofuran *R* gelöst. 2,0 ml Lösung werden mit der gleichen Lösungsmittelmischung zu 50,0 ml verdünnt.

Referenzlösung b: 60,0 mg Kunststoffadditiv 09 *CRS* und 60,0 mg Kunststoffadditiv 10 *CRS* werden in 10,0 ml einer Mischung gleicher Volumteile Acetonitril *R* und Tetrahydrofuran *R* gelöst. 2,0 ml Lösung werden mit der gleichen Lösungsmittelmischung zu 50,0 ml verdünnt.

Referenzlösung c: 60,0 mg Kunststoffadditiv 11 *CRS* und 60,0 mg Kunststoffadditiv 12 *CRS* werden in 10,0 ml Dichlormethan *R* gelöst. 2,0 ml Lösung werden mit Dichlormethan *R* zu 50,0 ml verdünnt.

Behältnisse

Die „Allgemeinen Vorschriften" gelten für alle Monographien und sonstigen Texte

Referenzlösung d: 25,0 mg Kunststoffadditiv 07 *CRS* werden in 10,0 ml einer Mischung gleicher Volumteile Acetonitril *R* und Tetrahydrofuran *R* gelöst. 2,0 ml Lösung werden mit der gleichen Lösungsmittelmischung zu 50,0 ml verdünnt.

Referenzlösung e: 60,0 mg Kunststoffadditiv 08 *CRS* werden in 10,0 ml einer Mischung gleicher Volumteile Acetonitril *R* und Tetrahydrofuran *R* gelöst. 2,0 ml Lösung werden mit der gleichen Lösungsmittelmischung zu 50,0 ml verdünnt.

Referenzlösung f: 60,0 mg Kunststoffadditiv 13 *CRS* werden in 10,0 ml einer Mischung gleicher Volumteile Acetonitril *R* und Tetrahydrofuran *R* gelöst. 2,0 ml Lösung werden mit der gleichen Lösungsmittelmischung zu 50,0 ml verdünnt.

Referenzlösung g: 60,0 mg Kunststoffadditiv 09 *CRS* werden in 10,0 ml einer Mischung gleicher Volumteile Acetonitril *R* und Tetrahydrofuran *R* gelöst. 2,0 ml Lösung werden mit der gleichen Lösungsmittelmischung zu 50,0 ml verdünnt.

Referenzlösung h: 60,0 mg Kunststoffadditiv 10 *CRS* werden in 10,0 ml einer Mischung gleicher Volumteile Acetonitril *R* und Tetrahydrofuran *R* gelöst. 2,0 ml Lösung werden mit der gleichen Lösungsmittelmischung zu 50,0 ml verdünnt.

Referenzlösung i: 60,0 mg Kunststoffadditiv 11 *CRS* werden in 10,0 ml Dichlormethan *R* gelöst. 2,0 ml Lösung werden mit Dichlormethan *R* zu 50,0 ml verdünnt.

Referenzlösung j: 60,0 mg Kunststoffadditiv 12 *CRS* werden in 10,0 ml Dichlormethan *R* gelöst. 2,0 ml Lösung werden mit Dichlormethan *R* zu 50,0 ml verdünnt.

Referenzlösung k: 20,0 mg Kunststoffadditiv 18 *CRS* werden in 10,0 ml einer Mischung gleicher Volumteile Acetonitril *R* und einer Lösung von *tert*-Butylhydroperoxid *R* (10 g · l⁻¹) in Tetrahydrofuran *R* gelöst. Die Lösung wird in einem verschlossenen Kolben 1 h lang stehen gelassen. 2,0 ml Lösung werden mit einer Mischung gleicher Volumteile Acetonitril *R* und Tetrahydrofuran *R* zu 50,0 ml verdünnt.

Falls die Substanz Kunststoffadditiv 07 und/oder Kunststoffadditiv 08 enthält, wird die mobile Phase 1 verwendet. Je 20 µl Untersuchungslösung 21, der entsprechenden Blindlösung sowie der Referenzlösungen

– a und d
  oder
– a und e
  oder
– d und e
werden eingespritzt.

Falls die Substanz eines oder mehrere der Kunststoffadditive 09 bis 13 als Antioxidanzien enthält, wird die mobile Phase 2 verwendet. Je 20 µl Untersuchungslösung 21, der entsprechenden Blindlösung, der Referenzlösung b und der Referenzlösungen, die die in der Zusammensetzung der Substanz genannten Antioxidanzien aus der zuvor genannten Aufzählung enthalten, werden eingespritzt.

Falls die Substanz Kunststoffadditiv 11 und/oder Kunststoffadditiv 12 enthält, wird die mobile Phase 3 verwendet. Je 20 µl Untersuchungslösung 22, der entsprechenden Blindlösung sowie der Referenzlösungen

– c und i
  oder
– c und j
  oder
– i und j
werden eingespritzt.

Falls die Substanz Kunststoffadditiv 18 enthält, wird die mobile Phase 4 verwendet. Je 20 µl Untersuchungslösung 23, der entsprechenden Blindlösung und der Referenzlösung k werden eingespritzt.

In allen Fällen wird das Chromatogramm 30 min lang aufgezeichnet. Die Chromatogramme der Untersuchungslösungen 21, 22 und 23 dürfen nur die Peaks der in der Zusammensetzung genannten Antioxidanzien und kleinere Peaks, die auch in den Chromatogrammen der Blindlösungen sichtbar sind, zeigen. Die Peakflächen in den Chromatogrammen der Untersuchungslösungen 21, 22 und 23 müssen kleiner sein als die entsprechenden Peakflächen in den Chromatogrammen der Referenzlösungen d bis k.

Nichtphenolische Antioxidanzien: Die Prüfung erfolgt mit Hilfe der Dünnschichtchromatographie (2.2.27) unter Verwendung einer DC-Platte mit Kieselgel GF$_{254}$ *R*.

Untersuchungslösung 24: 100 ml Prüflösung II werden unter vermindertem Druck bei 45 °C zur Trockne eingedampft. Der Rückstand wird in 2 ml Dichlormethan *R* 1 gelöst.

Referenzlösung l: 60 mg Kunststoffadditiv 14 *CRS* werden in 10 ml Dichlormethan *R* gelöst. 2 ml Lösung werden mit Dichlormethan *R* 1 zu 10 ml verdünnt.

Referenzlösung m: 60 mg Kunststoffadditiv 15 *CRS* werden in 10 ml Dichlormethan *R* gelöst. 2 ml Lösung werden mit Dichlormethan *R* 1 zu 10 ml verdünnt.

Referenzlösung n: 60 mg Kunststoffadditiv 16 *CRS* werden in 10 ml Dichlormethan *R* gelöst. 2 ml Lösung werden mit Dichlormethan *R* 1 zu 10 ml verdünnt.

Referenzlösung o: 60 mg Kunststoffadditiv 17 *CRS* werden in 10 ml Dichlormethan *R* gelöst. 2 ml Lösung werden mit Dichlormethan *R* 1 zu 10 ml verdünnt.

Referenzlösung p: 60 mg Kunststoffadditiv 16 *CRS* und 60 mg Kunststoffadditiv 17 *CRS* werden in 10 ml Dichlormethan *R* gelöst. 2 ml Lösung werden mit Dichlormethan *R* 1 zu 10 ml verdünnt.

Auf die Platte werden je 20 µl Untersuchungslösung 24, Referenzlösung p und der Referenzlösungen, die die in der Typzusammensetzung der Substanz genannten phenolischen und nichtphenolischen Antioxidanzien enthalten, aufgetragen. Die Chromatographie erfolgt mit Hexan *R* über eine Laufstrecke von 18 cm. Die Platte wird trocknen gelassen. Die Chromatographie erfolgt ein zweites Mal mit Dichlormethan *R* über eine Laufstrecke von 17 cm. Die Platte wird erneut trocknen gelassen und im ultravioletten Licht bei 254 nm ausgewertet. Die Platte wird mit ethanolischer Iod-Lösung *R* besprüht und im ultravioletten Licht bei 254 nm nach 10 bis 15 min aus-

Beachten Sie den Hinweis auf „Allgemeine Monographien" zu Anfang des Bands auf Seite B

gewertet. Kein Fleck im Chromatogramm der Untersuchungslösung 24 darf größer oder intensiver sein als der entsprechende Fleck in den Chromatogrammen der Referenzlösungen. Die Prüfung darf nur ausgewertet werden, wenn das Chromatogramm der Referenzlösung p deutlich voneinander getrennt 2 Flecke zeigt.

Kunststoffadditiv 22: Die Prüfung erfolgt mit Hilfe der Flüssigchromatographie (2.2.29).

Untersuchungslösung: 25 ml Prüflösung II werden unter vermindertem Druck bei 45 °C zur Trockne eingedampft. Der Rückstand wird in 10 ml Toluol *R* und einer Lösung von Tetrabutylammoniumhydroxid *R* (10 g · l^{-1}) in einer Mischung von 35 Volumteilen Toluol *R* und 65 Volumteilen wasserfreiem Ethanol *R* gelöst. Die Mischung wird 3 h lang zum Rückfluss erhitzt, erkalten gelassen und falls erforderlich filtriert.

Referenzlösung: 30 mg Kunststoffadditiv 22 *CRS* werden in 50 ml Toluol *R* gelöst. 1 ml Lösung wird 25 ml der unter „Prüflösung II" aufgeführten Blindlösung zugesetzt. Die Mischung wird unter vermindertem Druck bei 45 °C zur Trockne eingedampft. Der Rückstand wird in 10 ml Toluol *R* und 10 ml einer Lösung von Tetrabutylammoniumhydroxid *R* (10 g · l^{-1}) in einer Mischung von 35 Volumteilen Toluol *R* und 65 Volumteilen wasserfreiem Ethanol *R* gelöst. Die Mischung wird 3 h lang zum Rückfluss erhitzt, erkalten gelassen und falls erforderlich filtriert.

Die Chromatographie kann durchgeführt werden mit
– einer Säule aus rostfreiem Stahl von 0,25 m Länge und 4,6 mm innerem Durchmesser, gepackt mit aminopropylsilyliertem Kieselgel zur Chromatographie *R* (5 µm)
– einer Mischung von 11 Volumteilen wasserfreiem Ethanol *R* und 89 Volumteilen Hexan *R* als mobile Phase bei einer Durchflussrate von 2 ml je Minute
– einem Spektrometer als Detektor bei einer Wellenlänge von 227 nm.

20 µl jeder Lösung werden eingespritzt. Die Chromatographie erfolgt über eine Dauer von 10 min. Werden die Chromatogramme unter den vorgeschriebenen Bedingungen aufgezeichnet, muss die Auflösung zwischen dem „Diol"-Peak und dem Peak des Verdünnungsmittels der Referenzlösung mindestens 7 betragen.

Im Chromatogramm der Untersuchungslösung muss die Peakfläche der „Diol"-Komponente des Kunststoffadditivs 22 kleiner sein als die entsprechende Peakfläche im Chromatogramm der Referenzlösung.

Amide, Stearate: Die Prüfung erfolgt mit Hilfe der Dünnschichtchromatographie (2.2.27) unter Verwendung von 2 DC-Platten mit Kieselgel GF$_{254}$ *R*.

Untersuchungslösung: Untersuchungslösung 24 (siehe „Nichtphenolische Antioxidanzien").

Referenzlösung q: 20 mg Stearinsäure *CRS* (Kunststoffadditiv 19 *CRS*) werden in 10 ml Dichlormethan *R* gelöst.

Referenzlösung r: 40 mg Oleamid *CRS* (Kunststoffadditiv 20 *CRS*) werden in 20 ml Dichlormethan *R* gelöst.

Referenzlösung s: 40 mg Erucamid *CRS* (Kunststoffadditiv 21 *CRS*) werden in 20 ml Dichlormethan *R* gelöst.

Auf jede der beiden Platten werden 10 µl Untersuchungslösung 24 aufgetragen. 10 µl Referenzlösung q werden auf die erste und je 10 µl Referenzlösung r und s auf die zweite Platte aufgetragen.

Die Chromatographie der ersten Platte erfolgt mit einer Mischung von 25 Volumteilen wasserfreiem Ethanol *R* und 75 Volumteilen Trimethylpentan *R* über eine Laufstrecke von 10 cm. Die Platte wird an der Luft trocknen gelassen, mit einer Lösung von Dichlorphenolindophenol *R* (2 g · l^{-1}) in wasserfreiem Ethanol *R* besprüht und einige Minuten lang im Trockenschrank bei 120 °C erhitzt, um die Flecke stärker zu färben. Ein dem Kunststoffadditiv 19 entsprechender Fleck im Chromatogramm der Untersuchungslösung 24 entspricht in Bezug auf Lage (R_f etwa 0,5) dem entsprechenden Fleck im Chromatogramm der Referenzlösung q, darf aber nicht größer oder stärker gefärbt sein als dieser.

Die Chromatographie der zweiten Platte erfolgt mit Hexan *R* über eine Laufstrecke von 13 cm. Die Platte wird an der Luft trocknen gelassen. Die Chromatographie erfolgt ein zweites Mal mit einer Mischung von 5 Volumteilen Methanol *R* und 95 Volumteilen Dichlormethan *R* über eine Laufstrecke von 10 cm. Die Platte wird trocknen gelassen, mit einer Lösung von Molybdatophosphorsäure *R* (40 g · l^{-1}) in wasserfreiem Ethanol *R* besprüht und im Trockenschrank bei 120 °C erhitzt, bis Flecke sichtbar werden. Die den Kunststoffadditiven 20 und/oder 21 entsprechenden Flecke im Chromatogramm der Untersuchungslösung 24 entsprechen in Bezug auf ihre Lage (R_f etwa 0,2) den entsprechenden Flecken in den Chromatogrammen der Referenzlösungen r und s, dürfen aber nicht größer oder stärker gefärbt sein als diese.

4.05/3.01.04.00

3.1.4 Polyethylen ohne Zusatzstoffe für Behältnisse zur Aufnahme parenteraler und ophthalmologischer Zubereitungen

Definition

Polyethylen ohne Zusatzstoffe wird durch Polymerisation von Ethylen unter hohem Druck in Gegenwart von Sauerstoff oder Radikalbildnern als Katalysatoren hergestellt.

Eigenschaften

Kügelchen, Körner, Pulver oder – nach dem Verformen – durchscheinende Folien unterschiedlicher Dicke oder Behältnisse; praktisch unlöslich in Wasser, löslich in heißen aromatischen Kohlenwasserstoffen, praktisch unlöslich in wasserfreiem Ethanol, Hexan und Methanol

Die „Allgemeinen Vorschriften" gelten für alle Monographien und sonstigen Texte

Behältnisse

Die Substanz erweicht bei Temperaturen oberhalb von 65 °C.

Die relative Dichte (2.2.5) der Substanz liegt zwischen 0,910 und 0,937.

Prüfung auf Identität

Falls erforderlich wird die Substanz in Stücke von höchstens 1 cm Seitenlänge geschnitten.

A. 0,25 g Substanz werden mit 10 ml Toluol *R* versetzt. Die Mischung wird etwa 15 min lang zum Rückfluss erhitzt. Einige Tropfen der Lösung werden auf ein Natriumchlorid-Plättchen aufgebracht. Das Lösungsmittel wird im Trockenschrank bei 80 °C abgedampft. Die Prüfung erfolgt mit Hilfe der IR-Spektroskopie (2.2.24). Das IR-Spektrum der Substanz zeigt Maxima insbesondere bei einigen der folgenden Wellenzahlen: 2920, 2850, 1465, 730, 720 cm^{-1}; das Spektrum ist mit dem der als Typmuster ausgewählten Substanz identisch. Liegt die Substanz als Folie vor, kann die Prüfung direkt mit einem entsprechend zugeschnittenen Stück durchgeführt werden.

B. Die Substanz entspricht der Prüfung „Zusatzstoffe" (siehe „Prüfung auf Reinheit").

Prüfung auf Reinheit

Falls erforderlich wird die Substanz in Stücke von höchstens 1 cm Seitenlänge geschnitten.

Prüflösung I: 25 g Substanz werden in einem Rundkolben aus Borosilicatglas mit Schliff mit 500 ml Wasser für Injektionszwecke *R* versetzt. Die Mischung wird 5 h lang zum Rückfluss erhitzt. Nach dem Erkalten wird die überstehende Lösung dekantiert. Ein Teil der Lösung wird für die Prüfung „Aussehen der Prüflösung I" verwendet, der Rest wird durch einen Glassintertiegel (16) filtriert.

Die Prüflösung I muss innerhalb von 4 h verwendet werden.

Prüflösung II: 2,0 g Substanz werden in einem Erlenmeyerkolben aus Borosilicatglas mit Schliff mit 80 ml Toluol *R* versetzt. Die Mischung wird unter gleichmäßigem Rühren 90 min lang zum Rückfluss erhitzt. Nach dem Erkalten auf 60 °C werden unter fortgesetztem Rühren 120 ml Methanol *R* zugesetzt. Die Lösung wird durch einen Glassintertiegel (16) filtriert. Kolben und Tiegel werden mit 25 ml einer Mischung von 40 ml Toluol *R* und 60 ml Methanol *R* gespült, und die Spülflüssigkeit wird dem Filtrat zugesetzt. Das Filtrat wird mit der gleichen Lösungsmittelmischung zu 250 ml verdünnt. Eine Blindlösung wird hergestellt.

Prüflösung III: 100 g Substanz werden in einem Erlenmeyerkolben aus Borosilicatglas mit Schliff mit 250 ml Salzsäure (0,1 mol · l^{-1}) versetzt. Die Mischung wird unter gleichmäßigem Rühren 1 h lang zum Rückfluss erhitzt. Nach dem Erkalten wird die überstehende Lösung dekantiert.

Aussehen der Prüflösung I: Die Prüflösung I muss klar (2.2.1) und farblos (2.2.2, Methode II) sein.

Sauer oder alkalisch reagierende Substanzen: 100 ml Prüflösung I werden mit 0,15 ml BMP-Mischindikator-Lösung *R* versetzt. Bis zum Farbumschlag nach Blau dürfen höchstens 1,5 ml Natriumhydroxid-Lösung (0,01 mol · l^{-1}) verbraucht werden. 100 ml Prüflösung I werden mit 0,2 ml Methylorange-Lösung *R* versetzt. Bis zum Beginn des Farbumschlags von Gelb nach Orange darf höchstens 1,0 ml Salzsäure (0,01 mol · l^{-1}) verbraucht werden.

Absorption (2.2.25): Die Absorption der Prüflösung I, zwischen 220 und 340 nm gemessen, darf höchstens 0,2 betragen.

Reduzierende Substanzen: 20 ml Prüflösung I werden mit 1 ml verdünnter Schwefelsäure *R* und 20 ml Kaliumpermanganat-Lösung (0,002 mol · l^{-1}) versetzt. Die Lösung wird 3 min lang zum Rückfluss erhitzt und sofort abgekühlt. Nach Zusatz von 1 g Kaliumiodid *R* und 0,25 ml Stärke-Lösung *R* wird die Lösung unverzüglich mit Natriumthiosulfat-Lösung (0,01 mol · l^{-1}) titriert. Ein Blindversuch wird durchgeführt. Die Differenz zwischen den bei den beiden Titrationen verbrauchten Volumen darf höchstens 0,5 ml betragen.

Hexanlösliche Substanzen: 10 g Substanz werden in einem 250-ml-Erlenmeyerkolben aus Borosilicatglas mit Schliff mit 100 ml Hexan *R* versetzt. Die Mischung wird 4 h lang unter gleichmäßigem Rühren zum Rückfluss erhitzt, anschließend in einer Eis-Wasser-Mischung abgekühlt und schnell durch einen Glassintertiegel (16) filtriert, wobei die Temperatur der Lösung bei 0 °C gehalten wird und die Filtrationszeit 5 min nicht überschreiten darf. Falls erforderlich wird die Filtration durch Anwendung von Überdruck beschleunigt. 20 ml Filtrat werden in einer zuvor gewogenen Kristallisierschale aus Borosilicatglas auf dem Wasserbad zur Trockne eingedampft. Der Rückstand wird 1 h lang im Trockenschrank bei 100 bis 105 °C getrocknet. Die Masse des Rückstands darf höchstens um 10 Prozent von der Masse des mit dem Typmuster erhaltenen Rückstands abweichen und höchstens 5 Prozent betragen.

Zusatzstoffe: Die Prüfung erfolgt mit Hilfe der Dünnschichtchromatographie (2.2.27) unter Verwendung einer DC-Platte mit Kieselgel G *R*.

Untersuchungslösung: 50 ml Prüflösung II werden unter vermindertem Druck bei 45 °C zur Trockne eingedampft. Der Rückstand wird in 5 ml Dichlormethan *R* gelöst. Eine Blindlösung wird aus der unter „Prüflösung II" aufgeführten Blindlösung hergestellt.

Referenzlösung: 20 mg Kunststoffadditiv 15 *CRS* und 20 mg Kunststoffadditiv 08 *CRS* werden in Dichlormethan *R* zu 10 ml gelöst.

Auf die Platte werden 10 µl jeder Lösung aufgetragen. Die Chromatographie erfolgt mit Hexan *R* über eine Laufstrecke von 13 cm. Die Platte wird an der Luft trocknen gelassen und ein zweites Mal mit einer Mischung von 5 Volumteilen Methanol *R* und 95 Volumteilen Dichlormethan R über eine Laufstrecke von 10 cm entwickelt. Die Platte wird an der Luft trocknen gelassen, mit einer Lösung von Molybdatophosphorsäure R (40 g · l⁻¹) in Ethanol 96 % R besprüht und bis zum Erscheinen von Flecken im Chromatogramm der Referenzlösung bei 120 °C erhitzt. Im Chromatogramm der Untersuchungslösung darf kein Fleck sichtbar sein. Ein nahe der Fließmittelfront bei der ersten Entwicklung auftretender Fleck (Oligomere) und Flecke, die Flecken im Chromatogramm der Blindlösung entsprechen, werden nicht berücksichtigt. Das Chromatogramm der Referenzlösung muss 2 voneinander getrennte Flecke zeigen.

Extrahierbare Schwermetalle (2.4.8): 50 ml Prüflösung III werden im Wasserbad auf ein Volumen von etwa 5 ml eingedampft und mit Wasser R zu 20 ml verdünnt. 12 ml dieser Lösung müssen der Grenzprüfung A entsprechen (2,5 ppm). Zur Herstellung der Referenzlösung werden 2,5 ml Blei-Lösung (10 ppm Pb) R verwendet.

Sulfatasche (2.4.14): höchstens 0,02 Prozent, mit 5,0 g Substanz bestimmt

4.05/3.01.05.00

3.1.5 Polyethylen mit Zusatzstoffen für Behältnisse zur Aufnahme parenteraler und ophthalmologischer Zubereitungen

Definition

Polyethylen mit Zusatzstoffen wird durch Polymerisation von Ethylen unter Druck in Gegenwart von Katalysatoren oder durch Copolymerisation von Ethylen mit bis zu 25 Prozent höheren Alkenhomologen (C_3 bis C_{10}) hergestellt.

Herstellung

Zur Optimierung ihrer chemischen, physikalischen und mechanischen Eigenschaften sowie zum Anpassen an die vorgesehene Verwendung wird den Polymeren eine bestimmte Anzahl von Zusatzstoffen zugesetzt. Diese Zusatzstoffe werden aus der folgenden Liste ausgewählt, in der für jeden Zusatzstoff der maximal zulässige Gehalt spezifiziert ist.

Die Polymere dürfen höchstens 3 der Antioxidanzien, ein oder mehrere Gleitmittel oder Antiblockieragenzien sowie Titandioxid als Trübungszusatz für Material, das einen Lichtschutz gewährleisten muss, enthalten.

– Butylhydroxytoluol   höchstens
   (Kunststoffadditiv 07)   0,125 Prozent

– Pentaerythrityltetrakis[3-(3,5-di-*tert*-butyl-4-hydroxyphenyl)propionat]   höchstens
   (Kunststoffadditiv 09)   0,3 Prozent

– 1,3,5-Tris(3,5-di-*tert*-butyl-4-hydroxybenzyl)-*s*-triazin-2,4,6=(1*H*,3*H*,5*H*)-trion   höchstens
   (Kunststoffadditiv 13)   0,3 Prozent

– Octadecyl[3-(3,5-di-*tert*-butyl-4-hydroxyphenyl)propionat]   höchstens
   (Kunststoffadditiv 11)   0,3 Prozent

– Ethylenbis[3,3-bis[3-(1,1-dimethyl-ethyl)-4-hydroxyphenyl]butanoat]   höchstens
   (Kunststoffadditiv 08)   0,3 Prozent

– Dioctadecyldisulfid   höchstens
   (Kunststoffadditiv 15)   0,3 Prozent

– 4,4′,4″-(2,4,6-Trimethylbenzol-1,3,5-triyl)tris(methylen)tris=[2,6-bis(1,1-dimethylethyl)phenol   höchstens
   (Kunststoffadditiv 10)   0,3 Prozent

– 2,2′-Bis(octadecyloxy)-5,5′-spirobi[1,3,2-dioxaphosphinan]   höchstens
   (Kunststoffadditiv 14)   0,3 Prozent

– Didodecyl(3,3′-thiodipropionat)   höchstens
   (Kunststoffadditiv 16)   0,3 Prozent

– Dioctadecyl(3,3′-thiodipropionat)   höchstens
   (Kunststoffadditiv 17)   0,3 Prozent

– Tris[2,4-bis(1,1-dimethylethyl)=phenyl]phosphit   höchstens
   (Kunststoffadditiv 12)   0,3 Prozent

Der Gesamtgehalt der oben aufgeführten Antioxidanzien darf höchstens 0,3 Prozent betragen.

– Hydrotalcit   höchstens 0,5 Prozent

– Alkanamide   höchstens 0,5 Prozent

– Alkenamide   höchstens 0,5 Prozent

– Natriumaluminiumsilicat   höchstens 0,5 Prozent

– Siliciumdioxid   höchstens 0,5 Prozent

– Natriumbenzoat   höchstens 0,5 Prozent

– Fettsäureester oder -salze   höchstens 0,5 Prozent

– Trinatriumphosphat   höchstens 0,5 Prozent

– Dickflüssiges Paraffin   höchstens 0,5 Prozent

– Zinkoxid   höchstens 0,5 Prozent

– Magnesiumoxid   höchstens 0,2 Prozent

– Calcium- oder Zinkstearat oder
   eine Mischung von beiden   höchstens 0,5 Prozent

– Titandioxid
   (nur für Behältnismaterial
   für Ophthalmika)   höchstens 4 Prozent

Der Lieferant des Materials muss nachweisen können, dass die qualitative und quantitative Zusammensetzung jeder Produktionscharge dem Typmuster entspricht.

Die „Allgemeinen Vorschriften" gelten für alle Monographien und sonstigen Texte

Eigenschaften

Pulver, Kügelchen, Körner oder – nach dem Verformen – durchscheinende Folien unterschiedlicher Dicke oder Behältnisse; praktisch unlöslich in Wasser, löslich in heißen aromatischen Kohlenwasserstoffen, praktisch unlöslich in wasserfreiem Ethanol, Hexan und Methanol

Die Substanz erweicht zwischen 70 und 140 °C.

Die relative Dichte (2.2.5) der Substanz liegt zwischen 0,890 und 0,965.

Prüfung auf Identität

Falls erforderlich wird die Substanz in Stücke von höchstens 1 cm Seitenlänge geschnitten.

A. 0,25 g Substanz werden mit 10 ml Toluol *R* versetzt. Die Mischung wird etwa 15 min lang zum Rückfluss erhitzt. Einige Tropfen der Lösung werden auf ein Natriumchlorid-Plättchen aufgebracht. Das Lösungsmittel wird im Trockenschrank bei 80 °C abgedampft. Die Prüfung erfolgt mit Hilfe der IR-Spektroskopie (2.2.24). Das IR-Spektrum der Substanz zeigt Maxima insbesondere bei einigen der folgenden Wellenzahlen: 2920, 2850, 1465, 1375, 1170, 730, 720 cm^{-1}; das Spektrum ist mit dem der als Typmuster ausgewählten Substanz identisch. Liegt die Substanz als Folie vor, kann die Prüfung auf Identität direkt mit einem entsprechend zugeschnittenen Stück durchgeführt werden.

B. Die Substanz entspricht den unter „Zusätzliche Prüfungen" (siehe „Prüfung auf Reinheit") aufgeführten Prüfungen auf die enthaltenen Zusatzstoffe.

C. In einem Platintiegel werden etwa 20 mg Substanz mit 1 g Kaliumhydrogensulfat *R* gemischt und bis zum vollständigen Schmelzen erhitzt. Nach dem Erkalten wird die Mischung mit 20 ml verdünnter Schwefelsäure *R* versetzt und vorsichtig erhitzt. Die erhaltene Lösung wird filtriert. Das Filtrat wird mit 1 ml Phosphorsäure 85 % *R* und 1 ml Wasserstoffperoxid-Lösung 30 % *R* versetzt. Falls die Substanz Titandioxid als Trübungszusatz enthält, entsteht eine orangegelbe Färbung.

Prüfung auf Reinheit

Falls erforderlich wird die Substanz in Stücke von höchstens 1 cm Seitenlänge geschnitten.

Prüflösung I: 25 g Substanz werden in einem Rundkolben aus Borosilicatglas mit Schliff mit 500 ml Wasser für Injektionszwecke *R* versetzt. Die Mischung wird 5 h lang zum Rückfluss erhitzt. Nach dem Erkalten wird die überstehende Lösung dekantiert. Ein Teil der Lösung wird für die Prüfung „Aussehen der Prüflösung I" verwendet, der Rest wird durch einen Glassintertiegel (16) filtriert.

Die Prüflösung I muss innerhalb von 4 h verwendet werden.

Prüflösung II: 2,0 g Substanz werden in einem Erlenmeyerkolben aus Borosilicatglas mit Schliff mit 80 ml Toluol *R* versetzt. Die Mischung wird 90 min lang unter gleichmäßigem Rühren zum Rückfluss erhitzt. Nach dem Erkalten auf 60 °C werden unter fortgesetztem Rühren 120 ml Methanol *R* zugesetzt. Die Lösung wird durch einen Glassintertiegel (16) filtriert. Kolben und Tiegel werden mit 25 ml einer Mischung von 40 ml Toluol *R* und 60 ml Methanol *R* gespült und die Spülflüssigkeit wird dem Filtrat zugesetzt. Das Filtrat wird mit der gleichen Lösungsmittelmischung zu 250,0 ml verdünnt. Eine Blindlösung wird hergestellt.

Prüflösung III: 100 g Substanz werden in einem Erlenmeyerkolben aus Borosilicatglas mit Schliff mit 250 ml Salzsäure (0,1 mol · l^{-1}) versetzt. Die Mischung wird unter gleichmäßigem Rühren 1 h lang zum Rückfluss erhitzt. Nach dem Erkalten wird die überstehende Lösung dekantiert.

Aussehen der Prüflösung I: Die Prüflösung I muss klar (2.2.1) und farblos (2.2.2, Methode II) sein.

Sauer oder alkalisch reagierende Substanzen: 100 ml Prüflösung I werden mit 0,15 ml BMP-Mischindikator-Lösung *R* versetzt. Bis zum Farbumschlag nach Blau dürfen höchstens 1,5 ml Natriumhydroxid-Lösung (0,01 mol · l^{-1}) verbraucht werden. 100 ml Prüflösung I werden mit 0,2 ml Methylorange-Lösung *R* versetzt. Bis zum Beginn des Farbumschlags von Gelb nach Orange darf höchstens 1,0 ml Salzsäure (0,01 mol · l^{-1}) verbraucht werden.

Absorption (2.2.25): Die Absorption der Prüflösung I, zwischen 220 und 340 nm gemessen, darf höchstens 0,2 betragen.

Reduzierende Substanzen: 20 ml Prüflösung I werden mit 1 ml verdünnter Schwefelsäure *R* und 20 ml Kaliumpermanganat-Lösung (0,002 mol · l^{-1}) versetzt. Die Lösung wird 3 min lang zum Rückfluss erhitzt und sofort abgekühlt. Nach Zusatz von 1 g Kaliumiodid *R* und 0,25 ml Stärke-Lösung *R* wird die Lösung unverzüglich mit Natriumthiosulfat-Lösung (0,01 mol · l^{-1}) titriert. Ein Blindversuch wird durchgeführt. Die Differenz zwischen den bei den beiden Titrationen verbrauchten Volumen darf höchstens 0,5 ml betragen.

Hexanlösliche Substanzen: 10 g Substanz werden in einem 250-ml-Erlenmeyerkolben aus Borosilicatglas mit Schliff mit 100 ml Hexan *R* versetzt. Die Mischung wird 4 h lang unter gleichmäßigem Rühren zum Rückfluss erhitzt, anschließend in einer Eis-Wasser-Mischung abgekühlt und schnell durch einen Glassintertiegel (16) filtriert, wobei die Temperatur der Lösung bei 0 °C gehalten wird und die Filtrationszeit 5 min nicht überschreiten darf. Falls erforderlich wird die Filtration durch Anwendung von Überdruck beschleunigt. 20 ml Filtrat werden in einer zuvor gewogenen Kristallisierschale aus Borosilicatglas auf dem Wasserbad zur Trockne eingedampft. Der Rückstand wird 1 h lang im Trockenschrank bei 100 bis 105 °C getrocknet. Die Masse des Rückstands darf höchstens um 10 Prozent von der Masse des mit dem

Typmuster erhaltenen Rückstands abweichen und höchstens 5 Prozent betragen.

Extrahierbares Aluminium: höchstens 1 ppm extrahierbares Al

Der Gehalt an Aluminium wird mit Hilfe der Atomemissionsspektroskopie (2.2.22, Methode I) in einem Argonplasma bestimmt.

Untersuchungslösung: Prüflösung III

Referenzlösungen: Die Referenzlösungen werden aus der Aluminium-Lösung (200 ppm Al) *R* durch Verdünnen mit Salzsäure (0,1 mol · l^{-1}) hergestellt.

Die Bestimmung erfolgt durch Messung der Emission des Aluminiums bei 396,15 nm. Die Untergrundstrahlung liegt bei 396,25 nm.
Die Abwesenheit von Aluminium in der verwendeten Salzsäure muss sichergestellt sein.

Extrahierbares Chrom: höchstens 0,05 ppm extrahierbares Cr

Der Gehalt an Chrom wird mit Hilfe der Atomemissionsspektroskopie (2.2.22, Methode I) in einem Argonplasma bestimmt.

Untersuchungslösung: Prüflösung III

Referenzlösungen: Die Referenzlösungen werden aus der Chrom-Lösung (100 ppm Cr) *R* durch Verdünnen mit einer Mischung von 2 Volumteilen Salzsäure *R* und 8 Volumteilen Wasser *R* hergestellt.

Die Bestimmung erfolgt durch Messung der Emission des Chroms bei 205,55 nm. Die Untergrundstrahlung liegt bei 205,50 nm.
Die Abwesenheit von Chrom in der verwendeten Salzsäure muss sichergestellt sein.

Extrahierbares Titan: höchstens 1 ppm extrahierbares Ti

Der Gehalt an Titan wird mit Hilfe der Atomemissionsspektroskopie (2.2.22, Methode I) in einem Argonplasma bestimmt.

Untersuchungslösung: Prüflösung III

Referenzlösungen: Die Referenzlösungen werden aus der Titan-Lösung (100 ppm Ti) *R* durch Verdünnen mit Salzsäure (0,1 mol · l^{-1}) hergestellt.

Die Bestimmung erfolgt durch Messung der Emission des Titans bei 336,12 nm. Die Untergrundstrahlung liegt bei 336,16 nm.
Die Abwesenheit von Titan in der verwendeten Salzsäure muss sichergestellt sein.

Extrahierbares Vanadium: höchstens 0,1 ppm extrahierbares V

Der Gehalt an Vanadium wird mit Hilfe der Atomemissionsspektroskopie (2.2.22, Methode I) in einem Argonplasma bestimmt.

Untersuchungslösung: Prüflösung III

Referenzlösungen: Die Referenzlösungen werden aus der Vanadin-Lösung (1 g · l^{-1} V) *R* durch Verdünnen mit

einer Mischung von 2 Volumteilen Salzsäure *R* und 8 Volumteilen Wasser *R* hergestellt.

Die Bestimmung erfolgt durch Messung der Emission des Vanadiums bei 292,40 nm. Die Untergrundstrahlung liegt bei 292,35 nm.
Die Abwesenheit von Vanadium in der verwendeten Salzsäure muss sichergestellt sein.

Extrahierbares Zink: höchstens 1 ppm extrahierbares Zn

Der Gehalt an Zink wird mit Hilfe der Atomabsorptionsspektroskopie (2.2.23, Methode I) bestimmt.

Untersuchungslösung: Prüflösung III

Referenzlösungen: Die Referenzlösungen werden aus der Zink-Lösung (10 ppm Zn) *R* durch Verdünnen mit Salzsäure (0,1 mol · l^{-1}) hergestellt.

Die Absorption wird bei 213,9 nm unter Verwendung einer Zink-Hohlkathodenlampe als Strahlungsquelle und einer Luft-Acetylen-Flamme bestimmt.

Extrahierbares Zirconium: höchstens 0,1 ppm extrahierbares Zr

Der Gehalt an Zirconium wird mit Hilfe der Atomemissionsspektroskopie (2.2.22, Methode I) in einem Argonplasma bestimmt.

Untersuchungslösung: Prüflösung III

Referenzlösungen: Die Referenzlösungen werden aus der Zirconium-Lösung (1 g · l^{-1} Zr) *R* durch Verdünnen mit einer Mischung von 2 Volumteilen Salzsäure *R* und 8 Volumteilen Wasser *R* hergestellt.

Die Bestimmung erfolgt durch Messung der Emission des Zirconiums bei 343,82 nm. Die Untergrundstrahlung liegt bei 343,92 nm.
Die Abwesenheit von Zirconium in der verwendeten Salzsäure muss sichergestellt sein.

Extrahierbare Schwermetalle (2.4.8): 50 ml Prüflösung III werden im Wasserbad auf ein Volumen von etwa 5 ml eingedampft und mit Wasser *R* zu 20,0 ml verdünnt. 12 ml dieser Lösung müssen der Grenzprüfung A entsprechen (2,5 ppm). Zur Herstellung der Referenzlösung werden 2,5 ml Blei-Lösung (10 ppm Pb) *R* verwendet.

Sulfatasche (2.4.14): höchstens 1,0 Prozent, mit 5,0 g Substanz bestimmt

Dieser Grenzwert gilt nicht für eine Substanz, die Titandioxid als Trübungszusatz enthält.

Zusätzliche Prüfungen

Diese Prüfungen sind ganz oder teilweise durchzuführen, je nach der Zusammensetzung oder Verwendung der Substanz.

Phenolische Antioxidanzien: Die Prüfung erfolgt mit Hilfe der Flüssigchromatographie (2.2.29).

Die „Allgemeinen Vorschriften" gelten für alle Monographien und sonstigen Texte

Behältnisse

Die Chromatographie kann durchgeführt werden mit
– einer Säule aus rostfreiem Stahl von 0,25 m Länge
und 4,6 mm innerem Durchmesser, gepackt mit octadecylsilyliertem Kieselgel zur Chromatographie *R*
(5 μm)
– einer der folgenden 3 Mischungen als mobile Phase
Mobile Phase 1 bei einer Durchflussrate von 2 ml je
Minute: 30 Volumteile Wasser *R*, 70 Volumteile Acetonitril *R*
Mobile Phase 2 bei einer Durchflussrate von 1,5 ml je
Minute: 10 Volumteile Wasser *R*, 30 Volumteile Tetrahydrofuran *R*, 60 Volumteile Acetonitril *R*
Mobile Phase 3 bei einer Durchflussrate von 1,5 ml
je Minute: 5 Volumteile Wasser *R*, 45 Volumteile
2-Propanol *R*, 50 Volumteile Methanol *R*
– einem Spektrometer als Detektor bei einer Wellenlänge von 280 nm.

Die Prüfung darf nur ausgewertet werden, wenn
– die Auflösung zwischen den Peaks von Kunststoffadditiv 07 und Kunststoffadditiv 08 mit mobiler
Phase 1 mindestens 8,0
– die Auflösung zwischen den Peaks von Kunststoffadditiv 09 und Kunststoffadditiv 10 mit mobiler
Phase 2 mindestens 2,0
– die Auflösung zwischen den Peaks von Kunststoffadditiv 11 und Kunststoffadditiv 12 mit mobiler
Phase 3 mindestens 2,0
beträgt.

Untersuchungslösung 21: 50 ml Prüflösung II werden
unter vermindertem Druck bei 45 °C zur Trockne eingedampft. Der Rückstand wird in 5,0 ml einer Mischung
gleicher Volumteile Acetonitril *R* und Tetrahydrofuran *R* gelöst. Eine Blindlösung wird aus der unter
„Prüflösung II" aufgeführten Blindlösung hergestellt.

Untersuchungslösung 22: 50 ml Prüflösung II werden
unter vermindertem Druck bei 45 °C zur Trockne eingedampft. Der Rückstand wird in 5,0 ml Dichlormethan *R* gelöst. Eine Blindlösung wird aus der unter
„Prüflösung II" aufgeführten Blindlösung hergestellt.

Von den folgenden Referenzlösungen werden nur diejenigen hergestellt, die zur Prüfung der phenolischen Antioxidanzien aufgrund der angegebenen Zusammensetzung der Substanz erforderlich sind.

Referenzlösung a: 25,0 mg Butylhydroxytoluol *CRS*
(Kunststoffadditiv 07 *CRS*) und 60,0 mg Kunststoffadditiv 08 *CRS* werden in 10,0 ml einer Mischung gleicher
Volumteile Acetonitril *R* und Tetrahydrofuran *R* gelöst.
2,0 ml Lösung werden mit der gleichen Lösungsmittelmischung zu 50,0 ml verdünnt.

Referenzlösung b: 60,0 mg Kunststoffadditiv 09 *CRS*
und 60,0 mg Kunststoffadditiv 10 *CRS* werden in 10,0 ml
einer Mischung gleicher Volumteile Acetonitril *R* und
Tetrahydrofuran *R* gelöst. 2,0 ml Lösung werden mit der
gleichen Lösungsmittelmischung zu 50,0 ml verdünnt.

Referenzlösung c: 60,0 mg Kunststoffadditiv 11 *CRS*
und 60,0 mg Kunststoffadditiv 12 *CRS* werden in 10,0 ml
Dichlormethan *R* gelöst. 2,0 ml Lösung werden mit
Dichlormethan *R* zu 50,0 ml verdünnt.

Referenzlösung d: 25,0 mg Butylhydroxytoluol *CRS*
(Kunststoffadditiv 07 *CRS*) werden in 10,0 ml einer

Mischung gleicher Volumteile Acetonitril *R* und Tetrahydrofuran *R* gelöst. 2,0 ml Lösung werden mit der gleichen Lösungsmittelmischung zu 50,0 ml verdünnt.

Referenzlösung e: 60,0 mg Kunststoffadditiv 08 *CRS*
werden in 10,0 ml einer Mischung gleicher Volumteile
Acetonitril *R* und Tetrahydrofuran *R* gelöst. 2,0 ml Lösung werden mit der gleichen Lösungsmittelmischung zu
50,0 ml verdünnt.

Referenzlösung f: 60,0 mg Kunststoffadditiv 13 *CRS*
werden in 10,0 ml einer Mischung gleicher Volumteile
Acetonitril *R* und Tetrahydrofuran *R* gelöst. 2,0 ml Lösung werden mit der gleichen Lösungsmittelmischung zu
50,0 ml verdünnt.

Referenzlösung g: 60,0 mg Kunststoffadditiv 09 *CRS*
werden in 10,0 ml einer Mischung gleicher Volumteile
Acetonitril *R* und Tetrahydrofuran *R* gelöst. 2,0 ml Lösung werden mit der gleichen Lösungsmittelmischung zu
50,0 ml verdünnt.

Referenzlösung h: 60,0 mg Kunststoffadditiv 10 *CRS*
werden in 10,0 ml einer Mischung gleicher Volumteile
Acetonitril *R* und Tetrahydrofuran *R* gelöst. 2,0 ml Lösung werden mit der gleichen Lösungsmittelmischung zu
50,0 ml verdünnt.

Referenzlösung i: 60,0 mg Kunststoffadditiv 11 *CRS*
werden in 10,0 ml Dichlormethan *R* gelöst. 2,0 ml
Lösung werden mit Dichlormethan *R* zu 50,0 ml verdünnt.

Referenzlösung j: 60,0 mg Kunststoffadditiv 12 *CRS*
werden in 10,0 ml Dichlormethan *R* gelöst. 2,0 ml
Lösung werden mit Dichlormethan *R* zu 50,0 ml verdünnt.

Falls die Substanz Kunststoffadditiv 07 und/oder Kunststoffadditiv 08 enthält, wird die mobile Phase 1 verwendet. Je 20 μl Untersuchungslösung 21, der entsprechenden Blindlösung sowie der Referenzlösungen
– a und d
  oder
– a und e
  oder
– d und e
werden eingespritzt.

Falls die Substanz eines oder mehrere der Kunststoffadditive 09 bis 13 als Antioxidanzien enthält, wird die
mobile Phase 2 verwendet. Je 20 μl Untersuchungslösung 21, der entsprechenden Blindlösung, der Referenzlösung b und der Referenzlösungen, die die in der
Zusammensetzung der Substanz genannten Antioxidanzien aus der zuvor genannten Aufzählung enthalten, werden eingespritzt.

Falls die Substanz Kunststoffadditiv 11 und/oder
Kunststoffadditiv 12 enthält, wird die mobile Phase 3
verwendet. Je 20 μl Untersuchungslösung 22, der entsprechenden Blindlösung sowie der Referenzlösungen
– c und i
  oder
– c und j
  oder
– i und j
werden eingespritzt.

In allen Fällen wird das Chromatogramm 30 min lang aufgezeichnet. Die Chromatogramme der Untersuchungslösungen 21 und 22 dürfen nur die Peaks der in der Zusammensetzung genannten Antioxidanzien und kleinere Peaks, die auch in den Chromatogrammen der Blindlösungen sichtbar sind, zeigen. Die Peakflächen in den Chromatogrammen der Untersuchungslösungen 21 und 22 müssen kleiner sein als die entsprechenden Peakflächen in den Chromatogrammen der Referenzlösungen d bis j.

Nichtphenolische Antioxidanzien: Die Prüfung erfolgt mit Hilfe der Dünnschichtchromatographie (2.2.27) unter Verwendung einer DC-Platte mit Kieselgel GF$_{254}$ R.

Untersuchungslösung 23: 100 ml Prüflösung II werden unter vermindertem Druck bei 45 °C zur Trockne eingedampft. Der Rückstand wird in 2 ml Dichlormethan R 1 gelöst.

Referenzlösung k: 60 mg Kunststoffadditiv 14 CRS werden in Dichlormethan R zu 10 ml gelöst. 2 ml Lösung werden mit Dichlormethan R 1 zu 10 ml verdünnt.

Referenzlösung l: 60 mg Kunststoffadditiv 15 CRS werden in Dichlormethan R zu 10 ml gelöst. 2 ml Lösung werden mit Dichlormethan R 1 zu 10 ml verdünnt.

Referenzlösung m: 60 mg Kunststoffadditiv 16 CRS werden in Dichlormethan R zu 10 ml gelöst. 2 ml Lösung werden mit Dichlormethan R 1 zu 10 ml verdünnt.

Referenzlösung n: 60 mg Kunststoffadditiv 17 CRS werden in Dichlormethan R zu 10 ml gelöst. 2 ml Lösung werden mit Dichlormethan R 1 zu 10 ml verdünnt.

Referenzlösung o: 60 mg Kunststoffadditiv 16 CRS und 60 mg Kunststoffadditiv 17 CRS werden in Dichlormethan R zu 10 ml gelöst. 2 ml Lösung werden mit Dichlormethan R 1 zu 10 ml verdünnt.

Auf die Platte werden je 20 µl Untersuchungslösung 23, Referenzlösung o und der Referenzlösungen, die die in der Typzusammensetzung der Substanz genannten phenolischen und nichtphenolischen Antioxidanzien enthalten, aufgetragen. Die Chromatographie erfolgt mit Hexan R über eine Laufstrecke von 18 cm. Die Platte wird trocknen gelassen. Die Chromatographie erfolgt ein zweites Mal mit Dichlormethan R über eine Laufstrecke von 17 cm. Die Platte wird erneut trocknen gelassen und im ultravioletten Licht bei 254 nm ausgewertet. Die Platte wird mit ethanolischer Iod-Lösung R besprüht und im ultravioletten Licht bei 254 nm nach 10 bis 15 min ausgewertet. Kein Fleck im Chromatogramm der Untersuchungslösung 23 darf größer oder intensiver sein als der entsprechende Fleck in den Chromatogrammen der Referenzlösungen. Die Prüfung darf nur ausgewertet werden, wenn das Chromatogramm der Referenzlösung o deutlich voneinander getrennt 2 Flecke zeigt.

Amide, Stearate: Die Prüfung erfolgt mit Hilfe der Dünnschichtchromatographie (2.2.27) unter Verwendung von 2 DC-Platten mit Kieselgel GF$_{254}$ R.

Untersuchungslösung: Untersuchungslösung 23 (siehe „Nichtphenolische Antioxidanzien").

Referenzlösung p: 20 mg Stearinsäure CRS (Kunststoffadditiv 19 CRS) werden in Dichlormethan R zu 10 ml gelöst.

Referenzlösung q: 40 mg Oleamid CRS (Kunststoffadditiv 20 CRS) werden in Dichlormethan R zu 20 ml gelöst.

Referenzlösung r: 40 mg Erucamid CRS (Kunststoffadditiv 21 CRS) werden in Dichlormethan R zu 20 ml gelöst.

Auf jede der beiden Platten werden 10 µl Untersuchungslösung 23 aufgetragen. 10 µl Referenzlösung p werden auf die erste und je 10 µl Referenzlösung q und r auf die zweite Platte aufgetragen.

Die Chromatographie der ersten Platte erfolgt mit einer Mischung von 25 Volumteilen wasserfreiem Ethanol R und 75 Volumteilen Trimethylpentan R über eine Laufstrecke von 10 cm. Die Platte wird an der Luft trocknen gelassen, mit einer Lösung von Dichlorphenolindophenol R (2 g · l^{-1}) in wasserfreiem Ethanol R besprüht und einige Minuten lang im Trockenschrank bei 120 °C erhitzt, um die Flecke stärker zu färben. Ein dem Kunststoffadditiv 19 entsprechender Fleck im Chromatogramm der Untersuchungslösung 23 entspricht in Bezug auf Lage (R_f etwa 0,5) dem entsprechenden Fleck im Chromatogramm der Referenzlösung p, darf aber nicht größer oder stärker gefärbt sein als dieser.

Die Chromatographie der zweiten Platte erfolgt mit Hexan R über eine Laufstrecke von 13 cm. Die Platte wird an der Luft trocknen gelassen. Die Chromatographie erfolgt ein zweites Mal mit einer Mischung von 5 Volumteilen Methanol R und 95 Volumteilen Dichlormethan R über eine Laufstrecke von 10 cm. Die Platte wird trocknen gelassen, mit einer Lösung von Molybdatophosphorsäure R (40 g · l^{-1}) in wasserfreiem Ethanol R besprüht und im Trockenschrank bei 120 °C erhitzt, bis Flecke sichtbar werden. Die den Kunststoffadditiven 20 und/oder 21 entsprechenden Flecke im Chromatogramm der Untersuchungslösung 23 entsprechen in Bezug auf ihre Lage (R_f etwa 0,2) den entsprechenden Flecken in den Chromatogrammen der Referenzlösungen q und r, dürfen aber nicht größer oder stärker gefärbt sein als diese.

Behältnisse

4 Reagenzien

4.1.1 Reagenzien

3-Aminobenzoesäure *R*
2-Aminophenol *R*
3-Aminophenol *R*
Anilinhydrochlorid *R*
Capsaicin *R*
Chamazulen *R*
DC-Platte mit octadecylsilyliertem Kieselgel *R*
Dihydrocapsaicin *R*
2,5-Dihydroxybenzoesäure *R*
Dinitrobenzoylchlorid *R*

Guajakol *R*
Kieselgel AGP zur chiralen Chromatographie *R*
Kieselgel zur Chromatographie, octylsilyliertes, nachsilanisiertes, desaktiviertes *R*
Levomenol *R*
1-Naphthylessigsäure *R*
Nonivamid *R*
Peroxid-Teststreifen *R*
Raney-Nickel, halogenfreies *R*

4.1.2 Referenzlösungen für Grenzprüfungen

Wasserstoffperoxid-Lösung (10 ppm H_2O_2) *R*

4.3 Chemische Referenzsubstanzen (*CRS*), Biologische Referenzsubstanzen (*BRS*), Referenzspektren

Siehe dort

4.1.1 Reagenzien

3-Aminobenzoesäure *R*   1147400

C₇H₇NO₂   *M*r 137,1
CAS Nr. 99-05-8

Weiße bis fast weiße Kristalle

Eine wässrige Lösung der Substanz färbt sich beim Stehen an der Luft braun.

Smp: etwa 174 °C

Dicht verschlossen, vor Licht geschützt zu lagern

2-Aminophenol *R*   1147500

C₆H₇NO   *M*r 109,1
CAS Nr. 95-55-6

Schwach gelblich braune Kristalle, die schnell braun werden; wenig löslich in Wasser, löslich in Ethanol

Smp: etwa 172 °C

Dicht verschlossen, vor Licht geschützt zu lagern

3-Aminophenol *R*   1147600

C₆H₇NO   *M*r 109,1
CAS Nr. 591-27-5

Schwach gelblich braune Kristalle; wenig löslich in Wasser

Smp: etwa 122 °C

Anilinhydrochlorid *R*   1147700

C₆H₈ClN   *M*r 129,6
CAS Nr. 142-04-1
Benzolaminhydrochlorid

Kristalle, die bei Kontakt mit Luft und Licht dunkel werden

Smp: etwa 198 °C

Vor Licht geschützt zu lagern

Capsaicin *R*   1147900

C₁₈H₂₇NO₃   *M*r 305,4
CAS Nr. 404-86-4
(*E*)-*N*-[(4-Hydroxy-3-methoxyphenyl)methyl]-8-me=thylnon-6-enamid

Weißes, kristallines Pulver; praktisch unlöslich in Wasser, leicht löslich in wasserfreiem Ethanol

Smp: etwa 65 °C

Wird die Substanz in der Monographie **Cayennepfeffer (Capsici fructus)** *verwendet, muss sie zusätzlich folgender Anforderung entsprechen:*

Gehaltsbestimmung: Die Bestimmung erfolgt mit Hilfe der Flüssigchromatographie (2.2.29) wie in der Monographie **Cayennepfeffer** beschrieben.

Der Gehalt an Capsaicin, berechnet mit Hilfe des Verfahrens „Normalisierung", muss mindestens 95,0 Prozent betragen.

Chamazulen *R*   1148000

C₁₄H₁₆   *M*r 184,3
CAS Nr. 529-05-5
7-Ethyl-1,4-dimethylazulen

Blaue Flüssigkeit; sehr schwer löslich in Wasser, löslich in Ethanol, mischbar mit fetten und ätherischen Ölen sowie flüssigem Paraffin, unter Verfärbung löslich in 85-prozentiger (*m/m*) Phosphorsäure und 50-prozentiger (*V/V*) Schwefelsäure

Aussehen der Lösung: 50 mg Substanz werden in 2,5 ml Hexan *R* gelöst. Die blaue Lösung ist klar, wenn sie in dünner Schicht, zum Beispiel durch Schrägstellen des Reagenzglases, betrachtet wird.

Wird die Substanz in der Gaschromatographie verwendet, muss sie zusätzlich folgender Anforderung entsprechen:

Gehaltsbestimmung: Die Bestimmung erfolgt mit Hilfe der Gaschromatographie (2.2.28) wie in der Monographie **Kamillenöl (Matricariae aetheroleum)** beschrieben.

Untersuchungslösung: Lösung der Substanz (4 g · l⁻¹) in Cyclohexan *R*

Der Gehalt an Chamazulen, berechnet mit Hilfe des Verfahrens „Normalisierung", muss mindestens 95,0 Prozent betragen.

Reagenzien

Die „Allgemeinen Vorschriften" gelten für alle Monographien und sonstigen Texte

DC-Platte mit octadecylsilyliertem Kieselgel *R*
1148600

Trägerplatten aus Glas, Metall oder Kunststoff mit einer Schicht von octadecylsilyliertem Kieselgel

Dihydrocapsaicin *R*
1148100

$C_{18}H_{29}NO_3$ M_r 307,4
CAS Nr. 19408-84-5
N-[(4-Hydroxy-3-methoxyphenyl)methyl]-8-methylno=
nanamid

Weißes, kristallines Pulver; praktisch unlöslich in kaltem Wasser, leicht löslich in wasserfreiem Ethanol

2,5-Dihydroxybenzoesäure *R*
1148200

$C_7H_6O_4$ M_r 154,1
CAS Nr. 490-79-9
Gentisinsäure

Blassgelbe Kristalle

Smp: etwa 200 °C

Dinitrobenzoylchlorid *R*
1031400

$C_7H_3ClN_2O_5$ M_r 230,6
CAS Nr. 99-33-2
3,5-Dinitrobenzoylchlorid

Durchsichtiges, gelbes bis grünlich gelbes Pulver oder gelbliche Kristalle; löslich in Aceton und Toluol

Smp: etwa 68 °C

Eignungsprüfung: Eine Mischung von 1 ml wasserfreiem Ethanol *R*, 0,1 g Dinitrobenzoylchlorid *R* und 0,05 ml verdünnter Schwefelsäure *R* wird 30 min lang zum Rückfluss erhitzt. Nach dem Eindampfen der Lösung auf dem Wasserbad wird der Rückstand mit 5 ml Heptan *R* versetzt und die Mischung zum Sieden erhitzt. Die heiße Lösung wird filtriert. Die sich beim Abkühlen auf Raumtemperatur bildenden Kristalle werden mit einer kleinen Menge Heptan *R* gewaschen und im Exsikkator getrocknet.

Die Kristalle schmelzen (2.2.14) bei 94 bis 95 °C.

Guajakol *R*
1148300

$C_7H_8O_2$ M_r 124,1
CAS Nr. 90-05-1
2-Methoxyphenol; 1-Hydroxy-2-methoxybenzol

Kristalline Masse oder farblose bis gelbliche Flüssigkeit, hygroskopisch; schwer löslich in Wasser, sehr leicht löslich in Dichlormethan, leicht löslich in Ethanol

Smp: etwa 28 °C

Sdp: etwa 205 °C

Kieselgel AGP zur chiralen Chromatographie *R*
1148700

Sehr feines Kieselgel zur Chromatographie, das aus kugelförmigen Partikeln, beschichtet mit saurem α1-Glucoprotein, besteht

Die Teilchengröße wird in Klammern nach dem Namen des Reagenzes bei den entsprechenden Prüfungen angegeben.

Kieselgel zur Chromatographie, octylsilyliertes, nachsilanisiertes, desaktiviertes *R*
1148800

Sehr feines Kieselgel (3 bis 10 µm), das durch Waschen und Hydrolysieren zum größten Teil von Siloxan-Brücken an der Oberfläche befreit wurde und dessen Oberfläche durch Einführen von Octylsilyl-Gruppen chemisch verändert ist

Um mögliche Interaktionen mit basischen Verbindungen zu verhindern, ist der größte Teil der verbleibenden Silanol-Gruppen an der Oberfläche sorgfältig nachsilanisiert.

Die Teilchengröße wird in Klammern nach dem Namen des Reagenzes bei den entsprechenden Prüfungen angegeben.

Feines, weißes, homogenes Pulver; praktisch unlöslich in Wasser und Ethanol

Levomenol *R*
1128800

$C_{15}H_{26}O$ M_r 222,4
CAS Nr. 23089-26-1
(2*S*)-6-Methyl-2-[(1*S*)-4-methylcyclohex-3-enyl]hept-
5-en-2-ol; (−)-α-Bisabolol

Farblose, viskose Flüssigkeit mit schwachem, charakteristischem Geruch; praktisch unlöslich in Wasser, leicht löslich in Ethanol, Methanol, Toluol, fetten und ätherischen Ölen

d_{20}^{20}:   0,925 bis 0,935

n_D^{20}:   1,492 bis 1,500

Beachten Sie den Hinweis auf „Allgemeine Monographien" zu Anfang des Bands auf Seite B

$[\alpha]_D^{20}$: –54,5 bis –58,0, an einer Lösung von Levomenol (50 mg · ml^{-1}) in Ethanol 96 % R bestimmt

Wird die Substanz in der Gaschromatographie verwendet, muss sie zusätzlich folgender Anforderung entsprechen:

Gehaltsbestimmung: Die Bestimmung erfolgt mit Hilfe der Gaschromatographie (2.2.28) wie in der Monographie **Kamillenöl (Matricariae aetheroleum)** beschrieben.

Untersuchungslösung: Lösung der Substanz (4 g · l^{-1}) in Cyclohexan R

Der Gehalt an Levomenol, berechnet mit Hilfe des Verfahrens „Normalisierung", muss mindestens 95,0 Prozent betragen.

1-Naphthylessigsäure R   1148400

$C_{12}H_{10}O_2$ M_r 186,2
CAS Nr. 86-87-3
(Naphthalin-1-yl)essigsäure

Weißes bis gelbes, kristallines Pulver; sehr schwer löslich in Wasser, leicht löslich in Aceton

Smp: etwa 135 °C

Nonivamid R   1148500

$C_{17}H_{27}NO_3$ M_r 293,4
CAS Nr. 2444-46-4
N-[(4-Hydroxy-3-methoxyphenyl)methyl]nonanamid

Weißes, kristallines Pulver; praktisch unlöslich in kaltem Wasser, leicht löslich in wasserfreiem Ethanol

*Wird die Substanz in der Prüfung „Nonivamid" in der Monographie **Cayennepfeffer (Capsici fructus)** verwendet, muss sie zusätzlich folgender Anforderung entsprechen:*

Gehaltsbestimmung: Die Bestimmung erfolgt mit Hilfe der Flüssigchromatographie (2.2.29) wie in der Monographie **Cayennepfeffer** beschrieben.

Der Gehalt an Nonivamid, berechnet mit Hilfe des Verfahrens „Normalisierung", muss mindestens 98,0 Prozent betragen.

Peroxid-Teststreifen R   1147800

Handelsübliche Teststreifen mit einer geeigneten Skala im Konzentrationsbereich von 0 bis 25 ppm Peroxid sind zu verwenden.

Raney-Nickel, halogenfreies R   1118100

Mindestens 48 und höchstens 52 Prozent Aluminium (Al; A_r 26,98) und mindestens 48 und höchstens 52 Prozent Nickel (Ni; A_r 58,71)

Feines, graues Pulver; praktisch unlöslich in Wasser, löslich in Mineralsäuren unter Bildung von Salzen

Chlorid: höchstens 10 ppm

0,400 g Substanz werden in 40 ml einer Mischung von 67 Volumteilen Schwefelsäure R und 33 Volumteilen verdünnter Salpetersäure R gelöst. Die Lösung wird bis fast zur Trockne eingedampft und der Rückstand in Wasser R zu 20,0 ml gelöst (Prüflösung). 10 ml Prüflösung werden mit 1,0 ml Silbernitrat-Lösung (0,1 mol · l^{-1}) versetzt. Nach 15 min wird die Mischung filtriert und das Filtrat mit 0,2 ml einer Natriumchlorid-Lösung, die 10 µg Chlorid je Milliliter enthält, versetzt. Nach 5 min muss die Lösung stärker opaleszieren als eine Mischung von 10 ml Prüflösung und 1,0 ml Silbernitrat-Lösung (0,1 mol · l^{-1}).

4.1.2 Referenzlösungen für Grenzprüfungen

Wasserstoffperoxid-Lösung (10 ppm H$_2$O$_2$) R
                                                5005200

10,0 ml Wasserstoffperoxid-Lösung 3 % R werden mit

Wasser R zu 300,0 ml verdünnt. 10,0 ml dieser Lösung werden mit Wasser R zu 1000,0 ml verdünnt.

Bei Bedarf frisch herzustellen

Die „Allgemeinen Vorschriften" gelten für alle Monographien und sonstigen Texte

4.3 Chemische Referenzsubstanzen (*CRS*), Biologische Referenzsubstanzen (*BRS*), Referenzspektren

Almagat *CRS*
Almagat-Referenzspektrum der Ph. Eur.
4-[(*RS*)-(Biphenyl-4-yl)phenylmethyl]-1*H*-imidazol-
    trifluoracetat *CRS*
Clobazam-Referenzspektrum der Ph. Eur.
Clobazam-Verunreinigung A *CRS*
Dextromethorphan-Verunreinigung A *CRS*
Diclazuril-Referenzspektrum der Ph. Eur.
Diclazuril zur Eignungsprüfung *CRS*
Ebastin-Referenzspektrum der Ph. Eur.
Ebastin-Verunreinigung C *CRS*
Ebastin-Verunreinigung D *CRS*
Econazol zur Eignungsprüfung *CRS*
Econazol-Referenzspektrum der Ph. Eur.
Econazolnitrat-Referenzspektrum der Ph. Eur.
Fluphenazinoctanoat *CRS*
Fluphenazinsulfoxid *CRS*
Fluticasonpropionat *CRS*

Fluticason-Verunreinigung D *CRS*
Glibenclamid-Verunreinigung B *CRS*
Heparin, niedermolekulares *CRS*
Mesalazin *CRS*
N-Methylpyrrolidon-Referenzspektrum der Ph. Eur.
Naphazolinhydrochlorid-Referenzspektrum der Ph. Eur.
Naphazolinnitrat-Referenzspektrum der Ph. Eur.
Naphazolin-Verunreinigung A *CRS*
Nicergolin-Referenzspektrum der Ph. Eur.
Nicergolin-Verunreinigung A *CRS*
Paroxetinhydrochlorid-Hemihydrat *CRS*
Paroxetin-Verunreinigung A *CRS*
Paroxetin-Verunreinigung C *CRS*
Paroxetin-Verunreinigung D *CRS*
Piracetam *CRS*
1-Propanol-Referenzspektrum der Ph. Eur.
Roxithromycin zur Eignungsprüfung *CRS*
Vaselin, weißes, Referenzspektrum der Ph. Eur.

Monographiegruppen

Einzelmonographien zu Impfstoffen für Menschen

4.05/0648

Varizellen-Lebend-Impfstoff

Vaccinum varicellae vivum

Definition

Varizellen-Lebend-Impfstoff ist eine gefriergetrocknete Zubereitung aus einem geeigneten attenuierten Stamm des *Herpesvirus varicellae*. Der Impfstoff wird unmittelbar vor der Anwendung entsprechend den Angaben in der Beschriftung rekonstituiert und ergibt eine klare Flüssigkeit, die durch einen enthaltenen pH-Indikator gefärbt sein kann.

Herstellung

Die Herstellung des Impfstoffs beruht auf einem Virussaatgut- und einem Zellbanksystem. Das Herstellungsverfahren muss nachweislich konstant Varizellen-Lebend-Impfstoff von angemessener Immunogenität und Unschädlichkeit für den Menschen ergeben. Das Virus im Fertigimpfstoff darf ausgehend vom ursprünglich isolierten Virus höchstens 38-mal in Zellkulturen passagiert worden sein.

Das Herstellungsverfahren wird einer Validierung unterzogen und muss gewährleisten, dass, falls der Impfstoff geprüft wird, die Zubereitung der „Prüfung auf anomale Toxizität, Prüfung von Sera und Impfstoffen für Menschen" (2.6.9) entspricht.

Substrat für die Virusvermehrung

Das Virus wird in diploiden Zellen vom Menschen vermehrt (5.2.3).

Virussaatgut

Der Stamm des Varizellen-Virus wird anhand von Unterlagen identifiziert, die die Eignung, Herkunft und die nachfolgende Behandlung belegen müssen. Das Virus darf zu keiner Zeit kontinuierliche Zelllinien durchlaufen haben. Virussaatgutsysteme werden in derselben Zellart hergestellt wie diejenigen, welche für die Herstellung des Fertigimpfstoffs verwendet werden. Um eine übermäßige Verwendung von Affen bei der Prüfung auf Neurovirulenz zu vermeiden, wird Virussaatgut in großen Mengen hergestellt und, falls gefriergetrocknet, bei Temperaturen unterhalb von −20 °C oder, falls nicht gefriergetrocknet, unterhalb von −60 °C gelagert.

Nur ein Virussaatgut, das den nachstehenden Prüfungen entspricht, darf für die Virusvermehrung verwendet werden.

Identität: Master- und Arbeitssaatgut enthalten ein Virus, das als Varizellen-Virus durch Serumneutralisation in Zellkultur, unter Verwendung von spezifischen Antikörpern, identifiziert wird.

Viruskonzentration: Die Viruskonzentration von Master- und Arbeitssaatgut wird, wie unter „Bestimmung der Wirksamkeit" vorgeschrieben, ermittelt, um die Gleichförmigkeit des Herstellungsverfahrens zu überwachen.

Fremde Agenzien (2.6.16): Das Arbeitssaatgut muss der Prüfung entsprechen. Eine Probe von 50 ml wird für die Prüfung in Zellkulturen verwendet.

Neurovirulenz (2.6.18): Das Arbeitssaatgut muss der Prüfung entsprechen.

Virusvermehrung und -ernte

Die Behandlung der Zellbank und der folgenden Zellkulturen erfolgt unter aseptischen Bedingungen in einem Raum, in dem mit keinen anderen Zellen umgegangen wird. Zugelassenes Tierserum (Serum vom Menschen darf nicht verwendet werden) kann in den Zellkulturmedien verwendet werden. Bei der Zubereitung von Zellsuspensionen sowie von Zellkulturmedien verwendetes Serum und Trypsin müssen nachweislich frei von fremden Agenzien sein. Das Zellkulturmedium kann einen pH-Indikator wie Phenolrot sowie zugelassene Antibiotika in der geringsten wirksamen Konzentration enthalten. Das Substrat sollte, wenn möglich, während der Herstellung frei von Antibiotika sein. 5 Prozent, jedoch mindestens 50 ml, der für die Impfstoffherstellung verwendeten Zellkultur werden als nicht infizierte Zellkultur (Kontrollzellen) aufbewahrt. Die infizierten Zellen einer Einzelernte werden gewaschen, von der Oberfläche des Zellkulturgefäßes abgelöst und gepoolt. Die Zellen in Suspension werden durch Ultraschall zerstört.

Nur eine Virusernte, die den nachstehenden Prüfungen entspricht, darf für die Herstellung von fertigem Impfstoff als Bulk verwendet werden.

Identität: Die Virusernte enthält ein Virus, das als Varizellen-Virus durch Serumneutralisation in Zellkultur, unter Verwendung von spezifischen Antikörpern, identifiziert wird.

Viruskonzentration: Die Konzentration des infektiösen Virus in den Virusernten wird, wie unter „Bestimmung der Wirksamkeit" vorgeschrieben, ermittelt, um die Gleichförmigkeit der Herstellung zu überwachen und die für den Fertigimpfstoff als Bulk zu verwendende Verdünnung zu bestimmen.

Fremde Agenzien (2.6.16): 50 ml Virusernte werden für die Prüfung in Zellkulturen verwendet.

Kontrollzellen: Kontrollzellen aus der Herstellungszell-kultur, aus der die Einzelernte stammt, müssen einer Identitätsprüfung und den Anforderungen der Prüfung auf fremde Agenzien (2.6.16) entsprechen.

Fertiger Impfstoff als Bulk

Virusernten, die den genannten Prüfungen entsprechen, werden gepoolt und geklärt, um Zellen zu entfernen. Ein geeigneter Stabilisator kann zugesetzt werden. Die ge-poolten Ernten werden anschließend in geeigneter Weise verdünnt.

Nur ein fertiger Impfstoff als Bulk, der der nachstehen-den Prüfung entspricht, darf bei der Herstellung der Fer-tigzubereitung verwendet werden.

Bakterien, Pilze: Die „Prüfung auf Sterilität" (2.6.1) wird unter Verwendung von 10 ml für jedes Nährmedium durchgeführt.

Fertigzubereitung

Fertiger Impfstoff als Bulk wird aseptisch in sterile Be-hältnisse mit Sicherheitsverschluss abgefüllt und bis zu einer Restfeuchte gefriergetrocknet, die nachweislich die Stabilität des Impfstoffs nicht beeinträchtigt. Dann wer-den die Behältnisse so verschlossen, dass eine Verun-reinigung und ein Eindringen von Feuchtigkeit ausge-schlossen sind.

Nur eine Fertigzubereitung, die allen nachstehenden An-forderungen unter „Prüfung auf Identität", „Prüfung auf Reinheit" und „Bestimmung der Wirksamkeit" ent-spricht, darf zur Verwendung freigegeben werden. Vor-ausgesetzt dass die Prüfung auf Rinderserumalbumin mit zufrieden stellenden Ergebnissen für den fertigen Impf-stoff als Bulk erfolgt ist, kann sie für die Fertigzuberei-tung entfallen.

Prüfung auf Identität

Wenn der entsprechend den Angaben in der Beschriftung rekonstituierte Impfstoff mit spezifischen *Herpesvirus-varicellae*-Antikörpern gemischt wird, werden empfäng-liche Zellkulturen nicht mehr infiziert.

Prüfung auf Reinheit

Bakterien, Pilze: Der rekonstituierte Impfstoff muss der „Prüfung auf Sterilität" (2.6.1) entsprechen.

Rinderserumalbumin: höchstens 0,5 µg je Dosis für den Menschen, mit Hilfe einer geeigneten immunchemi-schen Methode (2.7.1) bestimmt

Wasser (2.5.12): höchstens 3,0 Prozent, nach der Karl-Fischer-Methode bestimmt

Bestimmung der Wirksamkeit

Im Impfstoff wird das infektiöse Virus unter Verwendung von mindestens 10 Zellkulturen für jede Verdünnung ei-ner geometrischen Verdünnungsreihe mit dem Faktor 4 oder mit einem Verfahren gleicher Präzision titriert. Eine geeignete Virusreferenzzubereitung wird verwendet, um jede Gehaltsbestimmung zu validieren. Die Viruskon-zentration muss mindestens dem in der Beschriftung an-gegebenen Wert entsprechen.

Beschriftung

Die Beschriftung gibt an,
– für die Impfstoffherstellung verwendeter Virusstamm
– Art und Herkunft der für die Impfstoffherstellung ver-wendeten Zellen
– dass der Kontakt mit Desinfektionsmitteln zu vermei-den ist
– Mindestviruskonzentration
– dass der Impfstoff nicht an Schwangere verabreicht werden darf
– Zeitdauer, innerhalb welcher der rekonstituierte Impf-stoff zu verwenden ist.

Einzelmonographien zu Radioaktiven Arzneimitteln

Natrium[1-¹¹C]acetat-Injektionslösung

Natrii acetatis ([1-¹¹C]) solutio iniectabilis

$CH_3{}^{11}COONa$

Definition

Sterile Lösung von Natrium[1-¹¹C]acetat im Gleichgewicht mit [1-¹¹C]Essigsäure

Gehalt: 90 bis 110 Prozent der deklarierten Kohlenstoff-11-Radioaktivität zu dem in der Beschriftung angegebenen Zeitpunkt

Herstellung

Herstellung des Radionuklids

Kohlenstoff-11 ist ein radioaktives Isotop von Kohlenstoff und wird im Allgemeinen durch Protonenbestrahlung von Stickstoff erzeugt. Nach Zusatz von Sauerstoff in Spuren wird die Radioaktivität in Form von [¹¹C]Kohlendioxid erhalten.

Radiochemische Synthese

[¹¹C]Kohlendioxid wird mit Hilfe einer Kühlfalle oder durch Adsorption an ein Molekularsieb bei Raumtemperatur vom Target-Gasgemisch abgetrennt. Anschließend wird [¹¹C]Kohlendioxid mit Hilfe eines Inertgases wie Stickstoff und bei einer Temperatur, die höher ist als bei der Abtrennung vom Target-Gasgemisch, freigesetzt. [1-¹¹C]Acetat wird üblicherweise durch Reaktion von [¹¹C]Kohlendioxid mit Methylmagnesiumbromid in organischen Lösungsmitteln wie Ether oder Tetrahydrofuran hergestellt.

Die Hydrolyse des Reaktionsprodukts ergibt [1-¹¹C]Essigsäure, die durch chromatographische Verfahren gereinigt wird. Das Eluat wird mit Natriumchlorid-Lösung verdünnt.

Vorläufersubstanz für die Synthese

Methylmagnesiumbromid

Die Reaktionsfähigkeit von Methylmagnesiumbromid wird durch Zersetzen einer festgelegten Menge durch Wasser geprüft. Die bei der Prüfung freigesetzte Menge Wasserstoff entspricht mindestens 90 Prozent des theoretisch ermittelten Werts.

Eigenschaften

Aussehen: klare, farblose Lösung

Halbwertszeit und Art der Strahlung von Kohlenstoff-11: entsprechend „5.7 Tabelle mit physikalischen Eigenschaften der im Arzneibuch erwähnten Radionuklide"

Prüfung auf Identität

A. Gammaspektrometrie

Ergebnis: Die Gammaphotonen haben eine Energie von 0,511 MeV und in Abhängigkeit von der Messgeometrie kann ein Summenpeak von 1,022 MeV beobachtet werden.

B. Die Injektionslösung entspricht der Prüfung „Radionuklid-Reinheit, B" (siehe „Prüfung auf Reinheit").

C. Die bei der Prüfung „Radiochemische Reinheit" (siehe „Prüfung auf Reinheit") erhaltenen Chromatogramme werden ausgewertet.

Ergebnis: Der Hauptpeak im Radiochromatogramm der Untersuchungslösung entspricht in Bezug auf die Retentionszeit dem Hauptpeak im Chromatogramm der Referenzlösung.

Prüfung auf Reinheit

pH-Wert (2.2.3): 4,5 bis 8,5

Sterilität: Die Injektionslösung muss der Prüfung „Sterilität" der Monographie **Radioaktive Arzneimittel (Radiopharmaceutica)** entsprechen.

Die Injektionslösung darf vor Abschluss der Prüfung angewendet werden.

Bakterien-Endotoxine (2.6.14): weniger als $175/V$ I.E. Bakterien-Endotoxine je Milliliter, wobei V die empfohlene maximale Dosis in Millilitern ist

Die Injektionslösung darf vor Abschluss der Prüfung angewendet werden.

Chemische Reinheit

Acetat: Flüssigchromatographie (2.2.29)

Untersuchungslösung: die Injektionslösung

Referenzlösung: 28 mg Natriumacetat *R* werden in Wasser *R* zu *V* verdünnt, wobei *V* die empfohlene maximale Dosis in Millilitern ist.

Säule
– Größe: $l = 0,25$ m, $\varnothing = 4,0$ mm
– Stationäre Phase: stark basischer Anionenaustauscher zur Chromatographie *R* (10 µm)
– Temperatur: 25 °C

Mobile Phase: Natriumhydroxid-Lösung (0,1 mol · l⁻¹), vor Kohlendioxid der Luft geschützt

Die „Allgemeinen Vorschriften" gelten für alle Monographien und sonstigen Texte

Durchflussrate: 1 ml · min⁻¹

Detektion: Spektrometer bei 220 nm, in Serie verbunden mit einem Radioaktivitätsdetektor

Einspritzen: Probenschleife

Chromatographiedauer: 10 min

Eignungsprüfung: Referenzlösung
- Auflösung: mindestens 4,0 zwischen dem Peak beim Totvolumen („hold-up volume") und dem Acetat-Peak

Grenzwerte: Die mit Hilfe des Spektrometers aufgezeichneten Chromatogramme werden ausgewertet.
- Acetat: nicht größer als die Fläche des entsprechenden Peaks im Chromatogramm der Referenzlösung (20 mg/*V*)

Lösungsmittel-Rückstände: Die Grenzwerte müssen den in Kapitel 5.4 definierten Grundsätzen, bei Anwendung der Methode 2.4.24, entsprechen.

Die Injektionslösung darf vor Abschluss der Prüfung angewendet werden.

Radionuklid-Reinheit

Kohlenstoff-11: mindestens 99 Prozent der Gesamtradioaktivität

Die Injektionslösung darf vor Abschluss der Prüfung angewendet werden.

A. Gammaspektrometrie

Vergleich: Fluor-18-Referenzlösung oder ein Gerät, das mit einer solchen Lösung eingestellt wurde

Fluor-18-Referenzlösung und/oder die Dienstleistung, das Gerät mit einer solchen Referenzlösung einzustellen, können von nationalen, autorisierten Laboratorien bezogen werden.

Ergebnis: Das Spektrum der Injektionslösung weicht nicht signifikant von dem einer Fluor-18-Referenzlösung ab.

B. Halbwertszeit: 19,9 bis 20,9 min

Radiochemische Reinheit

[1-¹¹C]Acetat: Flüssigchromatographie (2.2.29) wie unter „Acetat" angegeben

Grenzwerte: Das mit Hilfe des Spektrometers und des Radioaktivitätsdetektors erhaltene Chromatogramm wird ausgewertet.
- Summe an [1-¹¹C]Acetat: mindestens 95 Prozent der Gesamtradioaktivität

Radioaktivität

Die Radioaktivität der Injektionslösung wird mit einem geeigneten Gerät durch Vergleich mit der Fluor-18-Referenzlösung oder mit einem Gerät, das mit einer solchen Lösung eingestellt wurde, bestimmt.

Beschriftung

Der Beipackzettel gibt die empfohlene maximale Dosis in Millilitern an.

Homöopathische Zubereitungen und Einzelmonographien zu Stoffen für homöopathische Zubereitungen

4.05/2029

Urtinkturen für homöopathische Zubereitungen

Tincturae maternae ad praeparationes homoeopathicas

Definition

Urtinkturen für homöopathische Zubereitungen sind flüssige Zubereitungen, die durch Einwirkenlassen eines geeigneten Arzneiträgers auf Ausgangsstoffe erhalten werden. Die Ausgangsstoffe sind üblicherweise in frischem Zustand, können aber auch getrocknet sein. Die Urtinkturen für homöopathische Zubereitungen können auch aus Pflanzensäften mit oder ohne Zusatz eines Arzneiträgers erhalten werden. Bei bestimmten Zubereitungen kann das zu extrahierende Material einer Vorbehandlung unterzogen werden.

Herstellung

Urtinkturen für homöopathische Zubereitungen werden durch Mazeration, Wärmebehandlung (Digestion), Aufguss (Infusion), Abkochung (Decoct), Fermentation oder wie in der Einzelmonographie beschrieben hergestellt, im Allgemeinen unter Verwendung von Ethanol geeigneter Konzentration.

Urtinkturen für homöopathische Zubereitungen werden, außer in begründeten und zugelassenen Fällen, unter Verwendung eines festgelegten Verhältnisses von Ausgangsstoff zu Lösungsmittel hergestellt, wobei der Feuchtigkeitsgehalt des Ausgangsstoffs berücksichtigt wird.

Bei Verwendung frischer Pflanzen kommen geeignete Verfahren zum Einsatz, die die Frische gewährleisten. Die zuständige Behörde kann verlangen, dass die Frische durch eine geeignete Prüfung nachgewiesen wird.

Die Urtinkturen sind üblicherweise klar. Bei der Lagerung kann sich ein geringfügiger Niederschlag bilden, der zulässig ist, solange sich die Zusammensetzung der Urtinktur nicht wesentlich ändert.

Der Herstellungsvorgang ist so definiert, dass er als reproduzierbar zu betrachten ist.

Herstellung durch Mazeration: Wenn nichts anderes vorgeschrieben ist, wird das zu extrahierende Material in Stücke geeigneter Größe zerkleinert und nach gründlichem Mischen nach der vorgeschriebenen Extraktionsmethode mit der vorgeschriebenen Extraktionsflüssigkeit extrahiert. Die Mischung wird in einem geschlossenen Gefäß die vorgeschriebene Zeit lang stehen gelassen. Der erschöpfend extrahierte und von der Extraktionsflüssig-

keit abgetrennte Rückstand wird falls erforderlich ausgepresst. In diesem Fall werden die beiden erhaltenen Flüssigkeiten vereinigt.

Einstellen des Gehalts von Inhaltsstoffen: Falls das Einstellen des Gehalts von Inhaltsstoffen erforderlich ist, kann dies entweder durch Zusatz von Extraktionsflüssigkeit in geeigneter Konzentration oder durch Zusatz einer anderen Urtinktur für homöopathische Zubereitungen des für die Herstellung verwendeten pflanzlichen oder tierischen Materials erfolgen.

Prüfung auf Identität

Falls erforderlich wird mindestens eine chromatographische Prüfung auf Identität durchgeführt.

Prüfung auf Reinheit

Die Grenzwerte einer Einzelmonographie werden so festgesetzt, dass sie offizielle Herstellungsverfahren berücksichtigen. Für jedes angegebene Herstellungsverfahren gelten spezifische Grenzwerte.

Wird die Prüfung „Relative Dichte" durchgeführt, muss die Prüfung „Ethanolgehalt" nicht durchgeführt werden, und umgekehrt.

Relative Dichte (2.2.5): Die Urtinktur muss den in der Einzelmonographie vorgeschriebenen Grenzwerten entsprechen.

Ethanolgehalt (2.9.10): Der Ethanolgehalt muss dem in der Einzelmonographie vorgeschriebenen Gehalt entsprechen.

Methanol, 2-Propanol (2.9.11): höchstens 0,05 Prozent (*V/V*) Methanol und höchstens 0,05 Prozent (*V/V*) 2-Propanol, wenn nichts anderes vorgeschrieben ist

Trockenrückstand (2.8.16): Falls zutreffend muss die Urtinktur den in der Einzelmonographie vorgeschriebenen Grenzwerten entsprechen.

Pestizid-Rückstände (2.8.13): Falls zutreffend muss die Urtinktur der Prüfung entsprechen. Die Anforderungen der Prüfung gelten als erfüllt, wenn die pflanzliche Droge nachweislich der Prüfung entspricht.

Gehaltsbestimmung

Falls erforderlich wird eine Gehaltsbestimmung durchgeführt und werden Grenzwerte festgelegt.

Lagerung

Vor Licht geschützt

Eine maximal zulässige Lagerungstemperatur kann angegeben werden.

Homöopathie

Die „Allgemeinen Vorschriften" gelten für alle Monographien und sonstigen Texte

Beschriftung

Die Beschriftung gibt an,
- dass die Zubereitung eine Urtinktur für homöopathische Zubereitungen ist (gekennzeichnet durch das Symbol „TM" oder „Ø")
- Name des Ausgangsstoffs unter Verwendung des lateinischen Titels der Monographie des Europäischen Arzneibuchs, falls eine solche Einzelmonographie existiert
- Herstellungsverfahren
- Ethanolgehalt oder Gehalt eines anderen Lösungsmittels in Prozent (*V/V*) in der Urtinktur
- Verhältnis von Ausgangsstoff zu Urtinktur
- falls zutreffend, die Lagerungsbedingungen.

4.05/2030

Brennnessel für homöopathische Zubereitungen

Urtica dioica
ad praeparationes
homoeopathicas

Definition

Die frische ganze Pflanze von *Urtica dioica* L. zur Blütezeit

Eigenschaften

Makroskopische Merkmale werden unter „Prüfung auf Identität, A" beschrieben.
   Die Pflanze erzeugt auf der Haut ein juckendes, brennendes Gefühl.

Prüfung auf Identität

A. Die Pflanze ist ausdauernd. Von der Pfahlwurzel verzweigen sich unterirdische, kriechende, im Querschnitt mehr oder weniger vierkantige Wurzelstöcke, von denen sekundäre Adventivwurzeln und sehr zahlreiche bräunliche, behaarte Nebenwurzeln ausgehen. Die Stängel sind aufrecht, in der Regel unverzweigt, 3 bis 5 mm dick und 0,3 bis 1,5 m, selten bis 2,5 m hoch, vierkantig, graugrün, bedeckt mit kurzen Borstenhaaren und Brennhaaren.
   Die kreuzweise gegenständigen Laubblätter sind 30 bis 150 mm lang und 20 bis 80 mm breit. Der Blattstiel ist borstig behaart und seine Länge erreicht in der Regel kaum ein Drittel der Länge der Blattspreite. Die Blattspreite ist eiförmig, zugespitzt, am Grund herzförmig oder abgerundet, mit grob gezähntem Rand. Das Endzähnchen ist deutlich größer als die Seitenzähnchen. Die Blattoberseite ist dunkelgrün und in der Regel matt; auf beiden Seiten befinden sich kurze, dicht angeordnete Haare vermischt mit langen Brennhaaren. Die zwei Nebenblätter sind lineal-lanzettlich und frei. Die Blütenstände, die in den Blattachseln stehen, sind zusammengesetzt; die Blüten sind eingeschlechtlich und, insbesondere bei männlichen Pflanzen, in der Regel deutlich länger als der Blattstiel. Nach der Freigabe der Pollen sind die männlichen Blütenstände schräg aufwärts oder horizontal gerichtet; die weiblichen Blütenstände dagegen sind bei der Fruchtreife hängend. Alle Blüten sind lang gestielt. Das Perigon der männlichen Blüte ist ab der Mitte in grüne, gleich große, am Grund verbreiterte Zipfel geteilt, die am Rand mit kurzen Borstenhaaren und Brennhaaren besetzt sind. Die Staubblätter sind gleich groß und stehen den Perigonabschnitten gegenüber, wobei jedes Staubblatt ein langes, weißliches Filament besitzt, das vor dem Ausstäuben einwärts gekrümmt, später ausgebreitet ist. Der Fruchtknoten ist als knopf- oder becherförmiges Rudiment erhalten. Das Perianth der weiblichen Blüten ist außen flaumig oder borstig behaart und es besteht aus äußeren und zwei inneren Segmenten; die inneren Segmente sind etwa doppelt so lang wie die äußeren. Der oberständige, eiförmige, einfächerige Fruchtknoten trägt eine große, kopfige Narbe mit pinselförmigem Haarschopf. Wenn die einsamige Frucht reif ist, wird sie von den beiden inneren Perianthabschnitten flügelartig umschlossen.

B. Die Droge muss der Prüfung *„Urtica urens"* (siehe „Prüfung auf Reinheit") entsprechen.

Prüfung auf Reinheit

Urtica urens: Der Rand der Blattspreite darf keine Einschnitte mit Sägezähnen, die 2-mal länger als breit sind, haben. Die blattachselständige Blütenrispe muss länger sein als der Blattstiel. Die eingeschlechtlichen Blüten ohne Kronblätter dürfen sich nicht gemeinsam auf der gleichen Pflanze und auch nicht auf der gleichen Rispe befinden.

Fremde Bestandteile (2.8.2): höchstens 5 Prozent

Trocknungsverlust (2.2.32): mindestens 65,0 Prozent, mit 5,0 g fein geschnittener Droge durch 2 h langes Trocknen im Trockenschrank bei 100 bis 105 °C bestimmt, wenn die Prüfung durchgeführt wird, um die Frische der Droge zu bestimmen

Urtinktur

Die Urtinktur muss den Anforderungen der allgemeinen Monographie **Urtinkturen für homöopathische Zubereitungen (Tincturae maternae ad praeparationes homoeopathicas)** entsprechen.

Beachten Sie den Hinweis auf „Allgemeine Monographien" zu Anfang des Bands auf Seite B

Herstellung

Die Urtinktur von *Urtica dioica* L. wird durch Mazeration unter Verwendung von Ethanol geeigneter Konzentration hergestellt.

Eigenschaften

Aussehen: grünlich braune oder orangebraune Flüssigkeit

Prüfung auf Identität

Dünnschichtchromatographie (2.2.27)

Untersuchungslösung: die Urtinktur

Referenzlösung: 10 mg Phenylalanin *R* und 10 mg Serin *R* werden in einer Mischung gleicher Volumteile Methanol *R* und Wasser *R* zu 10 ml gelöst.

Platte: DC-Platte mit Kieselgel *R*

Fließmittel: Essigsäure 99 % *R*, Wasser *R*, Aceton *R* und 1-Butanol *R* (10:20:35:35 *V/V/V/V*)

Auftragen: 20 µl; bandförmig

Laufstrecke: 10 cm

Trocknen: an der Luft

Detektion: Die Platte wird mit einer Lösung von Ninhydrin *R* (1 g · l^{-1}) in Ethanol 96 % *R* besprüht, 5 bis 10 min lang bei 105 bis 110 °C erhitzt und innerhalb von 10 min im Tageslicht ausgewertet.

Ergebnis: Die Zonenfolge in den Chromatogrammen von Referenzlösung und Untersuchungslösung ist aus den nachstehenden Angaben ersichtlich.

Oberer Plattenrand	
———	———
Phenylalanin: ein violette bis rötlich braune Zone	
	4 rote bis violette Zonen
———	———
Serin: eine rötlich violette Zone	eine violette Zone
	eine violette Zone
Referenzlösung	**Untersuchungslösung**

Prüfung auf Reinheit

Relative Dichte (2.2.5): 0,930 bis 0,950

Ethanol (2.9.10): 40 bis 56 Prozent (*V/V*)

Trockenrückstand (2.8.16): mindestens 1,1 Prozent

4.05/2023

Knoblauch für homöopathische Zubereitungen

Allium sativum ad praeparationes homoeopathicas

Definition

Die frischen Zwiebeln von *Allium sativum* L.

Eigenschaften

Makroskopische Merkmale werden unter „Prüfung auf Identität" beschrieben.

Die Zwiebeln haben nach dem Anschneiden einen charakteristischen Geruch.

Prüfung auf Identität

Die Zwiebel ist im Allgemeinen 3 bis 5 cm breit und fast kugelig; der abgeflachte Grund ist mit den Resten zahlreicher, kurzer, graubrauner Adventivwurzeln besetzt. Die Zwiebel besteht aus etwa 10 Nebenzwiebeln (Zehen), die mehr oder weniger ringförmig um einen zentralen Schaft angeordnet sind. Die einzelnen Nebenzwiebeln sind 1 bis 3 cm lang, seitlich flach zusammengedrückt und an der Rückseite konvex. Jede Nebenzwiebel hat eine derbe, weiße oder rötliche Haut, die ein fleischig röhrenförmiges Niederblatt umgibt, in dem mehr oder weniger rundliche, langkegelförmige Blattanlagen und der Vegetationspunkt liegen.

Prüfung auf Reinheit

Fremde Bestandteile (2.8.2): Die Droge muss der Prüfung entsprechen.

Wasser (2.2.13): mindestens 55,0 Prozent, mit 10,0 g fein geschnittener Droge bestimmt, wenn die Prüfung durchgeführt wird, um die Frische der Droge zu bestimmen

Urtinktur

Die Urtinktur muss den Anforderungen der allgemeinen Monographie **Urtinkturen für homöopathische Zubereitungen (Tincturae maternae ad praeparationes homoeopathicas)** entsprechen.

Homöopathie

Die „Allgemeinen Vorschriften" gelten für alle Monographien und sonstigen Texte

Herstellung

Die Urtinktur von *Allium sativum* L. wird durch Mazeration der geschnittenen Droge unter Verwendung von Ethanol geeigneter Konzentration hergestellt.

Eigenschaften

Aussehen: bräunlich gelbe Flüssigkeit

Die Urtinktur hat einen eigenartigen und unangenehmen, aromatischen Geruch.

Prüfung auf Identität

A. Werden 2 ml Urtinktur mit 0,2 ml verdünnter Natriumhydroxid-Lösung *R* versetzt, entsteht ein gelblich weißer Niederschlag.

B. Dünnschichtchromatographie (2.2.27)

Untersuchungslösung: 5 ml Urtinktur werden 2-mal mit je 10 ml Ether *R* ausgeschüttelt. Die vereinigten Ether-Phasen werden über wasserfreiem Natriumsulfat *R* getrocknet und filtriert. Das Filtrat wird im Wasserbad bei niedriger Temperatur zur Trockne eingedampft. Der Rückstand wird in 0,4 ml Methanol *R* aufgenommen.

Referenzlösung: 10 mg Resorcin *R* und 10 mg Thymol *R* sowie 30 mg Gallussäure *R* werden in 10 ml Methanol *R* gelöst.

Platte: DC-Platte mit Kieselgel F_{254} *R*

Fließmittel: wasserfreie Ameisensäure *R*, Toluol *R*, Diisopropylether *R* (10:40:50 *V/V/V*)

Auftragen: 40 µl Untersuchungslösung, 10 µl Referenzlösung

Laufstrecke: 10 cm

Trocknen: an der Luft

Detektion: im ultravioletten Licht bei 254 nm zur Identifizierung der Gallussäure

Die Platte wird anschließend mit Anisaldehyd-Reagenz *R* besprüht, 5 bis 10 min lang bei 105 bis 110 °C erhitzt und innerhalb von 10 min im Tageslicht ausgewertet.

Ergebnis: Die Zonenfolge in den Chromatogrammen von Referenzlösung und Untersuchungslösung ist aus den nachstehenden Angaben ersichtlich. Im Chromatogramm der Untersuchungslösung können weitere Zonen vorhanden sein.

Oberer Plattenrand	
	eine intensive, rötlich violette Zone
Thymol: eine orangerote Zone	
	eine intensive, rötlich violette Zone
	eine violette Zone
	eine gelbliche oder grünliche Zone
Resorcin: eine intensive, orangerote Zone	
Gallussäure: eine gelbe Zone	eine violette Zone
(im ultravioletten Licht bei 254 nm: eine Fluoreszenz mindernde Zone)	eine grünlich gelbe Zone
	eine violette Zone kann vorhanden sein
Referenzlösung	**Untersuchungslösung**

Prüfung auf Reinheit

Relative Dichte (2.2.5): 0,885 bis 0,960

Ethanol (2.9.10): 50 bis 70 Prozent (*V/V*)

Trockenrückstand (2.8.16): mindestens 4,0 Prozent

Lagerung

Dicht verschlossen, vor Licht geschützt

Monographien A–Z

A

A

Monographien

4.05/1386

Albendazol

Albendazolum

$C_{12}H_{15}N_3O_2S$ M_r 265,3

Definition

Albendazol enthält mindestens 98,0 und höchstens 102,0 Prozent Methyl[5-(propylsulfanyl)-1*H*-benzimid= azol-2-yl]carbamat, berechnet auf die getrocknete Substanz.

Eigenschaften

Weißes bis schwach gelbliches Pulver; praktisch unlöslich in Wasser, leicht löslich in wasserfreier Ameisensäure, sehr schwer löslich in Dichlormethan, praktisch unlöslich in Ethanol

Prüfung auf Identität

Die Prüfung erfolgt mit Hilfe der IR-Spektroskopie (2.2.24) durch Vergleich des Spektrums der Substanz mit dem von Albendazol *CRS*.

Die Prüfung erfolgt mit Hilfe von Presslingen.

Prüfung auf Reinheit

Aussehen der Lösung: 0,10 g Substanz werden in einer Mischung von 1 Volumteil wasserfreier Ameisensäure *R* und 9 Volumteilen Dichlormethan *R* zu 10 ml gelöst. Die Lösung muss klar (2.2.1) und darf nicht stärker gefärbt sein als die Farbvergleichslösung BG$_6$ (2.2.2, Methode II).

Verwandte Substanzen: Die Prüfung erfolgt mit Hilfe der Flüssigchromatographie (2.2.29).

Untersuchungslösung: 25,0 mg Substanz werden in 5 ml Methanol *R*, das 1 Prozent (*V/V*) Schwefelsäure *R* enthält, gelöst. Die Lösung wird mit der mobilen Phase zu 50,0 ml verdünnt.

Referenzlösung a: 10,0 mg Substanz werden in 10 ml Methanol *R*, das 1 Prozent (*V/V*) Schwefelsäure *R* enthält, gelöst. Die Lösung wird mit der mobilen Phase zu 100,0 ml verdünnt. 0,5 ml dieser Lösung werden mit der mobilen Phase zu 20,0 ml verdünnt.

Referenzlösung b: 50,0 mg Substanz und 50 mg Oxybendazol *CRS* werden in 5 ml Methanol *R*, das 1 Prozent (*V/V*) Schwefelsäure *R* enthält, gelöst. Die Lösung wird mit der mobilen Phase zu 100,0 ml verdünnt.

Die Chromatographie kann durchgeführt werden mit
- einer Säule aus rostfreiem Stahl von 0,25 m Länge und 4,6 mm innerem Durchmesser, gepackt mit nachsilanisiertem, octadecylsilyliertem Kieselgel zur Chromatographie *R* (5 μm), sphärisch, mit einer Porengröße von 10 nm und einem Kohlenstoffgehalt von 19 Prozent
- einer Mischung von 300 Volumteilen einer Lösung von Ammoniumdihydrogenphosphat *R* (1,67 g · l^{-1}) und 700 Volumteilen Methanol *R* als mobile Phase bei einer Durchflussrate von 0,7 ml je Minute
- einem Spektrometer als Detektor bei einer Wellenlänge von 254 nm.

20 μl Referenzlösung a werden eingespritzt. Die Empfindlichkeit des Systems wird so eingestellt, dass die Höhe des Hauptpeaks im Chromatogramm mindestens 50 Prozent des maximalen Ausschlags beträgt.

20 μl Referenzlösung b werden eingespritzt. Die Prüfung darf nur ausgewertet werden, wenn die Auflösung zwischen den Peaks von Albendazol und Oxybendazol mindestens 3,0 beträgt.

20 μl Untersuchungslösung werden eingespritzt. Die Chromatographie erfolgt über eine Dauer, die der 1,5fachen Retentionszeit von Albendazol entspricht. Werden die Chromatogramme unter den vorgeschriebenen Bedingungen aufgezeichnet, betragen die relativen Retentionen für die Verunreinigung A etwa 0,80, für die Verunreinigungen B und C etwa 0,43, für die Verunreinigung D etwa 0,40, für die Verunreinigung E etwa 0,47 und für die Verunreinigung F etwa 0,57.

Im Chromatogramm der Untersuchungslösung darf keine Peakfläche, mit Ausnahme der des Hauptpeaks, größer sein als das 1,5fache der Fläche des Hauptpeaks im Chromatogramm der Referenzlösung a (0,75 Prozent). Die Summe aller Peakflächen, mit Ausnahme der des Hauptpeaks, darf nicht größer sein als das 3fache der Fläche des Hauptpeaks im Chromatogramm der Referenzlösung a (1,5 Prozent). Peaks, deren Fläche kleiner ist als das 0,1fache der Fläche des Hauptpeaks im Chromatogramm der Referenzlösung a, werden nicht berücksichtigt.

Trocknungsverlust (2.2.32): höchstens 0,5 Prozent, mit 1,000 g Substanz durch 4 h langes Trocknen im Trockenschrank bei 100 bis 105 °C bestimmt

Sulfatasche (2.4.14): höchstens 0,2 Prozent, mit 1,0 g Substanz bestimmt

Gehaltsbestimmung

Um ein Überhitzen zu vermeiden, muss das Reaktionsgemisch während der Titration sorgfältig gemischt und die Titration unmittelbar nach Erreichen des Endpunkts abgebrochen werden.

0,250 g Substanz, in 3 ml wasserfreier Ameisensäure *R* gelöst und mit 40 ml wasserfreier Essigsäure *R* versetzt, werden mit Perchlorsäure (0,1 mol · l^{-1}) titriert. Der End-

Die „Allgemeinen Vorschriften" gelten für alle Monographien und sonstigen Texte

punkt wird mit Hilfe der Potentiometrie (2.2.20) bestimmt.

1 ml Perchlorsäure (0,1 mol · l⁻¹) entspricht 26,53 mg $C_{12}H_{15}N_3O_2S$.

Lagerung

Vor Licht geschützt

Verunreinigungen

A. R = S–CH₂–CH₂–CH₃:
5-(Propylsulfanyl)-1*H*-benzimidazol-2-amin

D. R = SO₂–CH₂–CH₂–CH₃:
5-(Propylsulfonyl)-1*H*-benzimidazol-2-amin

B. R = SO–CH₂–CH₂–CH₃:
Methyl[5-(propylsulfinyl)-1*H*-benzimidazol-2-yl]carbamat

C. R = SO₂–CH₂–CH₂–CH₃:
Methyl[5-(propylsulfonyl)-1*H*-benzimidazol-2-yl]carbamat

E. R = H:
Methyl(1*H*-benzimidazol-2-yl)carbamat

F. R = S–CH₃:
Methyl[5-(methylsulfanyl)-1*H*-benzimidazol-2-yl]carbamat

4.05/2010

Almagat

Almagatum

$Al_2Mg_6C_2O_{20}H_{14} \cdot 4\ H_2O$ M_r 630

Definition

Hydratisiertes Aluminium-Magnesium-Hydroxycarbonat

Gehalt
- Aluminium: 15,0 bis 17,0 Prozent, berechnet als Al_2O_3
- Magnesium: 36,0 bis 40,0 Prozent, berechnet als MgO
- Kohlensäure: 12,5 bis 14,5 Prozent, berechnet als CO_2

Eigenschaften

Aussehen: weißes, feines, kristallines Pulver

Löslichkeit: praktisch unlöslich in Wasser, Dichlormethan und Ethanol

Die Substanz löst sich unter Gasentwicklung und Erwärmen in verdünnten Mineralsäuren.

Prüfung auf Identität

A. IR-Spektroskopie (2.2.24)

   Vergleich: Almagat-Referenzspektrum der Ph. Eur.

B. 0,150 g Substanz werden in verdünnter Salzsäure *R* zu 20 ml gelöst. 2 ml Lösung geben die Identitätsreaktion auf Aluminium (2.3.1).

C. 2 ml der unter „Prüfung auf Identität, B" erhaltenen Lösung geben die Identitätsreaktion auf Magnesium (2.3.1).

Prüfung auf Reinheit

pH-Wert (2.2.3): 9,1 bis 9,7

4,0 g Substanz werden in 100 ml kohlendioxidfreiem Wasser *R* suspendiert. Die Suspension wird 2 min lang gerührt und anschließend filtriert.

Neutralisationsvermögen:
Die Prüfung wird bei 37 °C durchgeführt.

0,5 g Substanz werden in 100 ml Wasser *R* suspendiert. Die Suspension wird erwärmt und unter ständigem Rühren mit 100,0 ml erwärmter Salzsäure (0,1 mol · l⁻¹) versetzt. Der pH-Wert (2.2.3) der Lösung, innerhalb eines Zeitraums von 5 bis 20 min nach Herstellung gemessen, muss mindestens 3,0 und darf höchstens 4,5 betragen. Nach Zusatz von 10,0 ml zuvor erwärmter Salzsäure (0,5 mol · l⁻¹) wird die Lösung 1 h lang ununterbrochen gerührt und mit Natriumhydroxid-Lösung (0,1 mol · l⁻¹) bis zu einem pH-Wert von 3,5 titriert, wobei höchstens 20,0 ml Natriumhydroxid-Lösung (0,1 mol · l⁻¹) verbraucht werden dürfen.

Chlorid (2.4.4): höchstens 0,1 Prozent

0,33 g Substanz werden in 5 ml verdünnter Salpetersäure *R* gelöst. Die Lösung wird mit Wasser *R* zu 100 ml verdünnt. 15 ml dieser Lösung müssen der Grenzprüfung auf Chlorid entsprechen. Gleichzeitig werden zur Herstellung der Referenzlösung 0,7 ml verdünnte Salpetersäure *R* mit Wasser *R* zu 5 ml verdünnt. Diese Lösung wird mit 10 ml Chlorid-Lösung (5 ppm Cl) *R* versetzt.

Sulfat (2.4.13): höchstens 0,4 Prozent

0,25 g Substanz werden in 5 ml verdünnter Salzsäure *R* gelöst. Die Lösung wird mit destilliertem Wasser *R* zu 100 ml verdünnt. 15 ml dieser Lösung müssen der Grenzprüfung auf Sulfat entsprechen. Gleichzeitig werden zur Herstellung der Referenzlösung 15 ml Sulfat-Lö-

---

sung (10 ppm SO₄) *R* mit 0,8 ml verdünnter Salzsäure *R* versetzt.

Natrium: höchstens 150 ppm

Atomabsorptionsspektroskopie (2.2.23, Methode I)

Untersuchungslösung: 0,25 g Substanz werden in 50 ml einer Lösung von Salzsäure *R* (103 g · l⁻¹) gelöst.

Referenzlösungen: Die Referenzlösungen werden aus der Natrium-Lösung (200 ppm Na) *R* durch Verdünnen mit der erforderlichen Menge einer Lösung von Salzsäure *R* (103 g · l⁻¹) hergestellt.

Schwermetalle (2.4.8): höchstens 20 ppm

1,0 g Substanz wird in verdünnter Salzsäure *R* zu 20,0 ml gelöst. 12 ml Lösung müssen der Grenzprüfung A entsprechen. Zur Herstellung der Referenzlösung wird 1 ml Blei-Lösung (10 ppm Pb) *R* verwendet.

Glühverlust: 43,0 bis 49,0 Prozent, mit 1,000 g Substanz durch Glühen bei 900 °C bestimmt

Mikrobielle Verunreinigung

Gesamtzahl Kolonie bildender, aerober Einheiten (2.6.12): höchstens 10³ Mikroorganismen je Gramm Substanz, durch Auszählen auf Agarplatten bestimmt

Die Substanz muss den Prüfungen auf *Escherichia coli* und *Pseudomonas aeruginosa* (2.6.13) entsprechen.

Gehaltsbestimmung

Aluminium: 1,000 g Substanz wird in 5 ml Salzsäure *R*, falls erforderlich unter Erhitzen, gelöst. Nach dem Erkalten auf Raumtemperatur wird die Lösung mit Wasser *R* zu 100,0 ml verdünnt (Lösung A). 10,0 ml Lösung A werden in einen 250-ml-Erlenmeyerkolben gegeben und mit 25,0 ml Natriumedetat-Lösung (0,05 mol · l⁻¹), 20 ml Pufferlösung pH 3,5 *R*, 40 ml wasserfreiem Ethanol *R* und 2 ml einer frisch hergestellten Lösung von Dithizon *R* (0,25 g · l⁻¹) in wasserfreiem Ethanol *R* versetzt. Der Überschuss an Natriumedetat wird mit Zinksulfat-Lösung (0,05 mol · l⁻¹) bis zum Farbumschlag von grünlich Violett nach Rosa titriert.

1 ml Natriumedetat-Lösung (0,05 mol · l⁻¹) entspricht 2,549 mg Al₂O₃.

Magnesium: 10,0 ml der für die Gehaltsbestimmung von Aluminium hergestellten Lösung A werden in einen 500-ml-Erlenmeyerkolben gegeben und mit 200 ml Wasser *R*, unter Schwenken 20 ml Triethanolamin *R*, 10 ml Ammoniumchlorid-Pufferlösung pH 10,0 *R* und 50 mg Eriochromschwarz-T-Verreibung *R* versetzt. Diese Lösung wird mit Natriumedetat-Lösung (0,05 mol · l⁻¹) bis zum Farbumschlag von Violett nach reinem Blau titriert.

1 ml Natriumedetat-Lösung (0,05 mol · l⁻¹) entspricht 2,015 mg MgO.

Kohlensäure: 12,5 bis 14,5 Prozent

Untersuchungsprobe: 7,00 mg Substanz werden in eine Zinnkapsel gegeben. Die Zinnkapsel wird versiegelt.

Referenzprobe: 7,00 mg Almagat *CRS* werden in eine Zinnkapsel gegeben. Die Zinnkapsel wird versiegelt.

Die Untersuchungsprobe und die Referenzprobe werden getrennt in die Verbrennungskammer eines CHN-Analysators, die zuvor mit Helium zur Chromatographie *R* gespült wurde und bei einer Temperatur von 1020 °C gehalten wird, gegeben. Gleichzeitig wird Sauerstoff *R* mit einem Druck von 276 kPa und einer Durchflussrate von 20 ml · min⁻¹ bis zur vollständigen Verbrennung der Proben in die Kammer eingebracht. Die Verbrennungsgase werden durch einen Reduktionsreaktor geleitet. Die so erhaltenen Gase werden durch Gaschromatographie (2.2.28) voneinander getrennt.

Säule
– Größe: *l* = 2 m, ∅ = 4 mm
– Stationäre Phase: Ethylvinylbenzol-Divinylbenzol-Copolymer *R* 1

Trägergas: Helium zur Chromatographie *R*

Durchflussrate: 100 ml · min⁻¹

Temperatur
– Säule: 65 °C
– Detektor: 190 °C

Detektion: thermische Leitfähigkeit

Chromatographiedauer: 16 min

Eignungsprüfung
– Der durchschnittliche Prozentgehalt an Kohlenstoff in 5 Referenzproben darf höchstens um ± 0,2 Prozent von dem für die *CRS* angegebenen Wert abweichen. In diesen Proben muss die Differenz zwischen dem obersten und dem untersten Wert für den Prozentgehalt an Kohlenstoff weniger als 0,2 Prozent betragen.

Der Prozentgehalt an Kohlensäure in der Untersuchungsprobe wird nach folgender Formel berechnet:

$$C \cdot K \cdot \frac{A}{m}$$

C = Prozentgehalt an Kohlensäure in der Referenzprobe

K = Mittelwert für das Verhältnis von Masse in Milligramm zur Fläche des Kohlensäure-Peaks für die 5 Referenzproben

A = Fläche des Kohlensäure-Peaks im Chromatogramm der Untersuchungsprobe

m = Masse der Substanz in Milligramm in der Untersuchungsprobe

Lagerung

Dicht verschlossen

Die „Allgemeinen Vorschriften" gelten für alle Monographien und sonstigen Texte

4.05/1687

4-Aminobenzoesäure

Acidum 4-aminobenzoicum

C$_7$H$_7$NO$_2$ M_r 137,1

Definition

4-Aminobenzoesäure

Gehalt: 99,0 bis 101,0 Prozent (wasserfreie Substanz)

Eigenschaften

Aussehen: weißes bis schwach gelbes, kristallines Pulver

Löslichkeit: schwer löslich in Wasser, leicht löslich in Ethanol

Die Substanz löst sich in verdünnten Alkalihydroxid-Lösungen.

Prüfung auf Identität

1: B
2: A, C

A. Schmelztemperatur (2.2.14): 186 bis 189 °C

B. IR-Spektroskopie (2.2.24)

Vergleich: 4-Aminobenzoesäure *CRS*

C. Dünnschichtchromatographie (2.2.27)

Untersuchungslösung: 20 mg Substanz werden in Methanol *R* zu 20 ml gelöst.

Referenzlösung a: 20 mg 4-Aminobenzoesäure *CRS* werden in Methanol *R* zu 20 ml gelöst.

Referenzlösung b: 10 mg 4-Nitrobenzoesäure *R* werden in 10 ml Referenzlösung a gelöst.

Platte: geeignetes Kieselgel mit einem Fluoreszenzindikator mit intensivster Anregung der Fluoreszenz bei 254 nm

Fließmittel: Essigsäure 99 % *R*, Hexan *R*, Dichlormethan *R* (5:20:75 *V/V/V*)

Auftragen: 1 µl

Laufstrecke: 10 cm

Trocknen: an der Luft

Detektion: im ultravioletten Licht bei 254 nm

Eignungsprüfung: Das Chromatogramm der Referenzlösung b zeigt deutlich voneinander getrennt 2 Flecke.

Ergebnis: Der Hauptfleck im Chromatogramm der Untersuchungslösung entspricht in Bezug auf Lage und Größe dem Hauptfleck im Chromatogramm der Referenzlösung a.

Prüfung auf Reinheit

Aussehen der Lösung: Die Lösung muss klar (2.2.1) und darf nicht stärker gefärbt sein als die Farbvergleichslösung B$_5$ (2.2.2, Methode II).

1,0 g Substanz wird in Ethanol 96 % *R* zu 20 ml gelöst.

Verwandte Substanzen: Flüssigchromatographie (2.2.29)

Untersuchungslösung: 25,0 mg Substanz werden in der mobilen Phase zu 100,0 ml gelöst.

Referenzlösung: 25,0 mg 4-Nitrobenzoesäure *R* und 25,0 mg Benzocain *R* werden in Methanol *R* zu 100,0 ml gelöst. 1,0 ml Lösung wird mit der mobilen Phase zu 50,0 ml verdünnt. 1,0 ml dieser Lösung wird mit der mobilen Phase zu 10,0 ml verdünnt.

Säule
– Größe: l = 0,12 m, $\varnothing$ = 4,0 mm
– Stationäre Phase: octylsilyliertes Kieselgel zur Chromatographie *R* (5 µm)

Mobile Phase: 20 Volumteile einer Mischung von 70 Volumteilen Acetonitril *R* und 80 Volumteilen Methanol *R* werden mit 80 Volumteilen einer Lösung von Kaliumdihydrogenphosphat *R* (1,5 g · l^{-1}) und Natriumoctansulfonat *R* (2,5 g · l^{-1}), die mit Phosphorsäure 85 % *R* auf einen pH-Wert von 2,2 eingestellt wurde, gemischt.

Durchflussrate: 1,0 ml · min^{-1}

Detektion: Spektrometer bei 270 nm

Einspritzen: 20 µl

Chromatographiedauer: 11fache Retentionszeit von 4-Aminobenzoesäure

Relative Retention (bezogen auf 4-Aminobenzoesäure, t_R etwa 3 min)
– Verunreinigung A: etwa 4
– Verunreinigung B: etwa 9

Grenzwerte
– Verunreinigung A: nicht größer als die Fläche des entsprechenden Peaks im Chromatogramm der Referenzlösung (0,2 Prozent)
– Verunreinigung B: nicht größer als die Fläche des entsprechenden Peaks im Chromatogramm der Referenzlösung (0,2 Prozent)
– Jede weitere Verunreinigung: nicht größer als das 0,5fache der Peakfläche der Verunreinigung A im Chromatogramm der Referenzlösung (0,1 Prozent)
– Summe aller Verunreinigungen: nicht größer als das 2,5fache der Peakfläche der Verunreinigung A im Chromatogramm der Referenzlösung (0,5 Prozent)

Beachten Sie den Hinweis auf „Allgemeine Monographien" zu Anfang des Bands auf Seite B

– Ohne Berücksichtigung bleiben: Peaks, deren Fläche kleiner ist als das 0,1fache der Peakfläche der Verunreinigung A im Chromatogramm der Referenzlösung (0,02 Prozent)

Verunreinigungen C und D: Gaschromatographie (2.2.28)

Interner-Standard-Lösung: 20,0 mg Laurinsäure *R* werden in Dichlormethan *R* zu 100,0 ml gelöst.

Untersuchungslösung: 1,000 g Substanz wird in 10,0 ml einer Lösung von Natriumhydroxid *R* (84 g · l⁻¹) gelöst. Die Lösung wird 2-mal mit je 10 ml Dichlormethan *R* extrahiert. Die vereinigten Dichlormethanauszüge werden mit 5 ml Wasser *R* gewaschen und durch wasserfreies Natriumsulfat *R* filtriert. Das Filter wird mit Dichlormethan *R* gewaschen. Filtrat und Waschflüssigkeiten werden im Wasserbad von 50 bis 60 °C auf ein Volumen von etwa 1 bis 5 ml eingedampft. Diese Lösung wird nach Zusatz von 1,0 ml Interner-Standard-Lösung mit Dichlormethan *R* zu 10,0 ml verdünnt.

Referenzlösung a: 20,0 mg Anilin *R* werden in Dichlormethan *R* zu 100,0 ml gelöst.

Referenzlösung b: 20,0 mg *p*-Toluidin *R* werden in Dichlormethan *R* zu 100,0 ml gelöst.

Referenzlösung c: 0,50 ml Referenzlösung a, 0,50 ml Referenzlösung b und 10,0 ml Interner-Standard-Lösung werden mit Dichlormethan *R* zu 100,0 ml verdünnt.

Säule
– Material: Quarzglas
– Größe: *l* = 30 m, ∅ = 0,32 mm
– Stationäre Phase: Poly[methyl(95)phenyl(5)]siloxan *R* (Filmdicke 0,5 µm)

Trägergas: Helium zur Chromatographie *R*

Durchflussrate: 1,0 ml · min⁻¹

Splitverhältnis: 1:10

Temperatur

	Zeit (min)	Temperatur (°C)
Säule	0 – 4	130
	4 – 6,5	130 → 180
	6,5 – 11,5	180
Probeneinlass		280
Detektor		300

Detektion: Flammenionisation

Einspritzen: 2 µl; Untersuchungslösung, Referenzlösung c

Retentionszeiten
– Interner Standard: etwa 9,5 min

Grenzwerte
– Verunreinigung C: Im Chromatogramm der Referenzlösung c wird das Verhältnis (*R*) der Peakfläche der Verunreinigung C zur Peakfläche des Internen Standards berechnet. Im Chromatogramm der Untersuchungslösung wird das Verhältnis der Peakfläche der Verunreinigung C zur Peakfläche des Internen Standards berechnet. Dieses Verhältnis darf nicht größer sein als *R* (10 ppm).
– Verunreinigung D: Im Chromatogramm der Referenzlösung c wird das Verhältnis (*R*) der Peakfläche der Verunreinigung D zur Peakfläche des Internen Standards berechnet. Im Chromatogramm der Untersuchungslösung wird das Verhältnis der Peakfläche der Verunreinigung D zur Peakfläche des Internen Standards berechnet. Dieses Verhältnis darf nicht größer sein als *R* (10 ppm).

Eisen (2.4.9): höchstens 40 ppm

0,250 g Substanz werden in 3 ml Ethanol 96 % *R* gelöst. Die Lösung wird mit Wasser *R* zu 10,0 ml verdünnt.

Schwermetalle (2.4.8): höchstens 20 ppm

1,0 g Substanz muss der Grenzprüfung C entsprechen. Zur Herstellung der Referenzlösung werden 2 ml Blei-Lösung (10 ppm Pb) *R* verwendet.

Wasser (2.5.12): höchstens 0,2 Prozent, mit 1,00 g Substanz bestimmt

Sulfatasche (2.4.14): höchstens 0,1 Prozent, mit 1,0 g Substanz bestimmt

Gehaltsbestimmung

0,100 g Substanz, unter Erhitzen in 50 ml kohlendioxidfreiem Wasser *R* gelöst, werden mit Natriumhydroxid-Lösung (0,1 mol · l⁻¹) titriert. Der Endpunkt wird mit Hilfe der Potentiometrie (2.2.20) bestimmt.

1 ml Natriumhydroxid-Lösung (0,1 mol · l⁻¹) entspricht 13,71 mg $C_7H_7NO_2$.

Lagerung

Vor Licht geschützt

Verunreinigungen

A. R = CO_2H, R′ = NO_2:
4-Nitrobenzoesäure

B. R = CO–O–C_2H_5, R′ = NH_2:
Benzocain

C. R = H, R′ = NH_2:
Anilin

D. R = CH_3, R′ = NH_2:
4-Methylanilin
(*p*-Toluidin)

Die „Allgemeinen Vorschriften" gelten für alle Monographien und sonstigen Texte

4.05/1490

Amisulprid
Amisulpridum

$C_{17}H_{27}N_3O_4S$ M_r 369,5

Definition

4-Amino-*N*-[[(2*RS*)-1-ethylpyrrolidin-2-yl]methyl]-5-(ethylsulfonyl)-2-methoxybenzamid

Gehalt: 99,0 bis 101,0 Prozent (getrocknete Substanz)

Eigenschaften

Aussehen: weißes bis fast weißes, kristallines Pulver

Löslichkeit: praktisch unlöslich in Wasser, leicht löslich in Dichlormethan, wenig löslich in wasserfreiem Ethanol

Schmelztemperatur: etwa 126 °C

Prüfung auf Identität

IR-Spektroskopie (2.2.24)

Vergleich: Amisulprid *CRS*

Prüfung auf Reinheit

Aussehen der Lösung: Die Lösung darf nicht stärker opaleszieren als die Referenzsuspension II (2.2.1) und nicht stärker gefärbt sein als die Farbvergleichslösung G_6 (2.2.2, Methode II).

1,0 g Substanz wird in 3 ml einer Mischung von 1 Volumteil Essigsäure *R* und 4 Volumteilen Wasser *R* gelöst. Die Lösung wird mit Wasser *R* zu 20 ml verdünnt.

Optische Drehung (2.2.7): −0,10 bis +0,10°

5,0 g Substanz werden in Dimethylformamid *R* zu 50,0 ml gelöst.

Verunreinigung A: Dünnschichtchromatographie (2.2.27)

Untersuchungslösung: 0,20 g Substanz werden in Methanol *R* zu 10 ml gelöst.

Referenzlösung a: 20 mg Amisulprid-Verunreinigung A *CRS* werden in Methanol *R* zu 100 ml gelöst. 2 ml Lösung werden mit Methanol *R* zu 20 ml verdünnt.

Referenzlösung b: 1 ml Untersuchungslösung wird mit Referenzlösung a zu 10 ml verdünnt.

Platte: DC-Platte mit Kieselgel G *R*

Fließmittel: die obere Phase, die durch Schütteln einer Mischung aus einer 50-prozentigen Lösung (*V/V*) von konzentrierter Ammoniak-Lösung *R*, wasserfreiem Ethanol *R* und Diisopropylether *R* (10:25:65 *V/V/V*) erhalten wird

Auftragen: 10 µl

Laufstrecke: 12 cm

Trocknen: an der Luft

Detektion: Die Platte wird mit Ninhydrin-Lösung *R* besprüht und anschließend 15 min lang bei 100 bis 105 °C erhitzt.

Eignungsprüfung: Das Chromatogramm der Referenzlösung b muss deutlich voneinander getrennt 2 Flecke zeigen.

Grenzwerte
– Verunreinigung A: Ein der Verunreinigung A entsprechender Fleck im Chromatogramm der Untersuchungslösung darf nicht größer oder stärker gefärbt sein als der Fleck im Chromatogramm der Referenzlösung a (0,1 Prozent).

Verwandte Substanzen: Flüssigchromatographie (2.2.29)

Untersuchungslösung: 0,10 g Substanz werden in 30 ml Methanol *R* gelöst. Die Lösung wird mit der mobilen Phase B zu 100,0 ml verdünnt.

Referenzlösung a: 5,0 ml Untersuchungslösung werden mit einer Mischung von 30 Volumteilen mobiler Phase A und 70 Volumteilen mobiler Phase B zu 100,0 ml verdünnt. 1,0 ml dieser Lösung wird mit einer Mischung von 30 Volumteilen mobiler Phase A und 70 Volumteilen mobiler Phase B zu 25,0 ml verdünnt.

Referenzlösung b: 5 mg Amisulprid-Verunreinigung B *CRS* werden in 5 ml Untersuchungslösung gelöst. Die Lösung wird mit einer Mischung von 30 Volumteilen mobiler Phase A und 70 Volumteilen mobiler Phase B zu 50 ml verdünnt. 1 ml dieser Lösung wird mit einer Mischung von 30 Volumteilen mobiler Phase A und 70 Volumteilen mobiler Phase B zu 10 ml verdünnt.

Säule
– Größe: *l* = 0,25 m, Ø = 4,6 mm
– Stationäre Phase: octylsilyliertes Kieselgel zur Chromatographie *R* (5 µm) mit 16 Prozent Kohlenstoffgehalt, einer spezifischen Oberfläche von 330 m²·g⁻¹ und einer Porengröße von 7,5 nm

Mobile Phase
– Mobile Phase A: Methanol *R*

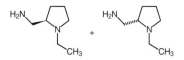

– Mobile Phase B: eine Lösung von Natriumoctansulfonat *R* (0,7 g · l⁻¹) in einer 0,25-prozentigen Lösung (*V/V*) von verdünnter Schwefelsäure *R*

Zeit (min)	Mobile Phase A (% *V/V*)	Mobile Phase B (% *V/V*)
0 – 18	30 → 36	70 → 64
18 – 35	36 → 52	64 → 48
35 – 45	52	48
45 – 46	52 → 30	48 → 70
46 – 56	30	70

Durchflussrate: 1,5 ml · min⁻¹

Detektion: Spektrometer bei 225 nm

Einspritzen: 10 µl

Eignungsprüfung: Referenzlösung b
– Auflösung: mindestens 2,0 zwischen den Peaks von Amisulprid und Verunreinigung B

Grenzwerte
– Jede Verunreinigung: nicht größer als das 0,5fache der Fläche des Hauptpeaks im Chromatogramm der Referenzlösung a (0,1 Prozent)
– Summe aller Verunreinigungen: nicht größer als das 1,5fache der Fläche des Hauptpeaks im Chromatogramm der Referenzlösung a (0,3 Prozent)
– Ohne Berücksichtigung bleiben: Peaks, deren Fläche kleiner ist als das 0,1fache der Fläche des Hauptpeaks im Chromatogramm der Referenzlösung a (0,02 Prozent)

Chlorid (2.4.4): höchstens 200 ppm

0,5 g Substanz werden 10 min lang mit 30 ml Wasser *R* geschüttelt und anschließend abfiltriert. 15 ml Filtrat müssen der Grenzprüfung auf Chlorid entsprechen.

Schwermetalle (2.4.8): höchstens 10 ppm

4,0 g Substanz werden unter Erwärmen in 5 ml verdünnter Essigsäure *R* gelöst. Nach dem Erkalten wird die Lösung mit Wasser *R* zu 20 ml verdünnt. 12 ml dieser Lösung müssen der Grenzprüfung A entsprechen. Zur Herstellung der Referenzlösung wird die Blei-Lösung (2 ppm Pb) *R* verwendet.

Trocknungsverlust (2.2.32): höchstens 0,5 Prozent, mit 1,000 g Substanz durch 3 h langes Trocknen im Trockenschrank bei 100 bis 105 °C bestimmt

Sulfatasche (2.4.14): höchstens 0,1 Prozent, mit 1,0 g Substanz bestimmt

Gehaltsbestimmung

0,300 g Substanz, unter Schütteln in einer Mischung von 5 ml Acetanhydrid *R* und 50 ml wasserfreier Essigsäure *R* gelöst, werden mit Perchlorsäure (0,1 mol · l⁻¹) titriert. Der Endpunkt wird mit Hilfe der Potentiometrie (2.2.20) bestimmt.

1 ml Perchlorsäure (0,1 mol · l⁻¹) entspricht 36,95 mg $C_{17}H_{27}N_3O_4S$.

Verunreinigungen

A. [(2*RS*)-1-Ethylpyrrolidin-2-yl]methanamin

B. R1 = OH, R2 = SO₂–CH₂–CH₃:
4-Amino-*N*-[[(2*RS*)-1-ethylpyrrolidin-2-yl]methyl]-5-(ethylsulfonyl)-2-hydroxybenzamid

C. R1 = OCH₃, R2 = I:
4-Amino-*N*-[[(2*RS*)-1-ethylpyrrolidin-2-yl]methyl]-5-iod-2-methoxybenzamid

D. R1 = OCH₃, R2 = SO₂–CH₃:
4-Amino-*N*-[[(2*RS*)-1-ethylpyrrolidin-2-yl]methyl]-2-methoxy-5-(methylsulfonyl)benzamid

E. 4-Amino-5-(ethylsulfonyl)-2-methoxybenzoesäure

4.05/1772

Ammoniumglycyrrhizat

Ammonii glycyrrhizas

$C_{42}H_{65}NO_{16}$ M_r 840

Definition

Gemisch von Ammonium-18α- und Ammonium-18β-glycyrrhizat (Ammonium-(20β)-3β-[(2-*O*-β-D-glucopyranuronosyl-α-D-glucopyranuronosyl)oxy]-11-oxoolean-12-en-29-oat)

Die „Allgemeinen Vorschriften" gelten für alle Monographien und sonstigen Texte

Das 18β-Isomer ist die Hauptkomponente.

Gehalt: 98,0 bis 102,0 Prozent (wasserfreie Substanz)

Eigenschaften

Aussehen: weißes bis gelblich weißes Pulver

Löslichkeit: schwer löslich in Wasser, sehr schwer löslich in wasserfreiem Ethanol, praktisch unlöslich in Aceton

Die Substanz löst sich in verdünnten Säuren und verdünnten Alkalihydroxid-Lösungen.

Prüfung auf Identität

A. IR-Spektroskopie (2.2.24)

Vergleich: Ammoniumglycyrrhizat *CRS*

B. 0,1 g Substanz werden in 20 ml Wasser *R* gelöst. Wird die Lösung nach Zusatz von 2 ml verdünnter Natriumhydroxid-Lösung *R* vorsichtig erhitzt, entwickeln sich Dämpfe, die durch ihre alkalische Reaktion mit angefeuchtetem Lackmuspapier identifiziert werden können (2.3.1).

Prüfung auf Reinheit

Prüflösung: 1,0 g Substanz wird in einer 20-prozentigen Lösung (*V/V*) von Ethanol 96 % *R* zu 100,0 ml gelöst.

Aussehen der Lösung: Die Prüflösung muss klar (2.2.1) und darf nicht stärker gefärbt sein als die Farbvergleichslösung BG$_7$ (2.2.2, Methode I).

Spezifische Drehung (2.2.7): +49,0 bis +54,0 (wasserfreie Substanz)

0,5 g Substanz werden in einer 50-prozentigen Lösung (*V/V*) von Ethanol 96 % *R* zu 50,0 ml gelöst.

Verwandte Substanzen: Flüssigchromatographie (2.2.29)

Untersuchungslösung: 0,100 g Substanz werden in der mobilen Phase zu 100,0 ml gelöst.

Referenzlösung a: 1,0 ml Untersuchungslösung wird mit der mobilen Phase zu 20,0 ml verdünnt.

Referenzlösung b: 50 mg Ammoniumglycyrrhizat *CRS* werden in der mobilen Phase zu 50,0 ml gelöst. 1,0 ml Lösung wird mit der mobilen Phase zu 20,0 ml verdünnt.

Säule
- Größe: *l* = 0,25 m, ∅ = 4,0 mm
- Stationäre Phase: octadecylsilyliertes Kieselgel zur Chromatographie *R* (5 bis 10 µm)

Mobile Phase: Essigsäure 99 % *R*, Acetonitril *R*, Wasser *R* (6:380:614 *V/V/V*)

Durchflussrate: 1,2 ml · min^{-1}

Detektion: Spektrometer bei 254 nm

Einspritzen: 10 µl

Chromatographiedauer: 3fache Retentionszeit des Hauptpeaks (18β-Glycyrrhizinsäure)

Relative Retention (bezogen auf 18β-Glycyrrhizinsäure, t_R etwa 8 min)
- Verunreinigung A: etwa 0,8
- 18α-Glycyrrhizinsäure: etwa 1,2

Eignungsprüfung: Referenzlösung b
- Auflösung: mindestens 2,0 zwischen dem Hauptpeak (18β-Glycyrrhizinsäure) und dem Peak von 18α-Glycyrrhizinsäure

Grenzwerte
- 18α-Glycyrrhizinsäure: nicht größer als das 2fache der Summe der Peakflächen im Chromatogramm der Referenzlösung a (10,0 Prozent)
- Verunreinigung A: nicht größer als die Summe der Peakflächen im Chromatogramm der Referenzlösung a (5,0 Prozent)
- Jede weitere Verunreinigung: nicht größer als das 0,4fache der Summe der Peakflächen im Chromatogramm der Referenzlösung a (2,0 Prozent)
- Summe aller weiteren Verunreinigungen: nicht größer als das 1,4fache der Summe der Peakflächen im Chromatogramm der Referenzlösung a (7,0 Prozent)
- Ohne Berücksichtigung bleiben: Peaks, deren Fläche kleiner ist als das 0,04fache der Summe der Peakflächen im Chromatogramm der Referenzlösung a (0,2 Prozent)

Schwermetalle (2.4.8): höchstens 20 ppm

1,0 g Substanz muss der Grenzprüfung C entsprechen. Zur Herstellung der Referenzlösung werden 2 ml Blei-Lösung (10 ppm Pb) *R* verwendet.

Wasser (2.5.12): höchstens 4,0 Prozent, mit 0,250 g Substanz bestimmt

Sulfatasche (2.4.14): höchstens 0,2 Prozent, mit 1,0 g Substanz bestimmt

Gehaltsbestimmung

0,600 g Substanz, in 60 ml Essigsäure *R*, falls erforderlich unter Erhitzen auf 80 °C, gelöst, werden nach dem Abkühlen mit Perchlorsäure (0,1 mol · l^{-1}) titriert. Der Endpunkt wird mit Hilfe der Potentiometrie (2.2.20) bestimmt.

1 ml Perchlorsäure (0,1 mol · l^{-1}) entspricht 84,0 mg $C_{42}H_{65}NO_{16}$.

Beachten Sie den Hinweis auf „Allgemeine Monographien" zu Anfang des Bands auf Seite B

Verunreinigungen

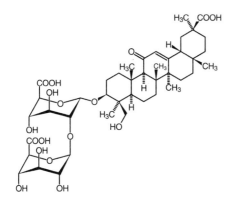

A. (4β,20β)-3β-[(2-*O*-β-D-Glucopyranuronosyl-α-D-glucopyranuronosyl)oxy]-23-hydroxy-11-oxoolean-12-en-29-onsäure
(24-Hydroxyglycyrrhizinsäure)

B

Die „Allgemeinen Vorschriften" gelten für alle Monographien und sonstigen Texte

4.05/0465

Bacitracin

Bacitracinum

Name	Summenformel	X	Y	R
Bacitracin A	$C_{66}H_{103}N_{17}O_{16}S$	L-Ile	L-Ile	CH_3
Bacitracin B1	$C_{65}H_{101}N_{17}O_{16}S$	L-Ile	L-Ile	H
Bacitracin B2	$C_{65}H_{101}N_{17}O_{16}S$	L-Val	L-Ile	CH_3
Bacitracin B3	$C_{65}H_{101}N_{17}O_{16}S$	L-Ile	L-Val	CH_3

Definition

Gemisch aus antimikrobiell wirksamen Polypeptiden, die von bestimmten Stämmen von *Bacillus licheniformis* und *Bacillus subtilis* gebildet werden, wobei die Hauptbestandteile Bacitracin A, B1, B2 und B3 sind

Gehalt: mindestens 60 I.E. je Milligramm (getrocknete Substanz)

Eigenschaften

Aussehen: weißes bis fast weißes, hygroskopisches Pulver

Löslichkeit: leicht löslich in Wasser und Ethanol

Prüfung auf Identität

1: B, C
2: A, C

A. Dünnschichtchromatographie (2.2.27)

Untersuchungslösung: 10 mg Substanz werden in einer Lösung von Salzsäure *R* (3,4 g · l⁻¹) zu 1,0 ml gelöst.

Referenzlösung: 10 mg Bacitracin-Zink *CRS* werden in einer Lösung von Salzsäure *R* (3,4 g · l⁻¹) zu 1,0 ml gelöst.

Platte: DC-Platte mit Kieselgel G *R*

Fließmittel: Essigsäure 99 % *R*, Wasser *R*, Butanol *R* (1:2:4 *V/V/V*)

Auftragen: 10 µl

Laufstrecke: 1/2 der Platte

Trocknen: bei 100 bis 105 °C

Detektion: Die Platte wird mit Ninhydrin-Lösung *R* 1 besprüht und anschließend 5 min lang bei 110 °C erhitzt.

Ergebnis: Die Flecke im Chromatogramm der Untersuchungslösung entsprechen in Bezug auf Lage, Farbe und Größe den Flecken im Chromatogramm der Referenzlösung.

B. Die Substanz entspricht der Prüfung „Zusammensetzung" (siehe „Prüfung auf Reinheit").

C. Werden 0,2 g Substanz geglüht, verbleibt nur ein geringfügiger Rückstand, der bei hoher Temperatur nicht gelb gefärbt ist. Nach dem Erkalten wird der Rückstand in 0,1 ml verdünnter Salzsäure *R* gelöst. Nach Zusatz von 5 ml Wasser *R* und 0,2 ml konzentrierter Natriumhydroxid-Lösung *R* darf kein weißer Niederschlag entstehen.

Prüfung auf Reinheit

Prüflösung: 0,25 g Substanz werden in kohlendioxidfreiem Wasser *R* zu 25 ml gelöst.

Aussehen der Lösung: Die Prüflösung muss klar (2.2.1) sein.

pH-Wert (2.2.3): 6,0 bis 7,0, an der Prüflösung bestimmt

Zusammensetzung: Flüssigchromatographie (2.2.29) unter Verwendung des Verfahrens „Normalisierung"

Die Lösungen müssen unmittelbar vor Gebrauch hergestellt werden.

Untersuchungslösung: 0,100 g Substanz werden in 50,0 ml der mobilen Phase gelöst.

Referenzlösung a: 20,0 mg Bacitracin-Zink *CRS* werden in Wasser *R* suspendiert. Nach Zusatz von 0,2 ml verdünnter Salzsäure *R* wird die Mischung mit Wasser *R* zu 10,0 ml verdünnt.

Referenzlösung b: 5,0 ml Untersuchungslösung werden mit der mobilen Phase zu 100,0 ml verdünnt.

Referenzlösung c: 1,0 ml Referenzlösung b wird mit der mobilen Phase zu 10,0 ml verdünnt.

Referenzlösung d: 50,0 mg Substanz werden in 25,0 ml einer Lösung von Natriumedetat *R* (40 g · l⁻¹), die zuvor mit verdünnter Natriumhydroxid-Lösung *R* auf einen pH-Wert von 7,0 eingestellt wurde, gelöst. Die Lösung wird 30 min lang im Wasserbad erhitzt und auf Raumtemperatur abgekühlt.

Blindlösung: Lösung von Natriumedetat *R* (40 g · l⁻¹), die zuvor mit verdünnter Natriumhydroxid-Lösung *R* auf einen pH-Wert von 7,0 eingestellt wurde

Säule
– Größe: *l* = 0,25 m, ∅ = 4,6 mm
– Stationäre Phase: nachsilanisiertes, octadecylsilyliertes Kieselgel zur Chromatographie *R* (5 µm)

Mobile Phase: Eine Mischung von 520 Volumteilen Methanol *R* 1, 40 Volumteilen Acetonitril *R* und 300 Volumteilen Wasser *R* wird mit 100 Volumteilen einer Lösung

Die „Allgemeinen Vorschriften" gelten für alle Monographien und sonstigen Texte

B

Monographien

von Kaliummonohydrogenphosphat *R* (34,8 g · l⁻¹), die zuvor mit einer Lösung von Kaliumdihydrogenphosphat *R* (27,2 g · l⁻¹) auf einen pH-Wert von 6,0 eingestellt wurde, versetzt.

Durchflussrate: 1,0 ml · min⁻¹

Detektion: Spektrometer bei 254 nm

Einspritzen: 100 µl; Blindlösung, Untersuchungslösung, Referenzlösungen a und c

Chromatographiedauer: 3fache Retentionszeit von Bacitracin A

Relative Retention (bezogen auf Bacitracin A, t_R 15 bis 25 min)
– Bacitracin B1: etwa 0,6
– Bacitracin B3: etwa 0,8
– Verunreinigung E: etwa 2,5

Falls erforderlich wird die Zusammensetzung der mobilen Phase geändert, indem die Menge der organischen Lösungsmittel verändert, aber das Verhältnis von Methanol und Acetonitril konstant gehalten wird.

Eignungsprüfung: Referenzlösung a
– Peak-Tal-Verhältnis: mindestens 1,2, wobei H_p die Höhe des Peaks von Bacitracin B1 über der Basislinie und H_v die Höhe des niedrigsten Punkts der Kurve über der Basislinie zwischen den Peaks von Bacitracin B1 und Bacitracin B2 darstellt

Grenzwerte
– Bacitracin A: mindestens 40,0 Prozent
– Summe von Bacitracin A, B1, B2 und B3: mindestens 70,0 Prozent
– Ohne Berücksichtigung bleiben: Peaks, deren Fläche kleiner ist als die Fläche des Peaks von Bacitracin A im Chromatogramm der Referenzlösung c (0,5 Prozent); Peaks im Chromatogramm der Blindlösung

Verwandte Peptide: Flüssigchromatographie (2.2.29) wie unter „Zusammensetzung" beschrieben

Grenzwerte
– Summe der Flächen aller Peaks, die vor dem Peak von Bacitracin B1 auftreten: höchstens 20,0 Prozent

Verunreinigung E: Flüssigchromatographie (2.2.29) wie unter „Zusammensetzung" beschrieben

Detektion: Spektrometer bei 254 nm, Spektrometer bei 300 nm für Referenzlösung d

Einspritzen: Untersuchungslösung, Referenzlösungen b und d

Grenzwerte
– Verunreinigung E: nicht größer als das 1,2fache der Fläche des Hauptpeaks im Chromatogramm der Referenzlösung b (6,0 Prozent)

Das folgende Chromatogramm dient zur Information.

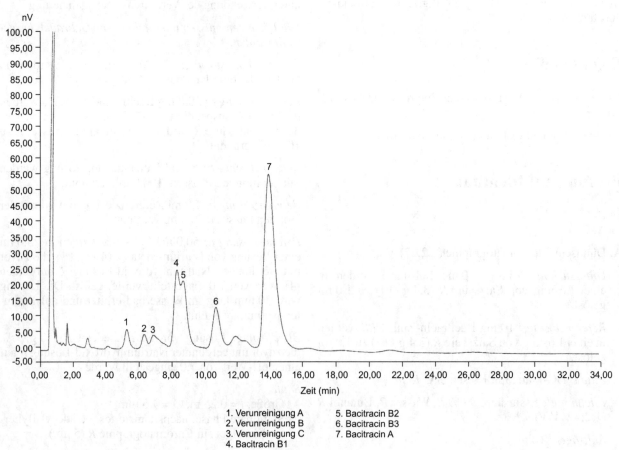

1. Verunreinigung A
2. Verunreinigung B
3. Verunreinigung C
4. Bacitracin B1
5. Bacitracin B2
6. Bacitracin B3
7. Bacitracin A

Abb. 0465-1: Chromatogramm für die Prüfung „Zusammensetzung" von Bacitracin, erhalten mit der Untersuchungslösung bei 254 nm

Beachten Sie den Hinweis auf „Allgemeine Monographien" zu Anfang des Bands auf Seite B

Das folgende Chromatogramm dient zur Information.

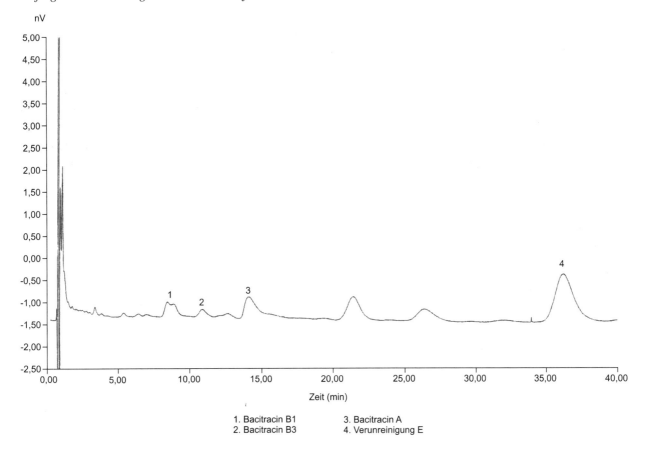

Abb. 0465-2: Chromatogramm für die Prüfung „Verunreinigung E" von Bacitracin, erhalten mit der Referenzlösung d bei 300 nm

Trocknungsverlust (2.2.32): höchstens 5,0 Prozent, mit 1,000 g Substanz durch 3 h langes Trocknen über Phosphor(V)-oxid *R* bei 60 °C unterhalb von 0,1 kPa bestimmt

Sulfatasche (2.4.14): höchstens 1,0 Prozent, mit 1,0 g Substanz bestimmt

Sterilität (2.6.1): Bacitracin zur Herstellung von Zubereitungen zur Anwendung am Auge, das dabei keinem weiteren geeigneten Sterilisationsverfahren unterworfen wird, muss der Prüfung entsprechen.

Bakterien-Endotoxine (2.6.14): weniger als 0,8 I.E. Bakterien-Endotoxine je Milligramm Bacitracin zur Herstellung von Zubereitungen zur Anwendung am Auge, das dabei keinem weiteren geeigneten Verfahren zur Beseitigung von Bakterien-Endotoxinen unterworfen wird

Wertbestimmung

Die Ausführung erfolgt nach „Mikrobiologische Wertbestimmung von Antibiotika" (2.7.2) unter Verwendung von Bacitracin-Zink *CRS* als Referenzsubstanz.

Lagerung

Dicht verschlossen, zwischen 2 und 8 °C

Falls die Substanz steril ist, im sterilen, dicht verschlossenen Behältnis mit Sicherheitsverschluss

Beschriftung

Die Beschriftung gibt, falls zutreffend, an,
– dass die Substanz steril ist
– dass die Substanz frei von Bakterien-Endotoxinen ist.

Verunreinigungen

A. X = L-Val, Y = L-Ile, R = H:
   Bacitracin C1

B. X = L-Ile, Y = L-Val, R = H:
   Bacitracin C2

C. X = Y = L-Val, R = CH$_3$:
Bacitracin C3

D. X = Y = L-Val, R = H:
Bacitracin E

E. X = Y = L-Ile, R = CH$_3$:
Bacitracin F

F. X = Y = L-Ile, R = H:
Bacitracin H1

G. X = L-Val, Y = L-Ile, R = CH$_3$:
Bacitracin H2

H. X = L-Ile, Y = L-Val, R = CH$_3$:
Bacitracin H3

I. X = L-Val, Y = L-Ile, R = H:
Bacitracin I1

J. X = L-Ile, Y = L-Val, R = H:
Bacitracin I2

K. X = Y = L-Val, R = CH$_3$:
Bacitracin I3

4.05/0466

Bacitracin-Zink

Bacitracinum zincum

Definition

Zink-Komplex des Bacitracins, das aus einem Gemisch von antimikrobiell wirksamen Polypeptiden besteht, die von bestimmten Stämmen von *Bacillus licheniformis* und *Bacillus subtilis* gebildet werden, wobei die Hauptbestandteile Bacitracin A, B1, B2 und B3 sind

Gehalt: mindestens 60 I.E. je Milligramm (getrocknete Substanz)

Eigenschaften

Aussehen: weißes bis schwach gelblich graues, hygroskopisches Pulver

Löslichkeit: schwer löslich in Wasser und Ethanol

Prüfung auf Identität

1: B, C
2: A, C

A. Dünnschichtchromatographie (2.2.27)

Untersuchungslösung: 10 mg Substanz werden in 0,5 ml verdünnter Salzsäure *R* gelöst. Die Lösung wird mit Wasser *R* zu 1,0 ml verdünnt.

Referenzlösung: 10 mg Bacitracin-Zink *CRS* werden in 0,5 ml verdünnter Salzsäure *R* gelöst. Die Lösung wird mit Wasser *R* zu 1,0 ml verdünnt.

Platte: DC-Platte mit Kieselgel G *R*

Fließmittel: Essigsäure 99 % *R*, Wasser *R*, Butanol *R* (1:2:4 *V/V/V*)

Auftragen: 10 µl

Laufstrecke: 1/2 der Platte

Trocknen: bei 100 bis 105 °C

Detektion: Die Platte wird mit Ninhydrin-Lösung *R* 1 besprüht und anschließend 5 min lang auf 110 °C erhitzt.

Ergebnis: Die Flecke im Chromatogramm der Untersuchungslösung entsprechen in Bezug auf Lage, Farbe und Größe den Flecken im Chromatogramm der Referenzlösung.

B. Die Substanz entspricht der Prüfung „Zusammensetzung" (siehe „Prüfung auf Reinheit").

C. 0,15 g Substanz werden geglüht. Nach dem Erkalten wird der Rückstand in 1 ml verdünnter Salzsäure *R* gelöst und die Lösung mit 4 ml Wasser *R* versetzt. Die Lösung gibt die Identitätsreaktion auf Zink (2.3.1).

Prüfung auf Reinheit

pH-Wert (2.2.3): 6,0 bis 7,5

1,0 g Substanz wird etwa 1 min lang mit 10 ml kohlendioxidfreiem Wasser *R* geschüttelt und anschließend abfiltriert.

Zusammensetzung: Flüssigchromatographie (2.2.29) unter Verwendung des Verfahrens „Normalisierung"

Die Lösungen müssen unmittelbar vor Gebrauch hergestellt werden.

Untersuchungslösung: 0,100 g Substanz werden in 50,0 ml einer Lösung von Natriumedetat *R* (40 g · l^{-1}), die zuvor mit verdünnter Natriumhydroxid-Lösung *R* auf einen pH-Wert von 7,0 eingestellt wurde, gelöst.

Referenzlösung a: 20,0 mg Bacitracin-Zink *CRS* werden in 10,0 ml einer Lösung von Natriumedetat *R* (40 g · l^{-1}), die zuvor mit verdünnter Natriumhydroxid-Lösung *R* auf einen pH-Wert von 7,0 eingestellt wurde, gelöst.

Referenzlösung b: 5,0 ml Untersuchungslösung werden mit Wasser *R* zu 100,0 ml verdünnt.

Beachten Sie den Hinweis auf „Allgemeine Monographien" zu Anfang des Bands auf Seite B

Referenzlösung c: 1,0 ml Referenzlösung b wird mit Wasser *R* zu 10,0 ml verdünnt.

Referenzlösung d: 50,0 mg Substanz werden in 25,0 ml einer Lösung von Natriumedetat *R* (40 g · l⁻¹), die zuvor mit verdünnter Natriumhydroxid-Lösung *R* auf einen pH-Wert von 7,0 eingestellt wurde, gelöst. Die Lösung wird 30 min lang im Wasserbad erhitzt und auf Raumtemperatur abgekühlt.

Blindlösung: Lösung von Natriumedetat *R* (40 g · l⁻¹), die zuvor mit verdünnter Natriumhydroxid-Lösung *R* auf einen pH von 7,0 eingestellt wurde

Säule
– Größe: *l* = 0,25 m, ∅ = 4,6 mm
– Stationäre Phase: nachsilanisiertes, octadecylsilyliertes Kieselgel zur Chromatographie *R* (5 μm)

Mobile Phase: Eine Mischung von 520 Volumteilen Methanol *R* 1, 40 Volumteilen Acetonitril *R* und 300 Volumteilen Wasser *R* wird mit 100 Volumteilen einer Lösung von Kaliummonohydrogenphosphat *R* (34,8 g · l⁻¹), die zuvor mit einer Lösung von Kaliumdihydrogenphosphat *R* (27,2 g · l⁻¹) auf einen pH-Wert von 6,0 eingestellt wurde, versetzt.

Durchflussrate: 1,0 ml · min⁻¹

Detektion: Spektrometer bei 254 nm

Einspritzen: 100 μl; Blindlösung, Untersuchungslösung, Referenzlösungen a und c

Das folgende Chromatogramm dient zur Information.

Chromatographiedauer: 3fache Retentionszeit von Bacitracin A

Relative Retention (bezogen auf Bacitracin A, t_R 15 bis 25 min)
– Bacitracin B1: etwa 0,6
– Bacitracin B3: etwa 0,8
– Verunreinigung E: etwa 2,5

Falls erforderlich wird die Zusammensetzung der mobilen Phase geändert, indem die Menge der organischen Lösungsmittel verändert, aber das Verhältnis von Methanol und Acetonitril konstant gehalten wird.

Eignungsprüfung: Referenzlösung a
– Peak-Tal-Verhältnis: mindestens 1,2, wobei H_p die Höhe des Peaks von Bacitracin B1 über der Basislinie und H_v die Höhe des niedrigsten Punkts der Kurve über der Basislinie zwischen den Peaks von Bacitracin B1 und Bacitracin B2 darstellt

Grenzwerte
– Bacitracin A: mindestens 40,0 Prozent
– Summe von Bacitracin A, B1, B2 und B3: mindestens 70,0 Prozent
– Ohne Berücksichtigung bleiben: Peaks, deren Fläche kleiner ist als die Fläche des Peaks von Bacitracin A im Chromatogramm der Referenzlösung c (0,5 Prozent); Peaks im Chromatogramm der Blindlösung

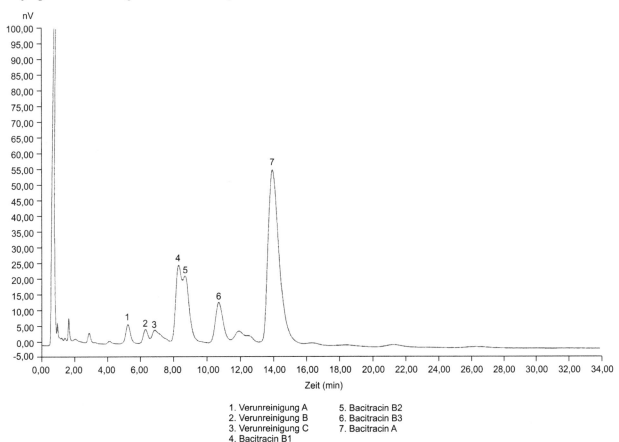

1. Verunreinigung A
2. Verunreinigung B
3. Verunreinigung C
4. Bacitracin B1
5. Bacitracin B2
6. Bacitracin B3
7. Bacitracin A

Abb. 0466-1: Chromatogramm für die Prüfung „Zusammensetzung" von Bacitracin-Zink, erhalten mit der Untersuchungslösung bei 254 nm

Die „Allgemeinen Vorschriften" gelten für alle Monographien und sonstigen Texte

Verwandte Peptide: Flüssigchromatographie (2.2.29) wie unter „Zusammensetzung" beschrieben

Grenzwerte

– Summe der Flächen aller Peaks, die vor dem Peak von Bacitracin B1 auftreten: höchstens 20,0 Prozent

Verunreinigung E: Flüssigchromatographie (2.2.29) wie unter „Zusammensetzung" beschrieben

Detektion: Spektrometer bei 254 nm, Spektrometer bei 300 nm für Referenzlösung d

Einspritzen: Untersuchungslösung, Referenzlösungen b und d

Grenzwerte

– Verunreinigung E: nicht größer als das 1,2fache der Fläche des Hauptpeaks im Chromatogramm der Referenzlösung b (6,0 Prozent)

Zink: 4,0 bis 6,0 Prozent, berechnet auf die getrocknete Substanz

0,200 g Substanz werden in einer Mischung von 2,5 ml verdünnter Essigsäure *R* und 2,5 ml Wasser *R* gelöst. Nach Zusatz von 50 ml Wasser *R* und 50 mg Xylenol-orange-Verreibung *R* wird die Lösung mit Methenamin *R* bis zur Rotfärbung versetzt und nach Zusatz von 2 g Methenamin *R* im Überschuss mit Natriumedetat-Lösung (0,01 mol · l⁻¹) bis zur Gelbfärbung titriert.

1 ml Natriumedetat-Lösung (0,01 mol · l⁻¹) entspricht 0,654 mg Zn.

Trocknungsverlust (2.2.32): höchstens 5,0 Prozent, mit 1,000 g Substanz durch 3 h langes Trocknen über Phosphor(V)-oxid *R* bei 60 °C unterhalb von 0,1 kPa bestimmt

Sterilität (2.6.1): Bacitracin-Zink zum Sprühen in Körperhöhlen, das dabei keinem weiteren geeigneten Sterilisationsverfahren unterworfen wird, muss der Prüfung entsprechen.

Pyrogene (2.6.8): Bacitracin-Zink zum Sprühen in Körperhöhlen, das dabei keinem weiteren geeigneten Verfahren zur Beseitigung von Pyrogenen unterworfen wird, muss der Prüfung entsprechen. Je Kilogramm Körpermasse eines Kaninchens wird 1 ml der überstehenden Flüssigkeit, die durch Zentrifugieren einer Suspension, die 11 mg Substanz je Milliliter in einer Lösung von Natriumchlorid *R* (9 g · l⁻¹) enthält, erhalten wird, injiziert.

Wertbestimmung

50,0 mg Substanz werden in 5 ml Wasser *R* suspendiert. Nach Zusatz von 0,5 ml verdünnter Salzsäure *R* wird die Suspension mit Wasser *R* zu 100,0 ml verdünnt. Die Lösung wird 30 min lang stehen gelassen. Die Ausführung erfolgt nach „Mikrobiologische Wertbestimmung von Antibiotika" (2.7.2).

Das folgende Chromatogramm dient zur Information.

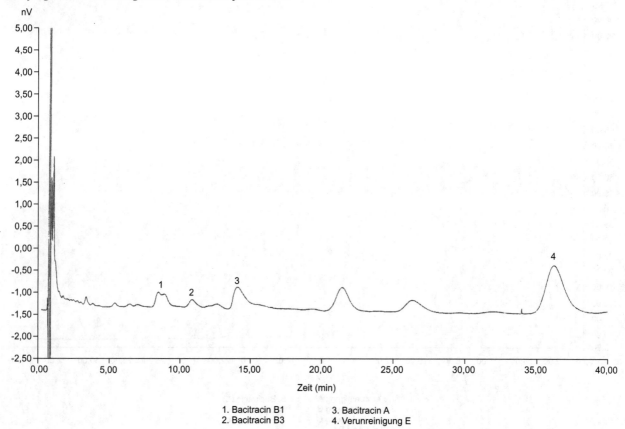

1. Bacitracin B1   3. Bacitracin A
2. Bacitracin B3   4. Verunreinigung E

Abb. 0466-2: Chromatogramm für die Prüfung „Verunreinigung E" von Bacitracin-Zink, erhalten mit der Referenzlösung d bei 300 nm

Beachten Sie den Hinweis auf „Allgemeine Monographien" zu Anfang des Bands auf Seite B

Lagerung

Dicht verschlossen

Falls die Substanz steril ist, im sterilen, dicht verschlossenen Behältnis mit Sicherheitsverschluss

Beschriftung

Die Beschriftung gibt, falls zutreffend, an,
– dass die Substanz steril ist
– dass die Substanz pyrogenfrei ist.

Verunreinigungen

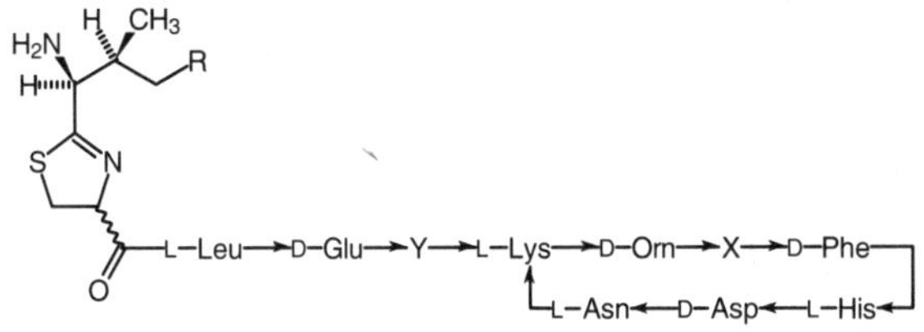

A. X = L-Val, Y = L-Ile, R = H:
   Bacitracin C1

B. X = L-Ile, Y = L-Val, R = H:
   Bacitracin C2

C. X = Y = L-Val, R = CH₃:
   Bacitracin C3

D. X = Y = L-Val, R = H:
   Bacitracin E

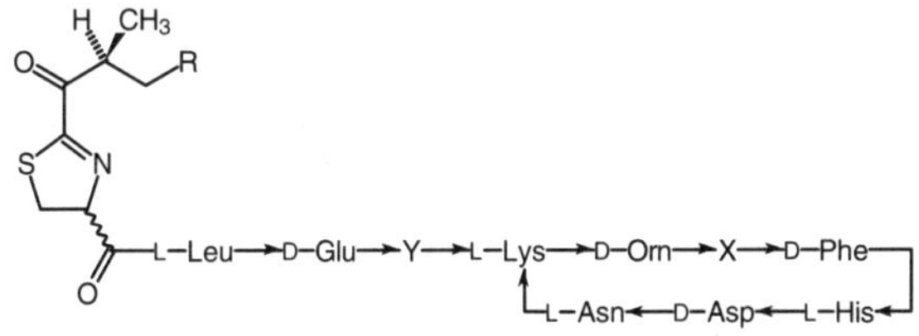

E. X = Y = L-Ile, R = CH₃:
   Bacitracin F

F. X = Y = L-Ile, R = H:
   Bacitracin H1

G. X = L-Val, Y = L-Ile, R = CH₃:
   Bacitracin H2

H. X = L-Ile, Y = L-Val, R = CH₃:
   Bacitracin H3

I. X = L-Val, Y = L-Ile, R = H:
   Bacitracin I1

J. X = L-Ile, Y = L-Val, R = H:
   Bacitracin I2

K. X = Y = L-Val, R = CH₃:
   Bacitracin I3

4.05/0113

Benzylpenicillin-Kalium

Benzylpenicillinum kalicum

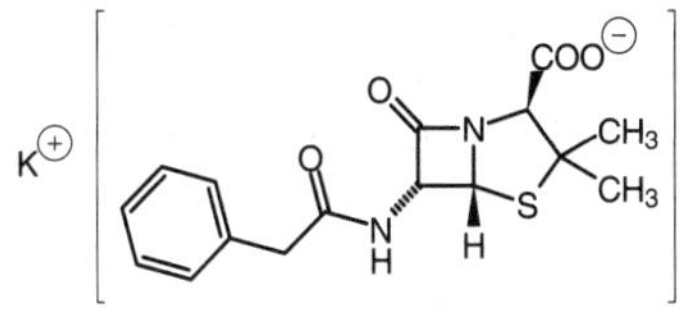

$C_{16}H_{17}KN_2O_4S$ M_r 372,5

Definition

Benzylpenicillin-Kalium ist Kalium-(2S,5R,6R)-3,3-Dimethyl-7-oxo-6-[(phenylacetyl)amino]-4-thia-1-azabicyclo[3.2.0]heptan-2-carboxylat, das aus bestimmten Stämmen von *Penicillium notatum* oder verwandten Organismen gewonnen oder durch andere Verfahren hergestellt wird. Die Substanz enthält mindestens 96,0 und höchstens 102,0 Prozent Benzylpenicillin-Kalium, berechnet auf die getrocknete Substanz.

Eigenschaften

Weißes bis fast weißes, kristallines Pulver; sehr leicht löslich in Wasser, praktisch unlöslich in fetten Ölen und flüssigem Paraffin

Prüfung auf Identität

1: A, D
2: B, C, D

A. Die Prüfung erfolgt mit Hilfe der IR-Spektroskopie (2.2.24) durch Vergleich des Spektrums der Substanz mit dem von Benzylpenicillin-Kalium *CRS*.

B. Die Prüfung erfolgt mit Hilfe der Dünnschichtchromatographie (2.2.27) unter Verwendung einer DC-Platte mit silanisiertem Kieselgel *R*.

Untersuchungslösung: 25 mg Substanz werden in 5 ml Wasser *R* gelöst.

Referenzlösung a: 25 mg Benzylpenicillin-Kalium *CRS* werden in 5 ml Wasser *R* gelöst.

Referenzlösung b: 25 mg Benzylpenicillin-Kalium *CRS* und 25 mg Phenoxymethylpenicillin-Kalium *CRS* werden in 5 ml Wasser *R* gelöst.

Auf die Platte wird 1 µl jeder Lösung aufgetragen. Die Chromatographie erfolgt mit einer Mischung von 30 Volumteilen Aceton *R* und 70 Volumteilen einer Lösung von Ammoniumacetat *R* (154 g · l⁻¹), die zuvor mit Essigsäure 99 % *R* auf einen pH-Wert von 5,0 eingestellt wurde, über eine Laufstrecke von 15 cm. Die Platte wird an der Luft trocknen gelassen

B

Monographien

und anschließend Iodgas ausgesetzt, bis Flecke erscheinen. Die Auswertung erfolgt im Tageslicht. Der Hauptfleck im Chromatogramm der Untersuchungslösung entspricht in Bezug auf Lage, Farbe und Größe dem Hauptfleck im Chromatogramm der Referenzlösung a. Die Prüfung darf nur ausgewertet werden, wenn das Chromatogramm der Referenzlösung b deutlich voneinander getrennt 2 Flecke zeigt.

C. Etwa 2 mg Substanz werden in einem Reagenzglas von etwa 150 mm Länge und 15 mm Durchmesser mit 0,05 ml Wasser R befeuchtet. Nach Zusatz von 2 ml Formaldehyd-Schwefelsäure R wird der Inhalt des Reagenzglases durch Schwenken gemischt. Die Lösung ist praktisch farblos. Wird das Reagenzglas 1 min lang in ein Wasserbad gestellt, entsteht eine rötlich braune Färbung.

D. Die Substanz gibt die Identitätsreaktion a auf Kalium (2.3.1).

Prüfung auf Reinheit

pH-Wert (2.2.3): 2,0 g Substanz werden in kohlendioxidfreiem Wasser R zu 20 ml gelöst. Der pH-Wert der Lösung muss zwischen 5,5 und 7,5 liegen.

Spezifische Drehung (2.2.7): 0,500 g Substanz werden in kohlendioxidfreiem Wasser R zu 25,0 ml gelöst. Die spezifische Drehung muss zwischen +270 und +300 liegen, berechnet auf die getrocknete Substanz.

Absorption (2.2.25): 94,0 mg Substanz werden in Wasser R zu 50,0 ml gelöst. Die Absorption der Lösung wird bei 325 nm, 280 nm und im Maximum bei 264 nm gemessen. Falls erforderlich wird die Lösung für die Messung bei 264 nm verdünnt. Die Absorption bei 325 nm und 280 nm darf jeweils höchstens 0,10 betragen. Die Absorption im Maximum bei 264 nm muss zwischen 0,80 und 0,88 liegen, berechnet auf die unverdünnte Lösung (1,88 g · l^{-1}). Das Auflösungsvermögen des Geräts (2.2.25) wird geprüft. Das Verhältnis der Absorptionen muss mindestens 1,7 betragen.

Verwandte Substanzen: Die Prüfung erfolgt mit Hilfe der Flüssigchromatographie (2.2.29) wie unter „Gehaltsbestimmung" beschrieben.

20 µl Referenzlösung d werden eingespritzt. Die isokratische Elution wird mit der gewählten mobilen Phase durchgeführt.

20 µl Untersuchungslösung b werden eingespritzt. Die Elution wird unter isokratischen Bedingungen begonnen. Unmittelbar nach dem Auftreten des Benzylpenicillin-Peaks wird wie nachfolgend beschrieben auf lineare Gradientenelution übergegangen.

Zeit (min)	Mobile Phase A (% V/V)	Mobile Phase B (% V/V)	Erläuterungen
0 – 20	70 → 0	30 → 100	linearer Gradient
20 – 35	0	100	isokratisch
35 – 50	70	30	Re-Äquilibrierung

Als Blindprobe wird Wasser R eingespritzt und die Gradientenelution auf gleiche Weise durchgeführt. Im Chromatogramm der Untersuchungslösung b darf keine Peakfläche, mit Ausnahme der des Hauptpeaks, größer sein als die Fläche des Hauptpeaks im Chromatogramm der Referenzlösung d (1 Prozent).

Trocknungsverlust (2.2.32): höchstens 1,0 Prozent, mit 1,000 g Substanz durch Trocknen im Trockenschrank bei 100 bis 105 °C bestimmt

Sterilität (2.6.1): Benzylpenicillin-Kalium zur Herstellung von Parenteralia, das dabei keinem weiteren geeigneten Sterilisationsverfahren unterworfen wird, muss der Prüfung entsprechen.

Bakterien-Endotoxine (2.6.14, Methode E): weniger als 0,16 I.E. Bakterien-Endotoxine je Milligramm Benzylpenicillin-Kalium zur Herstellung von Parenteralia, das dabei keinem weiteren geeigneten Verfahren zur Beseitigung von Bakterien-Endotoxinen unterworfen wird

Gehaltsbestimmung

Die Bestimmung erfolgt mit Hilfe der Flüssigchromatographie (2.2.29).

Die Lösungen müssen unmittelbar vor Gebrauch hergestellt werden.

Untersuchungslösung a: 50,0 mg Substanz werden in Wasser R zu 50,0 ml gelöst.

Untersuchungslösung b: 80,0 mg Substanz werden in Wasser R zu 20,0 ml gelöst.

Referenzlösung a: 50,0 mg Benzylpenicillin-Natrium CRS werden in Wasser R zu 50,0 ml gelöst.

Referenzlösung b: 10 mg Benzylpenicillin-Natrium CRS und 10 mg Phenylessigsäure CRS werden in Wasser R zu 50 ml gelöst.

Referenzlösung c: 1,0 ml Referenzlösung a wird mit Wasser R zu 20,0 ml verdünnt. 1,0 ml dieser Lösung wird mit Wasser R zu 50,0 ml verdünnt.

Referenzlösung d: 4,0 ml Referenzlösung a werden mit Wasser R zu 100,0 ml verdünnt.

Die Chromatographie kann durchgeführt werden mit
– einer Säule von 0,25 m Länge und 4,6 mm innerem Durchmesser, gepackt mit octadecylsilyliertem Kieselgel zur Chromatographie R (5 µm)
– einer mobilen Phase bei einer Durchflussrate von 1,0 ml je Minute
  Mobile Phase A: eine Mischung von 10 Volumteilen einer Lösung von Kaliumdihydrogenphosphat R (68 g · l^{-1}), die zuvor mit einer Lösung von Phosphorsäure 10 % R (500 g · l^{-1}) auf einen pH-Wert von 3,5 eingestellt wurde, 30 Volumteilen Methanol R und 60 Volumteilen Wasser R
  Mobile Phase B: eine Mischung von 10 Volumteilen einer Lösung von Kaliumdihydrogenphosphat R (68 g · l^{-1}), die zuvor mit einer Lösung von Phosphorsäure 10 % R (500 g · l^{-1}) auf einen pH-Wert von 3,5

eingestellt wurde, 40 Volumteilen Wasser *R* und 50 Volumteilen Methanol *R*
– einem Spektrometer als Detektor bei einer Wellenlänge von 225 nm.

Die Säule wird mit einer Mischung von 70 Volumteilen mobiler Phase A und 30 Volumteilen mobiler Phase B äquilibriert.

20 μl Referenzlösung b werden eingespritzt. Die Bestimmung darf nur ausgewertet werden, wenn die Auflösung zwischen den beiden Hauptpeaks mindestens 6,0 beträgt. Falls erforderlich wird das Verhältnis von Phase A zu Phase B in der mobilen Phase geändert. Das Massenverteilungsverhältnis muss für den zweiten Peak (Benzylpenicillin) zwischen 4,0 und 6,0 liegen.

20 μl Referenzlösung c werden eingespritzt. Das System wird so eingestellt, dass ein Peak mit einem Signal-Rausch-Verhältnis von mindestens 3 erhalten wird.

Der Prozentgehalt an Benzylpenicillin-Kalium wird durch Multiplikation des Prozentgehalts an Benzylpenicillin-Natrium mit 1,045 berechnet.

Lagerung

Dicht verschlossen

Falls die Substanz steril ist, im sterilen, dicht verschlossenen Behältnis mit Sicherheitsverschluss

Beschriftung

Die Beschriftung gibt, falls zutreffend, an,
– dass die Substanz steril ist
– dass die Substanz frei von Bakterien-Endotoxinen ist.

Verunreinigungen

A. (2*S*,5*R*,6*R*)-6-Amino-3,3-dimethyl-7-oxo-4-thia-1-azabicyclo[3.2.0]heptan-2-carbonsäure (6-Aminopenicillansäure)

B. Phenylessigsäure

C. (2*S*,5*R*,6*R*)-6-[[(4-Hydroxyphenyl)acetyl]amino]-3,3-dimethyl-7-oxo-4-thia-1-aza-bicyclo[3.2.0]heptan-2-carbonsäure

D. (3*S*,7*R*,7a*R*)-5-Benzyl-2,2-dimethyl-2,3,7,7a-tetra=hydroimidazo[5,1-*b*]thiazol-3,7-dicarbonsäure (Penillsäure des Benzylpenicillins)

E. (4*S*)-2-[Carboxy[(phenylacetyl)amino]methyl]-5,5-dimethylthiazolidin-4-carbonsäure (Penicillosäuren des Benzylpenicillins)

F. (2*RS*,4*S*)-2-[[(Phenylacetyl)amino]methyl]-5,5-dimethylthiazolidin-4-carbonsäure (Penillosäuren des Benzylpenicillins)

4.05/0114

Benzylpenicillin-Natrium

Benzylpenicillinum natricum

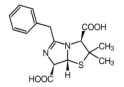

$C_{16}H_{17}N_2NaO_4S$ M_r 356,4

Definition

Benzylpenicillin-Natrium ist Natrium-(2*S*,5*R*,6*R*)-3,3-Dimethyl-7-oxo-6-[(phenylacetyl)amino]-4-thia-1-aza=bicyclo[3.2.0]heptan-2-carboxylat, das aus bestimmten Stämmen von *Penicillium notatum* oder verwandten Organismen gewonnen oder durch andere Verfahren hergestellt wird. Die Substanz enthält mindestens 96,0 und höchstens 102,0 Prozent Benzylpenicillin-Natrium, berechnet auf die getrocknete Substanz.

Eigenschaften

Weißes bis fast weißes, kristallines Pulver; sehr leicht löslich in Wasser, praktisch unlöslich in fetten Ölen und flüssigem Paraffin

Prüfung auf Identität

1: A, D
2: B, C, D

A. Die Prüfung erfolgt mit Hilfe der IR-Spektroskopie (2.2.24) durch Vergleich des Spektrums der Substanz mit dem von Benzylpenicillin-Natrium *CRS*.

B. Die Prüfung erfolgt mit Hilfe der Dünnschichtchromatographie (2.2.27) unter Verwendung einer DC-Platte mit silanisiertem Kieselgel *R*.

Untersuchungslösung: 25 mg Substanz werden in 5 ml Wasser *R* gelöst.

Referenzlösung a: 25 mg Benzylpenicillin-Natrium *CRS* werden in 5 ml Wasser *R* gelöst.

Referenzlösung b: 25 mg Benzylpenicillin-Natrium *CRS* und 25 mg Phenoxymethylpenicillin-Kalium *CRS* werden in 5 ml Wasser *R* gelöst.

Auf die Platte wird 1 µl jeder Lösung aufgetragen. Die Chromatographie erfolgt mit einer Mischung von 30 Volumteilen Aceton *R* und 70 Volumteilen einer Lösung von Ammoniumacetat *R* (154 g · l⁻¹), die zuvor mit Essigsäure 99 % *R* auf einen pH-Wert von 5,0 eingestellt wurde, über eine Laufstrecke von 15 cm. Die Platte wird an der Luft trocknen gelassen und anschließend Iodgas ausgesetzt, bis Flecke erscheinen. Die Auswertung erfolgt im Tageslicht. Der Hauptfleck im Chromatogramm der Untersuchungslösung entspricht in Bezug auf Lage, Farbe und Größe dem Hauptfleck im Chromatogramm der Referenzlösung a. Die Prüfung darf nur ausgewertet werden, wenn das Chromatogramm der Referenzlösung b deutlich voneinander getrennt 2 Flecke zeigt.

C. Etwa 2 mg Substanz werden in einem Reagenzglas von etwa 150 mm Länge und 15 mm Durchmesser mit 0,05 ml Wasser *R* befeuchtet. Nach Zusatz von 2 ml Formaldehyd-Schwefelsäure *R* wird der Inhalt des Reagenzglases durch Schwenken gemischt. Die Lösung ist praktisch farblos. Wird das Reagenzglas 1 min lang in ein Wasserbad gestellt, entsteht eine rötlich braune Färbung.

D. Die Substanz gibt die Identitätsreaktion a auf Natrium (2.3.1).

Prüfung auf Reinheit

pH-Wert (2.2.3): 2,0 g Substanz werden in kohlendioxidfreiem Wasser *R* zu 20 ml gelöst. Der pH-Wert der Lösung muss zwischen 5,5 und 7,5 liegen.

Spezifische Drehung (2.2.7): 0,500 g Substanz werden in kohlendioxidfreiem Wasser *R* zu 25,0 ml gelöst. Die spezifische Drehung muss zwischen +285 und +310 liegen, berechnet auf die getrocknete Substanz.

Absorption (2.2.25): 90,0 mg Substanz werden in Wasser *R* zu 50,0 ml gelöst. Die Absorption der Lösung wird bei 325 nm, 280 nm und im Maximum bei 264 nm gemessen. Falls erforderlich wird die Lösung für die Messung bei 264 nm verdünnt. Die Absorption bei 325 nm und 280 nm darf jeweils höchstens 0,10 betragen. Die Absorption im Maximum bei 264 nm muss zwischen 0,80 und 0,88 liegen, berechnet auf die unverdünnte Lösung (1,80 g · l⁻¹). Das Auflösungsvermögen des Geräts (2.2.25) wird geprüft. Das Verhältnis der Absorptionen muss mindestens 1,7 betragen.

Verwandte Substanzen: Die Prüfung erfolgt mit Hilfe der Flüssigchromatographie (2.2.29) wie unter „Gehaltsbestimmung" beschrieben.

20 µl Referenzlösung d werden eingespritzt. Die isokratische Elution wird mit der gewählten mobilen Phase durchgeführt.

20 µl Untersuchungslösung b werden eingespritzt. Die Elution wird unter isokratischen Bedingungen begonnen. Unmittelbar nach dem Auftreten des Benzylpenicillin-Peaks wird wie nachfolgend beschrieben auf lineare Gradientenelution übergegangen.

Zeit (min)	Mobile Phase A (% V/V)	Mobile Phase B (% V/V)	Erläuterungen
0 – 20	70 → 0	30 → 100	linearer Gradient
20 – 35	0	100	isokratisch
35 – 50	70	30	Re-Äquilibrierung

Als Blindprobe wird Wasser *R* eingespritzt und die Gradientenelution auf gleiche Weise durchgeführt. Im Chromatogramm der Untersuchungslösung b darf keine Peakfläche, mit Ausnahme der des Hauptpeaks, größer sein als die Fläche des Hauptpeaks im Chromatogramm der Referenzlösung d (1 Prozent).

2-Ethylhexansäure (2.4.28): höchstens 0,5 Prozent (*m/m*)

Trocknungsverlust (2.2.32): höchstens 1,0 Prozent, mit 1,000 g Substanz durch Trocknen im Trockenschrank bei 100 bis 105 °C bestimmt

Sterilität (2.6.1): Benzylpenicillin-Natrium zur Herstellung von Parenteralia, das dabei keinem weiteren geeigneten Sterilisationsverfahren unterworfen wird, muss der Prüfung entsprechen.

Bakterien-Endotoxine (2.6.14, Methode E): weniger als 0,16 I.E. Bakterien-Endotoxine je Milligramm Benzylpenicillin-Natrium zur Herstellung von Parenteralia, das dabei keinem weiteren geeigneten Verfahren zur Beseitigung von Bakterien-Endotoxinen unterworfen wird

Gehaltsbestimmung

Flüssigchromatographie (2.2.29)

Beachten Sie den Hinweis auf „Allgemeine Monographien" zu Anfang des Bands auf Seite B

Die Lösungen müssen unmittelbar vor Gebrauch herge-stellt werden.

Untersuchungslösung a: 50,0 mg Substanz werden in Wasser *R* zu 50,0 ml gelöst.

Untersuchungslösung b: 80,0 mg Substanz werden in Wasser *R* zu 20,0 ml gelöst.

Referenzlösung a: 50,0 mg Benzylpenicillin-Natrium *CRS* werden in Wasser *R* zu 50,0 ml gelöst.

Referenzlösung b: 10 mg Benzylpenicillin-Natrium *CRS* und 10 mg Phenylessigsäure *CRS* werden in Wasser *R* zu 50 ml gelöst.

Referenzlösung c: 1,0 ml Referenzlösung a wird mit Wasser *R* zu 20,0 ml verdünnt. 1,0 ml dieser Lösung wird mit Wasser *R* zu 50,0 ml verdünnt.

Referenzlösung d: 4,0 ml Referenzlösung a werden mit Wasser *R* zu 100,0 ml verdünnt.

Die Chromatographie kann durchgeführt werden mit

– einer Säule von 0,25 m Länge und 4,6 mm innerem Durchmesser, gepackt mit octadecylsilyliertem Kieselgel zur Chromatographie *R* (5 μm)

– einer mobilen Phase bei einer Durchflussrate von 1,0 ml je Minute

Mobile Phase A: eine Mischung von 10 Volumteilen einer Lösung von Kaliumdihydrogenphosphat *R* (68 g · l^{-1}), die zuvor mit einer Lösung von Phosphorsäure 10 % *R* (500 g · l^{-1}) auf einen pH-Wert von 3,5 eingestellt wurde, 30 Volumteilen Methanol *R* und 60 Volumteilen Wasser *R*

Mobile Phase B: eine Mischung von 10 Volumteilen einer Lösung von Kaliumdihydrogenphosphat *R* (68 g · l^{-1}), die zuvor mit einer Lösung von Phosphorsäure 10 % *R* (500 g · l^{-1}) auf einen pH-Wert von 3,5 eingestellt wurde, 40 Volumteilen Wasser *R* und 50 Volumteilen Methanol *R*

– einem Spektrometer als Detektor bei einer Wellenlänge von 225 nm.

Die Säule wird mit einer Mischung von 70 Volumteilen mobiler Phase A und 30 Volumteilen mobiler Phase B äquilibriert.

20 μl Referenzlösung b werden eingespritzt. Die Bestimmung darf nur ausgewertet werden, wenn die Auflösung zwischen den beiden Hauptpeaks mindestens 6,0 beträgt. Falls erforderlich wird das Verhältnis von Phase A zu Phase B in der mobilen Phase geändert. Das Massenverteilungsverhältnis muss für den zweiten Peak (Benzylpenicillin) zwischen 4,0 und 6,0 liegen.

20 μl Referenzlösung c werden eingespritzt. Das System wird so eingestellt, dass ein Peak mit einem Signal-Rausch-Verhältnis von mindestens 3 erhalten wird.

Lagerung

Dicht verschlossen

Falls die Substanz steril ist, im sterilen, dicht verschlossenen Behältnis mit Sicherheitsverschluss

Beschriftung

Die Beschriftung gibt, falls zutreffend, an,
– dass die Substanz steril ist
– dass die Substanz frei von Bakterien-Endotoxinen ist.

Verunreinigungen

A. (2*S*,5*R*,6*R*)-6-Amino-3,3-dimethyl-7-oxo-4-thia-1-azabicyclo[3.2.0]heptan-2-carbonsäure (6-Aminopenicillansäure)

B. Phenylessigsäure

C. (2*S*,5*R*,6*R*)-6-[[(4-Hydroxyphenyl)acetyl]amino]-3,3-dimethyl-7-oxo-4-thia-1-azabicyclo[3.2.0]heptan-2-carbonsäure

D. (3*S*,7*R*,7a*R*)-5-Benzyl-2,2-dimethyl-2,3,7,7a-tetrahydroimidazo[5,1-*b*]thiazol-3,7-dicarbonsäure (Penillsäure des Benzylpenicillins)

E. (4*S*)-2-[Carboxy[(phenylacetyl)amino]methyl]-5,5-dimethylthiazolidin-4-carbonsäure (Penicillosäuren des Benzylpenicillins)

F. (2*RS*,4*S*)-2-[[(Phenylacetyl)amino]methyl]-5,5-dimethylthiazolidin-4-carbonsäure (Penillosäuren des Benzylpenicillins)

Die „Allgemeinen Vorschriften" gelten für alle Monographien und sonstigen Texte

4.05/0811

Betamethasonvalerat

Betamethasoni valeras

C$_{27}$H$_{37}$FO$_6$ M_r 476,6

Definition

Betamethasonvalerat enthält mindestens 97,0 und höchstens 103,0 Prozent 9-Fluor-11β,21-dihydroxy-16β-methyl-3,20-dioxopregna-1,4-dien-17-ylpentanoat, berechnet auf die getrocknete Substanz.

Eigenschaften

Weißes bis fast weißes, kristallines Pulver; praktisch unlöslich in Wasser, leicht löslich in Aceton und Dichlormethan, löslich in Ethanol

Die Substanz schmilzt bei etwa 192 °C unter Zersetzung.

Prüfung auf Identität

1: C, D
2: A, B, E, F, G

A. Die Substanz entspricht der Prüfung „Spezifische Drehung" (siehe „Prüfung auf Reinheit").

B. 10,0 mg Substanz werden in wasserfreiem Ethanol R zu 100,0 ml gelöst. 2,0 ml Lösung werden in einem Reagenzglas aus Glas mit Schliffstopfen mit 10,0 ml Phenylhydrazin-Schwefelsäure R gemischt und 20 min lang im Wasserbad von 60 °C erhitzt. Die Absorption (2.2.25) der sofort abgekühlten Lösung, bei 419 nm gemessen, beträgt höchstens 0,10.

C. Die Prüfung erfolgt mit Hilfe der IR-Spektroskopie (2.2.24) durch Vergleich des Spektrums der Substanz mit dem von Betamethason-17-valerat CRS. Wenn die Spektren bei der Prüfung in fester Form unterschiedlich sind, werden Substanz und Referenzsubstanz getrennt in der eben notwendigen Menge Chloroform R gelöst. Nach Eindampfen der Lösungen auf dem Wasserbad zur Trockne werden mit den Rückständen erneut Spektren aufgenommen.

D. Die Prüfung erfolgt mit Hilfe der Dünnschichtchromatographie (2.2.27) unter Verwendung einer Schicht eines geeigneten Kieselgels, das einen Fluoreszenzindikator mit intensivster Anregung der Fluoreszenz bei 254 nm enthält.

Untersuchungslösung: 10 mg Substanz werden in einer Mischung von 1 Volumteil Methanol R und 9 Volumteilen Dichlormethan R zu 10 ml gelöst.

Referenzlösung a: 10 mg Betamethason-17-valerat CRS werden in einer Mischung von 1 Volumteil Methanol R und 9 Volumteilen Dichlormethan R zu 10 ml gelöst.

Referenzlösung b: 10 mg Betamethason-21-valerat CRS werden in einer Mischung von 1 Volumteil Methanol R und 9 Volumteilen Dichlormethan R zu 10 ml gelöst. 5 ml Lösung werden mit der Referenzlösung a zu 10 ml verdünnt.

Auf die Platte werden 5 µl jeder Lösung aufgetragen. Die Chromatographie erfolgt mit einer Mischung von 1,2 Volumteilen Wasser R und 8 Volumteilen Methanol R, die einer Mischung von 15 Volumteilen Ether R und 77 Volumteilen Dichlormethan R zugesetzt wird, über eine Laufstrecke von 15 cm. Die Platte wird an der Luft trocknen gelassen und im ultravioletten Licht bei 254 nm ausgewertet. Der Hauptfleck im Chromatogramm der Untersuchungslösung entspricht in Bezug auf Lage und Größe dem Hauptfleck im Chromatogramm der Referenzlösung a. Die Platte wird mit ethanolischer Schwefelsäure R besprüht, 10 min lang oder bis zum Erscheinen von Flecken bei 120 °C erhitzt und erkalten gelassen. Die Auswertung erfolgt im Tageslicht und im ultravioletten Licht bei 365 nm. Der Hauptfleck im Chromatogramm der Untersuchungslösung entspricht in Bezug auf Lage, Farbe im Tageslicht, Fluoreszenz im ultravioletten Licht bei 365 nm und Größe dem Hauptfleck im Chromatogramm der Referenzlösung a. Die Prüfung darf nur ausgewertet werden, wenn das Chromatogramm der Referenzlösung b deutlich voneinander getrennt 2 Flecke zeigt.

E. Die Prüfung erfolgt mit Hilfe der Dünnschichtchromatographie (2.2.27) unter Verwendung einer Schicht eines geeigneten Kieselgels, das einen Fluoreszenzindikator mit intensivster Anregung der Fluoreszenz bei 254 nm enthält.

Untersuchungslösung a: 25 mg Substanz werden unter Erwärmen in Methanol R zu 5 ml gelöst (Stammlösung A). 2 ml Stammlösung A werden mit Dichlormethan R zu 10 ml verdünnt.

Untersuchungslösung b: 2 ml Stammlösung A werden in ein Reagenzglas aus Glas von 15 ml Inhalt mit einem Schliffstopfen oder einem Stopfen aus Polytetrafluorethylen gegeben. Nach Zusatz von 10 ml gesättigter methanolischer Kaliumhydrogencarbonat-Lösung R wird sofort 5 min lang ein kräftiger Strom von Stickstoff R durch die Lösung geleitet. Das Reagenzglas wird verschlossen, 3 h lang unter Lichtschutz im Wasserbad von 45 °C erwärmt und anschließend erkalten gelassen.

Referenzlösung a: 25 mg Betamethason-17-valerat CRS werden unter Erwärmen in Methanol R zu 5 ml gelöst (Stammlösung B). 2 ml Stammlösung B werden mit Dichlormethan R zu 10 ml verdünnt.

Referenzlösung b: 2 ml Stammlösung B werden in ein Reagenzglas aus Glas von 15 ml Inhalt mit einem Schliffstopfen oder einem Stopfen aus Polytetrafluorethylen gegeben. Nach Zusatz von 10 ml gesättigter methanolischer Kaliumhydrogencarbonat-Lösung *R* wird sofort 5 min lang ein kräftiger Strom von Stickstoff *R* durch die Lösung geleitet. Das Reagenzglas wird verschlossen, 3 h lang unter Lichtschutz im Wasserbad von 45 °C erwärmt und anschließend erkalten gelassen.

Auf die Platte werden 5 µl jeder Lösung aufgetragen. Die Chromatographie erfolgt mit einer Mischung von 1,2 Volumteilen Wasser *R* und 8 Volumteilen Methanol *R*, die einer Mischung von 15 Volumteilen Ether *R* und 77 Volumteilen Dichlormethan *R* zugesetzt wird, über eine Laufstrecke von 15 cm. Die Platte wird an der Luft trocknen gelassen und im ultravioletten Licht bei 254 nm ausgewertet. Die Hauptflecke in den Chromatogrammen der Untersuchungslösungen entsprechen in Bezug auf Lage und Größe den Hauptflecken in den Chromatogrammen der entsprechenden Referenzlösungen. Die Platte wird mit ethanolischer Schwefelsäure *R* besprüht, 10 min lang oder bis zum Erscheinen von Flecken bei 120 °C erhitzt und erkalten gelassen. Die Auswertung erfolgt im Tageslicht und im ultravioletten Licht bei 365 nm. Die Hauptflecke in den Chromatogrammen der Untersuchungslösungen entsprechen in Bezug auf Lage, Farbe im Tageslicht, Fluoreszenz im ultravioletten Licht bei 365 nm und Größe den Hauptflecken in den Chromatogrammen der entsprechenden Referenzlösungen. Die Hauptflecke in den Chromatogrammen der Untersuchungslösung b und der Referenzlösung b haben einen deutlich kleineren R_f-Wert als die Hauptflecke in den Chromatogrammen der Untersuchungslösung a und der Referenzlösung a.

F. Etwa 2 mg Substanz werden unter Schütteln in 2 ml Schwefelsäure *R* gelöst. Innerhalb von 5 min entwickelt sich eine intensive, rötlich braune Färbung. Die Lösung wird zu 10 ml Wasser *R* gegeben. Nach dem Mischen verblasst die Färbung und die Lösung bleibt klar.

G. Etwa 5 mg Substanz werden in einem Tiegel mit 45 mg schwerem Magnesiumoxid *R* gemischt. Die Mischung wird so lange geglüht, bis der Rückstand fast weiß ist (normalerweise weniger als 5 min). Nach dem Erkalten werden 1 ml Wasser *R*, 0,05 ml Phenolphthalein-Lösung *R* 1 und etwa 1 ml verdünnte Salzsäure *R* zugesetzt, damit die Lösung farblos ist. Die Mischung wird filtriert und 1,0 ml Filtrat einer frisch hergestellten Mischung von 0,1 ml Alizarin-S-Lösung *R* und 0,1 ml Zirconiumnitrat-Lösung *R* zugesetzt. Nach dem Mischen wird diese Lösung 5 min lang stehen gelassen und die Färbung mit der einer unter gleichen Bedingungen hergestellten Blindlösung verglichen. Die Lösung ist gelb, die Blindlösung rot gefärbt.

Prüfung auf Reinheit

Spezifische Drehung (2.2.7): 0,250 g Substanz werden in Dioxan *R* zu 25,0 ml gelöst. Die spezifische Drehung muss zwischen +75 und +82 liegen, berechnet auf die getrocknete Substanz.

Verwandte Substanzen: Die Prüfung erfolgt mit Hilfe der Flüssigchromatographie (2.2.29).

Lösung A: 1000 ml mobile Phase werden mit 1 ml Essigsäure 99 % *R* versetzt und sorgfältig gemischt.

Untersuchungslösung: 62,5 mg Substanz werden in der Lösung A zu 25,0 ml gelöst.

Referenzlösung a: 2 mg Betamethason-17-valerat *CRS* und 2 mg Betamethason-21-valerat *CRS* werden in der Lösung A zu 50,0 ml gelöst.

Referenzlösung b: 1,0 ml Untersuchungslösung wird mit der Lösung A zu 50,0 ml verdünnt.

Die Chromatographie kann durchgeführt werden mit
- einer Säule aus rostfreiem Stahl von 0,25 m Länge und 4,6 mm innerem Durchmesser, gepackt mit octadecylsilyliertem Kieselgel zur Chromatographie *R* (5 µm)
- folgender Mischung als mobile Phase bei einer Durchflussrate von 1 ml je Minute: 350 ml Wasser *R* werden mit 600 ml Acetonitril *R* sorgfältig gemischt; die Mischung wird zum Äquilibrieren stehen gelassen, mit Wasser *R* zu 1000 ml verdünnt und erneut gemischt
- einem Spektrometer als Detektor bei einer Wellenlänge von 254 nm.

Die Säule wird mit der mobilen Phase etwa 45 min lang äquilibriert.

Die Empfindlichkeit des Systems wird so eingestellt, dass die Höhe des Hauptpeaks im Chromatogramm der Referenzlösung b 70 bis 90 Prozent des maximalen Ausschlags beträgt.

20 µl Referenzlösung a werden eingespritzt. Werden die Chromatogramme unter den vorgeschriebenen Bedingungen aufgezeichnet, betragen die Retentionszeiten für Betamethason-17-valerat etwa 7 min und für Betamethason-21-valerat etwa 9 min. Die Prüfung darf nur ausgewertet werden, wenn die Auflösung zwischen den Peaks von Betamethason-17-valerat und Betamethason-21-valerat mindestens 5,0 beträgt. Falls erforderlich wird die Konzentration an Acetonitril in der mobilen Phase geändert.

Je 20 µl Untersuchungslösung und Referenzlösung b werden eingespritzt. Die Chromatographie erfolgt über eine Dauer, die der 2,5fachen Retentionszeit des Hauptpeaks entspricht. Im Chromatogramm der Untersuchungslösung darf keine Peakfläche, mit Ausnahme der des Hauptpeaks, größer sein als das 0,75fache der Fläche des Hauptpeaks im Chromatogramm der Referenzlösung b (1,5 Prozent) und höchstens eine dieser Peakflächen darf größer sein als das 0,5fache der Fläche des Hauptpeaks im Chromatogramm der Referenzlösung b (1,0 Prozent). Im Chromatogramm der Untersuchungslösung darf die Summe aller Peakflächen, mit Ausnahme der des Hauptpeaks, nicht größer sein als das 1,5fache der Fläche des Hauptpeaks im Chromatogramm der Referenzlösung b (3,0 Prozent). Peaks, deren Fläche kleiner ist als das 0,025fache der Fläche des Hauptpeaks im Chromatogramm der Referenzlösung b, werden nicht berücksichtigt.

Trocknungsverlust (2.2.32): höchstens 0,5 Prozent, mit 1,000 g Substanz durch Trocknen im Trockenschrank bei 100 bis 105 °C bestimmt

Gehaltsbestimmung

50,0 mg Substanz werden in Ethanol 96 % R zu 100,0 ml gelöst. 2,0 ml Lösung werden mit Ethanol 96 % R zu 50,0 ml verdünnt. Die Absorption (2.2.25) wird im Maximum bei 240 nm gemessen.

Der Gehalt an $C_{27}H_{37}FO_6$ wird mit Hilfe der spezifischen Absorption berechnet ($A_{1cm}^{1\%}$ = 325).

Lagerung

Vor Licht geschützt

4.05/1395

Bifonazol

Bifonazolum

$C_{22}H_{18}N_2$ M_r 310,4

Definition

Bifonazol enthält mindestens 98,0 und höchstens 100,5 Prozent 1-[(RS)-(Biphenyl-4-yl)phenylmethyl]-1H-imid= azol, berechnet auf die getrocknete Substanz.

Eigenschaften

Weißes bis fast weißes, kristallines Pulver; praktisch unlöslich in Wasser, wenig löslich in wasserfreiem Ethanol

Die Substanz zeigt Polymorphie.

Prüfung auf Identität

Die Prüfung erfolgt mit Hilfe der IR-Spektroskopie (2.2.24) durch Vergleich des Spektrums der Substanz mit dem von Bifonazol CRS. Wenn die Spektren bei der Prüfung in fester Form unterschiedlich sind, werden Substanz und Referenzsubstanz getrennt in der eben notwendigen Menge 2-Propanol R gelöst. Nach Eindampfen der Lösungen zur Trockne werden mit den Rückständen erneut Spektren aufgenommen.

Prüfung auf Reinheit

Optische Drehung (2.2.7): 0,20 g Substanz werden in 20,0 ml Methanol R gelöst. Der Drehungswinkel muss zwischen −0,10 und +0,10° liegen.

Verwandte Substanzen: Flüssigchromatographie (2.2.29)

Pufferlösung pH 3,2: 2,0 ml Phosphorsäure 85 % R werden mit Wasser R zu 1000,0 ml verdünnt. Die Lösung wird mit Triethylamin R auf einen pH-Wert (2.2.3) von 3,2 eingestellt.

Untersuchungslösung: 50,0 mg Substanz werden in 25 ml Acetonitril R gelöst. Die Lösung wird mit der Pufferlösung pH 3,2 zu 50,0 ml verdünnt.

Referenzlösung a: 0,25 ml Untersuchungslösung werden mit der Pufferlösung pH 3,2 zu 50,0 ml verdünnt.

Referenzlösung b: 25,0 mg Imidazol R (Verunreinigung C) werden in Acetonitril R zu 25,0 ml gelöst. 0,25 ml Lösung werden mit der Pufferlösung pH 3,2 zu 100,0 ml verdünnt.

Referenzlösung c: 34,2 mg 4-[(RS)-(Biphenyl-4-yl)phenylmethyl]-1H-imidazoltrifluoracetat CRS (entsprechend 25,0 mg Base der Verunreinigung B) werden in Acetonitril R zu 25,0 ml gelöst.

Referenzlösung d: 0,25 ml Referenzlösung c werden mit der Pufferlösung pH 3,2 zu 50,0 ml verdünnt.

Referenzlösung e: Je 0,25 ml Untersuchungslösung und Referenzlösung c werden gemischt. Die Mischung wird mit der Pufferlösung pH 3,2 zu 50,0 ml verdünnt.

Die Chromatographie kann durchgeführt werden mit
- einer Säule aus rostfreiem Stahl von 0,125 m Länge und 4,6 mm innerem Durchmesser, gepackt mit octadecylsilyliertem Kieselgel zur Chromatographie R (5 µm)
- einer Mischung der mobilen Phasen A und B bei einer Durchflussrate von 1 ml je Minute unter Einsatz der Gradientenelution
  Mobile Phase A: eine Mischung von 20 Volumteilen Acetonitril R und 80 Volumteilen Pufferlösung pH 3,2
  Mobile Phase B: eine Mischung von 20 Volumteilen Pufferlösung pH 3,2 und 80 Volumteilen Acetonitril R

Beachten Sie den Hinweis auf „Allgemeine Monographien" zu Anfang des Bands auf Seite B

Zeit (min)	Mobile Phase A (% V/V)	Mobile Phase B (% V/V)	Erläuterungen
0 – 8	60	40	isokratisch
8 – 12	60 → 10	40 → 90	linearer Gradient
12 – 30	10	90	isokratisch
30 – 32	10 → 60	90 → 40	zurück zur Anfangs-zusammensetzung
32 – 40	60	40	Äquilibrierung
40 = 0	60	40	Wiederbeginn isokratisch

– einem Spektrometer als Detektor bei einer Wellen-länge von 210 nm.

Die Temperatur der Säule wird bei 40 °C gehalten.

Die Empfindlichkeit des Systems wird so eingestellt, dass die Höhe des Bifonazol-Peaks im Chromatogramm mit 50 µl Referenzlösung e mindestens 50 Prozent des maximalen Ausschlags beträgt.

50 µl Referenzlösung e werden eingespritzt. Wird das Chromatogramm unter den vorgeschriebenen Bedingungen aufgezeichnet, betragen die Retentionszeiten für Verunreinigung B etwa 4 min und für Bifonazol etwa 4,5 min. Die Prüfung darf nur ausgewertet werden, wenn die Auflösung zwischen den Peaks von Verunreinigung B und Bifonazol mindestens 2,5 beträgt.

Je 50 µl Untersuchungslösung und Referenzlösung a, b und d werden eingespritzt. Im Chromatogramm der Untersuchungslösung darf eine der Verunreinigung C entsprechende Peakfläche nicht größer sein als die Fläche des entsprechenden Peaks im Chromatogramm der Referenzlösung b (0,25 Prozent); eine der Verunreinigung B entsprechende Peakfläche darf nicht größer sein als das 3fache der Fläche des entsprechenden Peaks im Chromatogramm der Referenzlösung d (1,5 Prozent); keine Peakfläche, mit Ausnahme der des Hauptpeaks und der der Verunreinigungen B und C, darf größer sein als die Fläche des Peaks im Chromatogramm der Referenzlösung a (0,5 Prozent). Im Chromatogramm der Untersuchungslösung darf die Summe aller Peakflächen, mit Ausnahme der des Hauptpeaks, nicht größer sein als das 4fache der Fläche des Hauptpeaks im Chromatogramm der Referenzlösung a (2 Prozent). Peaks, deren Fläche kleiner ist als das 0,1fache der Fläche des Hauptpeaks im Chromatogramm der Referenzlösung a, werden nicht berücksichtigt.

Trocknungsverlust (2.2.32): höchstens 0,5 Prozent, mit 1,000 g Substanz durch Trocknen im Trockenschrank bei 100 bis 105 °C bestimmt

Sulfatasche (2.4.14): höchstens 0,1 Prozent, mit 1,0 g Substanz bestimmt

Gehaltsbestimmung

0,250 g Substanz, in 80 ml wasserfreier Essigsäure R gelöst, werden mit Perchlorsäure (0,1 mol · l⁻¹) titriert. Der Endpunkt wird mit Hilfe der Potentiometrie (2.2.20) bestimmt.

1 ml Perchlorsäure (0,1 mol · l⁻¹) entspricht 31,04 mg $C_{22}H_{18}N_2$.

Verunreinigungen

A. R–OH:
   (RS)-(Biphenyl-4-yl)phenylmethanol

B. 4-[(RS)-(Biphenyl-4-yl)phenylmethyl]-1H-imidazol

C. 1H-Imidazol

D. 1,3-Bis[(biphenyl-4-yl)phenylmethyl]-1H-imidazo=lium-Ion

4.05/1398

Buflomedilhydrochlorid

Buflomedili hydrochloridum

$C_{17}H_{26}ClNO_4$ M_r 343,9

Definition

4-(Pyrrolidin-1-yl)-1-(2,4,6-trimethoxyphenyl)butan-1-on-hydrochlorid

Gehalt: 98,5 bis 101,5 Prozent (getrocknete Substanz)

Die „Allgemeinen Vorschriften" gelten für alle Monographien und sonstigen Texte

Eigenschaften

Aussehen: weißes bis fast weißes, mikrokristallines Pulver

Löslichkeit: leicht löslich in Wasser, löslich in Ethanol, sehr schwer löslich in Aceton

Schmelztemperatur: etwa 195 °C, unter Zersetzung

Prüfung auf Identität

1: B, D
2: A, C, D

A. 25,0 mg Substanz werden in Ethanol 96 % *R* zu 50,0 ml gelöst. 2,0 ml Lösung werden mit Ethanol 96 % *R* zu 20,0 ml verdünnt. Diese Lösung, zwischen 220 und 350 nm gemessen, zeigt ein Absorptionsmaximum (2.2.25) bei 275 nm. Die spezifische Absorption, im Maximum gemessen, liegt zwischen 143 und 149.

B. IR-Spektroskopie (2.2.24)

Probenvorbereitung: Presslinge

Vergleich: Buflomedilhydrochlorid *CRS*

C. Dünnschichtchromatographie (2.2.27)

Untersuchungslösung: 40 mg Substanz werden in Methanol *R* zu 2 ml gelöst.

Referenzlösung: 40 mg Buflomedilhydrochlorid *CRS* werden in Methanol *R* zu 2 ml gelöst.

Platte: DC-Platte mit Kieselgel F_{254} *R*

Fließmittel: Triethylamin *R*, 2-Propanol *R*, Toluol *R* (5:50:50 *V/V/V*)

Auftragen: 10 µl

Laufstrecke: 15 cm

Trocknen: an der Luft

Detektion: im ultravioletten Licht bei 254 nm

Ergebnis: Der Hauptfleck im Chromatogramm der Untersuchungslösung entspricht in Bezug auf Lage und Größe dem Hauptfleck im Chromatogramm der Referenzlösung.

D. Die Substanz gibt die Identitätsreaktion a auf Chlorid (2.3.1).

Prüfung auf Reinheit

Prüflösung: 2,5 g Substanz werden in kohlendioxidfreiem Wasser *R* zu 50 ml gelöst.

Aussehen der Lösung: Die Prüflösung muss klar (2.2.1) und farblos (2.2.2, Methode II) sein.

pH-Wert (2.2.3): 5,0 bis 6,5, an der Prüflösung bestimmt

Verwandte Substanzen: Flüssigchromatographie (2.2.29)

Untersuchungslösung: 0,10 g Substanz werden in der mobilen Phase zu 10,0 ml gelöst.

Referenzlösung a: 0,5 ml Untersuchungslösung werden mit der mobilen Phase zu 100,0 ml verdünnt. 5,0 ml dieser Lösung werden mit der mobilen Phase zu 10,0 ml verdünnt.

Referenzlösung b: 2 mg Buflomedil-Verunreinigung B *CRS* werden in der mobilen Phase gelöst. Die Lösung wird mit 0,5 ml Untersuchungslösung versetzt und mit der mobilen Phase zu 100 ml verdünnt.

Säule
– Größe: *l* = 0,25 m, ⌀ = 4,6 mm
– Stationäre Phase: nachsilanisiertes, octadecylsilyliertes Kieselgel zur Chromatographie *R* (5 µm)
– Temperatur: 40 °C

Mobile Phase: eine Mischung von 45 Volumteilen Acetonitril *R* und 55 Volumteilen einer Lösung von Kaliumdihydrogenphosphat *R* (9,25 g · l⁻¹), die zuvor mit Phosphorsäure 85 % *R* auf einen pH-Wert von 2,5 eingestellt wurde

Durchflussrate: 1 ml · min⁻¹

Detektion: Spektrometer bei 210 nm

Einspritzen: 10 µl

Chromatographiedauer: 2fache Retentionszeit von Buflomedil (t_R etwa 5 min)

Eignungsprüfung: Referenzlösung b
– Auflösung: mindestens 5,0 zwischen den Peaks von Buflomedil und Verunreinigung B

Grenzwerte
– Jede Verunreinigung: nicht größer als die Fläche des Hauptpeaks im Chromatogramm der Referenzlösung a (0,25 Prozent)
– Summe aller Verunreinigungen: nicht größer als das 2fache der Fläche des Hauptpeaks im Chromatogramm der Referenzlösung a (0,5 Prozent)
– Ohne Berücksichtigung bleiben: Peaks, deren Fläche kleiner ist als das 0,2fache der Fläche des Hauptpeaks im Chromatogramm der Referenzlösung a (0,05 Prozent)

Schwermetalle (2.4.8): höchstens 10 ppm

2,0 g Substanz müssen der Grenzprüfung C entsprechen. Zur Herstellung der Referenzlösung werden 2 ml Blei-Lösung (10 ppm Pb) *R* verwendet.

Trocknungsverlust (2.2.32): höchstens 0,5 Prozent, mit 1,000 g Substanz durch 2 h langes Trocknen im Trockenschrank bei 100 bis 105 °C bestimmt

Sulfatasche (2.4.14): höchstens 0,1 Prozent, mit 1,0 g Substanz bestimmt

Beachten Sie den Hinweis auf „Allgemeine Monographien" zu Anfang des Bands auf Seite B

Gehaltsbestimmung

0,300 g Substanz, in 15 ml wasserfreier Essigsäure *R* gelöst, werden nach Zusatz von 35 ml Acetanhydrid *R* mit Perchlorsäure $(0,1 \text{ mol} \cdot l^{-1})$ titriert. Der Endpunkt wird mit Hilfe der Potentiometrie (2.2.20) bestimmt.

1 ml Perchlorsäure $(0,1 \text{ mol} \cdot l^{-1})$ entspricht 34,39 mg $C_{17}H_{26}ClNO_4$.

Verunreinigungen

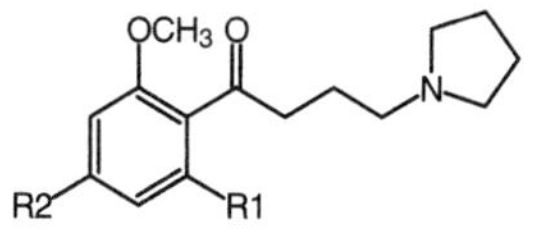

A. R1 = OH, R2 = OCH_3:
   4-(Pyrrolidin-1-yl)-1-(2-hydroxy-4,6-dimethoxyphe=nyl)butan-1-on

B. R1 = OCH_3, R2 = OH:
   4-(Pyrrolidin-1-yl)-1-(4-hydroxy-2,6-dimethoxyphe=nyl)butan-1-on

C. R1 = R2 = OH:
   4-(Pyrrolidin-1-yl)-1-(2,4-dihydroxy-6-methoxyphe=nyl)butan-1-on

B

Monographien

Die „Allgemeinen Vorschriften" gelten für alle Monographien und sonstigen Texte

C

4.05/1689

Carisoprodol

Carisoprodolum

$C_{12}H_{24}N_2O_4$ M_r 260,3

Definition

(2RS)-2-[(Carbamoyloxy)methyl]-2-methylpentyl-(1-methylethyl)carbamat

Gehalt: 98,0 bis 102,0 Prozent (getrocknete Substanz)

Eigenschaften

Aussehen: weißes bis fast weißes, feines Pulver

Löslichkeit: sehr schwer löslich in Wasser, leicht löslich in Aceton, Dichlormethan und Ethanol

Prüfung auf Identität

1: A, B
2: A, C, D

A. Schmelztemperatur (2.2.14): 92 bis 95 °C

B. IR-Spektroskopie (2.2.24)

   Vergleich: Carisoprodol CRS

C. Die bei der Prüfung „Verwandte Substanzen" (siehe „Prüfung auf Reinheit") erhaltenen Chromatogramme werden ausgewertet.

   Ergebnis: Der Hauptfleck im Chromatogramm der Untersuchungslösung b entspricht in Bezug auf Lage, Farbe und Größe dem Hauptfleck im Chromatogramm der Referenzlösung d.

D. 0,2 g Substanz werden in 15 ml einer Lösung von Kaliumhydroxid R (28 g · l⁻¹) in Ethanol 96 % R gelöst. Nach 15 min langem Erhitzen zum Rückfluß werden der Lösung 0,5 ml Essigsäure 99 % R und 1 ml einer Lösung von Cobalt(II)-nitrat R (50 g · l⁻¹) in wasserfreiem Ethanol R zugesetzt. Eine intensive Blaufärbung entsteht.

Prüfung auf Reinheit

Optische Drehung (2.2.7): –0,10 bis +0,10°

2,5 g Substanz werden in Ethanol 96 % R zu 25,0 ml gelöst.

Verwandte Substanzen: Dünnschichtchromatographie (2.2.27)

Untersuchungslösung a: 0,20 g Substanz werden in Dichlormethan R zu 10 ml gelöst.

Untersuchungslösung b: 1 ml Untersuchungslösung a wird mit Dichlormethan R zu 10 ml verdünnt.

Referenzlösung a: 5,0 mg Meprobamat CRS werden in Dichlormethan R zu 50 ml gelöst.

Referenzlösung b: 1 ml Untersuchungslösung b wird mit Dichlormethan R zu 50 ml verdünnt.

Referenzlösung c: 5 ml Referenzlösung b werden mit Dichlormethan R zu 10 ml verdünnt.

Referenzlösung d: 20 mg Carisoprodol CRS werden in Dichlormethan R zu 10 ml gelöst.

Referenzlösung e: 10 mg Carisoprodol-Verunreinigung A CRS werden in 5 ml Referenzlösung d gelöst. Die Lösung wird mit Dichlormethan R zu 50 ml verdünnt.

Platte: DC-Platte mit Kieselgel R

Fließmittel: Aceton R, Dichlormethan R (20:80 V/V)

Auftragen: 5 µl

Laufstrecke: 15 cm

Trocknen: 15 min lang an der Luft

Detektion: Besprühen mit der nachstehend beschriebenen Lösung: 5 g Molybdatophosphorsäure R werden in einer Mischung von 50 ml Essigsäure 99 % R und 10 ml Schwefelsäure R gelöst. Die Lösung wird mit Essigsäure 99 % R zu 100 ml verdünnt. Die Platte wird 30 min lang bei 100 bis 105 °C erhitzt.

Eignungsprüfung
– Das Chromatogramm der Referenzlösung c zeigt einen deutlich sichtbaren Fleck.
– Das Chromatogramm der Referenzlösung e zeigt deutlich voneinander getrennt 2 Flecke.

Grenzwerte: im Chromatogramm der Untersuchungslösung a
– Verunreinigung D: Ein der Verunreinigung D entsprechender Fleck darf nicht größer oder stärker gefärbt sein als der Fleck im Chromatogramm der Referenzlösung a (0,5 Prozent).
– Jede weitere Verunreinigung: Kein Nebenfleck, mit Ausnahme des der Verunreinigung D entsprechenden Flecks, darf größer oder stärker gefärbt sein als der Fleck im Chromatogramm der Referenzlösung b (0,2 Prozent).

Schwermetalle (2.4.8): höchstens 10 ppm

2,0 g Substanz müssen der Grenzprüfung C entsprechen. Zur Herstellung der Referenzlösung werden 2 ml Blei-Lösung (10 ppm Pb) R verwendet.

C

Monographien

Die „Allgemeinen Vorschriften" gelten für alle Monographien und sonstigen Texte

Trocknungsverlust (2.2.32): höchstens 0,5 Prozent, mit 1,000 g Substanz durch 3 h langes Trocknen im Vakuum bei 60 °C bestimmt

Sulfatasche (2.4.14): höchstens 0,1 Prozent, mit 1,0 g Substanz bestimmt

Gehaltsbestimmung

0,100 g Substanz, in 15 ml einer 25-prozentigen Lösung (*V/V*) von Schwefelsäure *R* gelöst, werden 3 h lang zum Rückfluss erhitzt. Nach dem Abkühlen wird der ungelöste Anteil durch vorsichtigen Zusatz von 30 ml Wasser *R* gelöst, die Lösung nochmals abgekühlt und in eine Wasserdampfdestillationsapparatur überführt. Nach Zusatz von 40 ml konzentrierter Natriumhydroxid-Lösung *R* wird die Mischung sofort destilliert, indem Wasserdampf durch diese geleitet wird. Das Destillat wird in 40 ml einer Lösung von Borsäure *R* (40 g · l⁻¹) aufgefangen, bis das Gesamtvolumen in der Vorlage etwa 200 ml umfasst. Die Lösung wird unter Zusatz von 0,25 ml Methylrot-Mischindikator-Lösung *R* mit Salzsäure (0,1 mol · l⁻¹) bis zum Farbumschlag von Grün nach Violett titriert. Ein Blindversuch wird durchgeführt.

1 ml Salzsäure (0,1 mol · l⁻¹) entspricht 13,02 mg $C_{12}H_{24}N_2O_4$.

Verunreinigungen

A. (2*RS*)-2-(Hydroxymethyl)-2-methylpentyl-(1-me= thylethyl)carbamat

B. 5-Methyl-5-propyl-1,3-dioxan-2-on

C. 2-Methyl-2-propylpropan-1,3-diol

D. Meprobamat

4.05/1859

Cayennepfeffer
Capsici fructus

Definition

Die getrockneten, reifen Früchte von *Capsicum annuum* L. var. *minimum* (Miller) Heiser und kleinfruchtige Varietäten von *Capsicum frutescens* L.

Gehalt: mindestens 0,4 Prozent Gesamtcapsaicinoide, berechnet als Capsaicin ($C_{18}H_{27}NO_3$; M_r 305,4), bezogen auf die getrocknete Droge

Eigenschaften

Brennend scharfer Geschmack

Makroskopische und mikroskopische Merkmale werden unter „Prüfung auf Identität, A und B" beschrieben.

Prüfung auf Identität

A. Die Frucht ist gelblich orangefarben bis rötlich braun, länglich kegelförmig, mit stumpfer Spitze, etwa 1 bis 3 cm lang, hat an der breitesten Stelle einen Durchmesser von bis zu 1 cm, gelegentlich einen 5-zähnigen unterständigen Kelch und einen geraden Fruchtstiel. Die mehr oder weniger schrumpelige und gefurchte, kahle Fruchtwand umschließt etwa 10 bis 20 flache, nierenförmige, 3 bis 4 mm lange Samen, entweder frei liegend oder an einer rötlichen Scheidewand haftend.

B. Die Droge wird pulverisiert (355). Das Pulver ist orangefarben. Die Prüfung erfolgt unter dem Mikroskop, wobei Chloralhydrat-Lösung *R* verwendet wird. Das Pulver zeigt folgende Merkmale: Bruchstücke des Perikarps mit einem Exokarp, dessen Zellen häufig in 5 bis 7 Reihen angeordnet sind und eine gleichförmig gestreifte Kutikula zeigen; Parenchymzellen, häufig mit Tröpfchen von rotem Öl, gelegentlich kleine, keilförmige Calciumoxalatkristalle enthaltend; Endokarp mit charakteristischen Inselgruppen von Steinzellen, die Gruppen durch dünnwandige Parenchymzellen voneinander getrennt. Samenfragmente mit Episperm, bestehend aus großen, grünlich gelben Steinzellen mit wellig-buchtigen Wänden, die Außenwände dünn und die Seiten- und Innenwände stark sowie unregelmäßig verdickt und auffallend getüpfelt; Parenchymzellen des Endosperms mit Tropfen von verfestigtem Öl und Aleuronkörner mit einem Durchmesser von 3 bis 6 μm. Gelegentlich Kelchfragmente, deren äußere Epidermis Spaltöffnungen vom anisocytischen Typ (2.8.3) aufweist und deren innere Epidermis keine Spaltöffnungen, aber viele Drüsenhaare mit einreihigem Stiel und vielzelligem Köpfchen zeigt; Mesophyll mit zahlreichen Idioblasten, die kleine, keilförmige Calciumoxalatkristalle enthalten.

C. Dünnschichtchromatographie (2.2.27)

Untersuchungslösung: 0,50 g pulverisierte Droge (500) werden mit 5,0 ml Ether *R* versetzt, 5 min lang geschüttelt und anschließend abfiltriert.

Referenzlösung: 2 mg Capsaicin *R* und 2 mg Dihydrocapsaicin *R* werden in 5,0 ml Ether *R* gelöst.

Platte: DC-Platte mit octadecylsilyliertem Kieselgel *R*

Fließmittel: Wasser *R*, Methanol *R* (20:80 *V/V*)

Auftragen: 20 µl; bandförmig

Laufstrecke: 12 cm

Trocknen: an der Luft

Detektion: Die Platte wird mit einer Lösung von Dichlorchinonchlorimid *R* (5 g · l⁻¹) in Methanol *R* besprüht, so lange Ammoniakdämpfen ausgesetzt, bis blaue Zonen erscheinen, und im Tageslicht ausgewertet.

Ergebnis: Die Zonenfolge in den Chromatogrammen von Referenzlösung und Untersuchungslösung ist aus den nachstehenden Angaben ersichtlich. Im Chromatogramm der Untersuchungslösung können weitere Zonen vorhanden sein.

Oberer Plattenrand	
———	———
Capsaicin: eine blaue Zone	eine blaue Zone (Capsaicin)
Dihydrocapsaicin: eine blaue Zone	eine blaue Zone (Dihydrocapsaicin)
———	———
Referenzlösung	**Untersuchungslösung**

Prüfung auf Reinheit

Nonivamid: Flüssigchromatographie (2.2.29)

Untersuchungslösung: 2,5 g pulverisierte Droge (500) werden mit 100 ml Methanol *R* versetzt und 30 min lang zur Mazeration stehen gelassen. Die Mischung wird 15 min lang in ein Ultraschallbad gestellt und in einen 100-ml-Messkolben filtriert. Kolben und Filter werden mit Methanol *R* gewaschen. Filtrat und Waschflüssigkeit werden vereinigt und mit Methanol *R* zu 100,0 ml verdünnt.

Referenzlösung: 20,0 mg Capsaicin *R* und 4,0 mg Nonivamid *R* werden in 100,0 ml Methanol *R* gelöst.

Säule
- Größe: $l = 0,25$ m, $\varnothing = 4,6$ mm
- Stationäre Phase: phenylsilyliertes Kieselgel zur Chromatographie *R* (5 µm)
- Temperatur: 30 °C

Mobile Phase: Mischung von 40 Volumteilen Acetonitril *R* und 60 Volumteilen einer Lösung von Phosphorsäure 85 % *R* (1 g · l⁻¹)

Durchflussrate: 1,0 ml · min⁻¹

Detektion: Spektrometer bei 225 nm

Einspritzen: 10 µl

Reihenfolge der Elution: wie in Abb. 1859-1 angegeben

Eignungsprüfung: Referenzlösung
- Auflösung: mindestens 3,0 zwischen den Peaks von Capsaicin und Nonivamid

Grenzwerte
- Nonivamid: höchstens 5,0 Prozent des Gehalts an Gesamtcapsaicinoiden

Der Prozentgehalt an Nonivamid wird nach folgender Formel berechnet:

$$\frac{F_1 \cdot m_2 \cdot p_1}{F_2 \cdot m_1}$$

F_1 = Peakfläche von Nonivamid im Chromatogramm der Untersuchungslösung

Das folgende Chromatogramm dient zur Information.

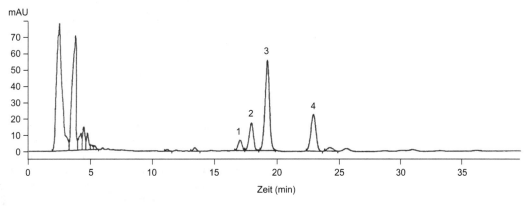

1. Nordihydrocapsaicin
2. Nonivamid
3. Capsaicin
4. Dihydrocapsaicin

Abb. 1859-1: Chromatogramm für die Prüfung „Nonivamid" und die „Gehaltsbestimmung" von Cayennepfeffer

Die „Allgemeinen Vorschriften" gelten für alle Monographien und sonstigen Texte

C

Monographien

F_2 = Peakfläche von Nonivamid im Chromatogramm der Referenzlösung

m_1 = Einwaage der Droge in Gramm

m_2 = Einwaage von Nonivamid zur Herstellung der Referenzlösung in Gramm

p_1 = Prozentgehalt von Nonivamid im Reagenz

Fremde Bestandteile (2.8.2): höchstens 2 Prozent (*m/m*)

Früchte von *C. annuum* L. var. *longum* (Sendtn.) dürfen nicht vorhanden sein.

Trocknungsverlust (2.2.32): höchstens 11,0 Prozent, mit 1,000 g pulverisierter Droge (500) durch 2 h langes Trocknen im Trockenschrank bei 100 bis 105 °C bestimmt

Asche (2.4.16): höchstens 10,0 Prozent

Gehaltsbestimmung

Flüssigchromatographie (2.2.29) wie unter „Nonivamid" beschrieben.

Der Prozentgehalt an Gesamtcapsaicinoiden wird nach folgender Formel berechnet:

$$\frac{(F_3 + F_5 + F_6) \cdot m_4 \cdot p_2}{F_4 \cdot m_3}$$

F_3 = Peakfläche von Capsaicin im Chromatogramm der Untersuchungslösung

F_4 = Peakfläche von Capsaicin im Chromatogramm der Referenzlösung

F_5 = Peakfläche von Dihydrocapsaicin im Chromatogramm der Untersuchungslösung

F_6 = Peakfläche von Nordihydrocapsaicin im Chromatogramm der Untersuchungslösung

m_3 = Einwaage der Droge in Gramm

m_4 = Einwaage von Capsaicin zur Herstellung der Referenzlösung in Gramm

p_2 = Prozentgehalt von Capsaicin im Reagenz

4.05/0544

Chloroquinphosphat
Chloroquini phosphas

$C_{18}H_{32}ClN_3O_8P_2$ M_r 515,9

Definition

Chloroquinphosphat enthält mindestens 98,5 und höchstens 101,0 Prozent N^4-(7-Chlorchinolin-4-yl)-N^1,N^1-diethylpentan-1,4-diamin-bis(dihydrogenphosphat), berechnet auf die getrocknete Substanz.

Eigenschaften

Weißes bis fast weißes, kristallines, hygroskopisches Pulver; leicht löslich in Wasser, sehr schwer löslich in Ethanol und Methanol

Die Substanz kommt in zwei Formen vor, die bei etwa 195 beziehungsweise bei etwa 218 °C schmelzen.

Prüfung auf Identität

1: B, D

2: A, C, D

A. 0,100 g Substanz werden in Wasser *R* zu 100,0 ml gelöst. 1,0 ml Lösung wird mit Wasser *R* zu 100,0 ml verdünnt. Diese Lösung, zwischen 210 und 370 nm gemessen, zeigt Absorptionsmaxima (2.2.25) bei 220, 235, 256, 329 und 342 nm. Die spezifischen Absorptionen in den Maxima liegen zwischen 600 und 660, 350 und 390, 300 und 330, 325 und 355 beziehungsweise 360 und 390.

B. Die Prüfung erfolgt mit Hilfe der IR-Spektroskopie (2.2.24) durch Vergleich des Spektrums der Substanz mit dem Spektrum der aus Chloroquinsulfat *CRS* hergestellten Base. Die Spektren werden unter Verwendung folgender Lösungen aufgenommen: 0,1 g Substanz beziehungsweise 80 mg ReferenzSubstanz werden getrennt in je 10 ml Wasser *R* gelöst. Nach Zusatz von jeweils 2 ml verdünnter Natriumhydroxid-Lösung *R* wird jede Lösung 2-mal mit je 20 ml Dichlormethan *R* ausgeschüttelt. Die organischen

Phasen werden jeweils vereinigt, mit Wasser *R* gewaschen und über wasserfreiem Natriumsulfat *R* getrocknet. Nach dem Eindampfen zur Trockne werden die Rückstände in je 2 ml Dichlormethan *R* gelöst.

C. 25 mg Substanz werden in 20 ml Wasser *R* gelöst. Die Lösung wird mit 8 ml Pikrinsäure-Lösung *R* 1 versetzt. Der Niederschlag, mit Wasser *R*, Ethanol 96 % *R* und schließlich mit Dichlormethan *R* gewaschen, schmilzt (2.2.14) zwischen 206 und 209 °C.

D. 0,1 g Substanz werden in 10 ml Wasser *R* gelöst. Die Lösung wird mit 2 ml verdünnter Natriumhydroxid-Lösung *R* versetzt und 2-mal mit je 20 ml Dichlormethan *R* ausgeschüttelt. Die wässrige Phase gibt nach Ansäuern mit Salpetersäure *R* die Identitätsreaktion b auf Phosphat (2.3.1).

Prüfung auf Reinheit

Prüflösung: 2,5 g Substanz werden in kohlendioxidfreiem Wasser *R* zu 25 ml gelöst.

Aussehen der Lösung: Die Prüflösung muss klar (2.2.1) und darf nicht stärker gefärbt sein als die Farbvergleichslösung BG_5 oder GG_5 (2.2.2, Methode II).

pH-Wert (2.2.3): Der pH-Wert der Prüflösung muss zwischen 3,8 und 4,3 liegen.

Verwandte Substanzen: Die Prüfung erfolgt mit Hilfe der Dünnschichtchromatographie (2.2.27) unter Verwendung einer Schicht von Kieselgel GF_{254} *R*.

Untersuchungslösung: 0,50 g Substanz werden in Wasser *R* zu 10 ml gelöst.

Referenzlösung a: 1 ml Untersuchungslösung wird mit Wasser *R* zu 100 ml verdünnt.

Referenzlösung b: 5 ml Referenzlösung a werden mit Wasser *R* zu 10 ml verdünnt.

Auf die Platte werden 2 μl jeder Lösung aufgetragen. Die Chromatographie erfolgt mit einer Mischung von 10 Volumenteilen Diethylamin *R*, 40 Volumenteilen Cyclohexan *R* und 50 Volumenteilen Chloroform *R* über eine Laufstrecke von 12 cm. Die Platte wird an der Luft trocknen gelassen und anschließend im ultravioletten Licht bei 254 nm ausgewertet. Kein im Chromatogramm der Untersuchungslösung auftretender Nebenfleck darf größer oder intensiver sein als der Fleck im Chromatogramm der Referenzlösung a (1,0 Prozent) und höchstens ein Nebenfleck darf größer oder intensiver sein als der Fleck im Chromatogramm der Referenzlösung b (0,5 Prozent).

Schwermetalle (2.4.8): 2,0 g Substanz werden in 10 ml Wasser *R* gelöst. Die Lösung wird mit 5 ml konzentrierter Ammoniak-Lösung *R* versetzt und mit 40 ml Dichlormethan *R* ausgeschüttelt. Die wässrige Phase wird filtriert und das Filtrat mit Essigsäure 99 % *R* neutralisiert. Anschließend wird das Filtrat zur Entfernung des Dichlormethans im Wasserbad erhitzt und nach dem Erkalten mit Wasser *R* zu 20,0 ml verdünnt. 12 ml dieser Lösung müssen der Grenzprüfung A entsprechen (20 ppm). Zur Herstellung der Referenzlösung wird die Blei-Lösung (2 ppm Pb) *R* verwendet.

Trocknungsverlust (2.2.32): höchstens 2,0 Prozent, mit 1,000 g Substanz durch Trocknen im Trockenschrank bei 100 bis 105 °C bestimmt

Gehaltsbestimmung

0,200 g Substanz, in 50 ml wasserfreier Essigsäure *R* gelöst, werden mit Perchlorsäure $(0,1 \text{ mol} \cdot l^{-1})$ titriert. Der Endpunkt wird mit Hilfe der Potentiometrie (2.2.20) bestimmt.

1 ml Perchlorsäure $(0,1 \text{ mol} \cdot l^{-1})$ entspricht 25,79 mg $C_{18}H_{32}ClN_3O_8P_2$.

Lagerung

Dicht verschlossen, vor Licht geschützt

4.05/1974

Clobazam
Clobazamum

$C_{16}H_{13}ClN_2O_2$ M_r 300,7

Definition

7-Chlor-1-methyl-5-phenyl-1,5-dihydro-3*H*-1,5-benzo=diazepin-2,4-dion

Gehalt: 97,0 bis 103,0 Prozent (getrocknete Substanz)

Eigenschaften

Aussehen: weißes bis fast weißes, kristallines Pulver

Löslichkeit: schwer löslich in Wasser, leicht löslich in Dichlormethan, wenig löslich in Ethanol

Die Substanz zeigt Polymorphie.

Prüfung auf Identität

IR-Spektroskopie (2.2.24)

Vergleich: Clobazam-Referenzspektrum der Ph. Eur.

Wenn sich das Spektrum bei der Prüfung in fester Form vom Referenzspektrum unterscheidet, wird die Substanz in Ethanol 96 % *R* gelöst. Nach Eindampfen der Lösung zur Trockne wird mit dem Rückstand erneut ein Spektrum aufgenommen.

Prüfung auf Reinheit

Verwandte Substanzen: Flüssigchromatographie (2.2.29)

Untersuchungslösung: 10,0 mg Substanz werden in der mobilen Phase zu 50,0 ml gelöst.

Referenzlösung a: 5,0 mg Clobazam-Verunreinigung A *CRS* werden in der mobilen Phase zu 50,0 ml gelöst. 1,0 ml Lösung wird mit der mobilen Phase zu 100,0 ml verdünnt.

Referenzlösung b: 5 mg Chlordiazepoxid *CRS* und 5 mg Clonazepam *CRS* werden in der mobilen Phase zu 50 ml gelöst. 1 ml Lösung wird mit der mobilen Phase zu 100 ml verdünnt.

Referenzlösung c: 1,0 ml Untersuchungslösung wird mit der mobilen Phase zu 200,0 ml verdünnt.

Säule
– Größe: *l* = 0,25 m, ∅ = 4,6 mm
– Stationäre Phase: octadecylsilyliertes Kieselgel zur Chromatographie *R* (5 μm)

Mobile Phase: Acetonitril *R*, Wasser *R* (40:60 *V/V*)

Durchflussrate: 1 ml · min⁻¹

Detektion: Spektrometer bei 230 nm

Einspritzen: 20 μl

Chromatographiedauer: 5fache Retentionszeit von Clobazam

Retentionszeit: Clobazam etwa 15 min

Eignungsprüfung: Referenzlösung b
– Auflösung: mindestens 1,3 zwischen den Peaks von Chlordiazepoxid und Clonazepam

Grenzwerte
– Verunreinigung A: nicht größer als die Fläche des Hauptpeaks im Chromatogramm der Referenzlösung a (0,5 Prozent)
– Jede weitere Verunreinigung: nicht größer als das 0,4fache der Fläche des Hauptpeaks im Chromatogramm der Referenzlösung c (0,2 Prozent)
– Summe aller weiteren Verunreinigungen: nicht größer als das 2fache der Fläche des Hauptpeaks im Chromatogramm der Referenzlösung c (1,0 Prozent)
– Ohne Berücksichtigung bleiben: Peaks, deren Fläche kleiner ist als das 0,1fache der Fläche des Hauptpeaks im Chromatogramm der Referenzlösung c (0,05 Prozent)

Trocknungsverlust (2.2.32): höchstens 0,5 Prozent, mit 1,000 g Substanz durch Trocknen im Trockenschrank bei 100 bis 105 °C bestimmt

Sulfatasche (2.4.14): höchstens 0,1 Prozent, mit dem Rückstand der Prüfung „Trocknungsverlust" bestimmt

Gehaltsbestimmung

50,0 mg Substanz werden in Ethanol 96 % *R* zu 100,0 ml gelöst. 2,0 ml Lösung werden mit Ethanol 96 % *R* zu 250,0 ml verdünnt. Die Absorption (2.2.25) dieser Lösung wird im Maximum bei 232 nm gemessen.

Der Gehalt an $C_{16}H_{13}ClN_2O_2$ wird mit Hilfe der spezifischen Absorption berechnet ($A_{1\,cm}^{1\%}$ = 1380).

Verunreinigungen

A. R1 = R3 = R4 = H, R2 = Cl:
7-Chlor-5-phenyl-1,5-dihydro-3*H*-1,5-benzodiaze=
pin-2,4-dion

B. R1 = CH₃, R2 = R3 = R4 = H:
1-Methyl-5-phenyl-1,5-dihydro-3*H*-1,5-benzodiaze=
pin-2,4-dion

D. R1 = R3 = R4 = CH₃, R2 = Cl:
7-Chlor-1,3,3-trimethyl-5-phenyl-1,5-dihydro-3*H*-
1,5-benzodiazepin-2,4-dion

C. (3*RS*)-7-Chlor-1,3-dimethyl-5-phenyl-1,5-dihydro-
3*H*-1,5-benzodiazepin-2,4-dion

E. *N*-[4-Chlor-2-(phenylamino)phenyl]-*N*-methylacet=
amid

F. Methyl-3-[[4-chlor-2-(phenylamino)phenyl]methyl=
amino]-3-oxopropanoat

Beachten Sie den Hinweis auf „Allgemeine Monographien" zu Anfang des Bands auf Seite B

D

4.05/0020

Dextromethorphan-hydrobromid

Dextromethorphani hydrobromidum

· HBr · H₂O

$C_{18}H_{26}BrNO \cdot H_2O$ M_r 370,3

Definition

ent-3-Methoxy-17-methylmorphinan-hydrobromid-Mo=nohydrat

Gehalt: 99,0 bis 101,0 Prozent (wasserfreie Substanz)

Eigenschaften

Aussehen: fast weißes, kristallines Pulver

Löslichkeit: wenig löslich in Wasser, leicht löslich in Ethanol

Schmelztemperatur: etwa 125 °C, unter Zersetzung

Prüfung auf Identität

1: A, B, D
2: A, C, D

A. Die Substanz entspricht der Prüfung „Spezifische Drehung" (siehe „Prüfung auf Reinheit").

B. IR-Spektroskopie (2.2.24)

   Probenvorbereitung: Presslinge

   Vergleich: Dextromethorphanhydrobromid *CRS*

C. Dünnschichtchromatographie (2.2.27)

   Untersuchungslösung: 25 mg Substanz werden in Methanol *R* zu 10 ml gelöst.

   Referenzlösung: 25 mg Dextromethorphanhydrobromid *CRS* werden in Methanol *R* zu 10 ml gelöst.

   Platte: DC-Platte mit Kieselgel G *R*

   Fließmittel: konzentrierte Ammoniak-Lösung *R*, Dichlormethan *R*, Methanol *R*, Ethylacetat *R*, Toluol *R* (2:10:13:20:55 *V/V/V/V/V*)

   Auftragen: 5 µl

   Laufstrecke: 2/3 der Platte

Trocknen: an der Luft

Detektion: Die Platte wird mit Dragendorffs Reagenz *R* 2 besprüht.

Ergebnis: Der Hauptfleck im Chromatogramm der Untersuchungslösung entspricht in Bezug auf Lage und Größe dem Hauptfleck im Chromatogramm der Referenzlösung.

D. Die Substanz gibt die Identitätsreaktion a auf Bromid (2.3.1).

Prüfung auf Reinheit

Prüflösung: 1,0 g Substanz wird in Ethanol 96 % *R* zu 20 ml gelöst.

Aussehen der Lösung: Die Prüflösung muss klar (2.2.1) und farblos (2.2.2, Methode II) sein.

Sauer oder alkalisch reagierende Substanzen: 0,4 g Substanz werden unter Erwärmen in kohlendioxidfreiem Wasser *R* gelöst. Nach dem Abkühlen wird die Lösung mit kohlendioxidfreiem Wasser *R* zu 20 ml verdünnt. Nach Zusatz von 0,1 ml Methylrot-Lösung *R* und 0,2 ml Natriumhydroxid-Lösung (0,01 mol · l⁻¹) muss die Lösung gelb gefärbt sein. Bis zum Farbumschlag nach Rot dürfen höchstens 0,4 ml Salzsäure (0,01 mol · l⁻¹) verbraucht werden.

Spezifische Drehung (2.2.7): +28 bis +30 (wasserfreie Substanz)

0,200 g Substanz werden in Salzsäure (0,1 mol · l⁻¹) zu 10,0 ml gelöst.

Verwandte Substanzen: Flüssigchromatographie (2.2.29)

Untersuchungslösung: 10,0 mg Substanz werden in der mobilen Phase zu 10,0 ml gelöst.

Referenzlösung a: 2 mg Dextromethorphan-Verunreinigung A *CRS* werden in 2 ml Untersuchungslösung gelöst. Diese Lösung wird mit der mobilen Phase zu 25,0 ml verdünnt.

Referenzlösung b: 1,0 ml Untersuchungslösung wird mit der mobilen Phase zu 200,0 ml verdünnt.

Säule
– Größe: l = 0,25 m, ⌀ = 4,6 mm
– Stationäre Phase: octadecylsilyliertes Kieselgel zur Chromatographie *R* (5 µm)

Mobile Phase: 3,11 g Docusat-Natrium *R* werden in einer Mischung von 400 ml Wasser *R* und 600 ml Acetonitril *R* gelöst. Die Lösung wird nach Zusatz von 0,56 g Ammoniumnitrat *R* mit Essigsäure 99 % *R* auf einen scheinbaren pH-Wert von 2,0 eingestellt.

Durchflussrate: 1,0 ml · min⁻¹

Detektion: Spektrometer bei 280 nm

Einspritzen: 20 µl

Die „Allgemeinen Vorschriften" gelten für alle Monographien und sonstigen Texte

Chromatographiedauer: 2fache Retentionszeit von Dextromethorphan

Relative Retention (bezogen auf Dextromethorphan, t_R etwa 21,9 min)
- Verunreinigung B: etwa 0,44
- Verunreinigung C: etwa 0,85
- Verunreinigung D: etwa 0,90
- Verunreinigung A: etwa 1,13

Eignungsprüfung: Referenzlösung a
- Auflösung: mindestens 1,5 zwischen den Peaks von Dextromethorphan und Verunreinigung A

Grenzwerte
- Korrekturfaktor: Für die Berechnung des Gehalts wird die Fläche des Peaks von Verunreinigung C mit 0,2 multipliziert.
- Jede Verunreinigung: nicht größer als die Fläche des Hauptpeaks im Chromatogramm der Referenzlösung b (0,5 Prozent). Höchstens ein Peak darf eine Fläche haben, die größer ist als das 0,5fache der Fläche des Hauptpeaks im Chromatogramm der Referenzlösung b (0,25 Prozent).
- Summe aller Verunreinigungen: nicht größer als das 2fache der Fläche des Hauptpeaks im Chromatogramm der Referenzlösung b (1 Prozent)
- Ohne Berücksichtigung bleiben: Peaks, deren Fläche kleiner ist als das 0,1fache der Fläche des Hauptpeaks im Chromatogramm der Referenzlösung b (0,05 Prozent)

N,N-**Dimethylanilin:** höchstens 10 ppm

0,5 g Substanz werden unter Erwärmen in 20 ml Wasser *R* gelöst. Die Lösung wird nach dem Erkalten mit 2 ml verdünnter Essigsäure *R* und 1 ml einer Lösung von Natriumnitrit *R* (10 g · l^{-1}) versetzt und mit Wasser *R* zu 25 ml verdünnt. Die Lösung darf nicht stärker gefärbt sein als eine Referenzlösung, die gleichzeitig und unter gleichen Bedingungen mit 20 ml einer Lösung von *N,N*-Dimethylanilin *R* (0,25 mg · l^{-1}) hergestellt wird.

Wasser (2.5.12): 4,0 bis 5,5 Prozent, mit 0,200 g Substanz bestimmt

Sulfatasche (2.4.14): höchstens 0,1 Prozent, mit 1,0 g Substanz bestimmt

Gehaltsbestimmung

0,300 g Substanz, in einer Mischung von 5,0 ml Salzsäure (0,01 mol · l^{-1}) und 20 ml Ethanol 96 % *R* gelöst, werden mit Natriumhydroxid-Lösung (0,1 mol · l^{-1}) titriert. Der Endpunkt wird mit Hilfe der Potentiometrie (2.2.20) bestimmt. Das zwischen den beiden Wendepunkten zugesetzte Volumen wird abgelesen.

1 ml Natriumhydroxid-Lösung (0,1 mol · l^{-1}) entspricht 35,23 mg $C_{18}H_{26}BrNO$.

Lagerung

Vor Licht geschützt

Verunreinigungen

A. R1 = CH_3, R2 = H, X = H_2:
   ent-3-Methoxymorphinan

B. R1 = H, R2 = CH_3, X = H_2:
   ent-17-Methylmorphinan-3-ol

C. R1 = R2 = CH_3, X = O:
   ent-3-Methoxy-17-methylmorphinan-10-on

D. *ent*-(14*S*)-3-Methoxy-17-methylmorphinan

4.05/0713

Dextropropoxyphenhydrochlorid

Dextropropoxypheni hydrochloridum

$C_{22}H_{30}ClNO_2$ M_r 375,9

Definition

Dextropropoxyphenhydrochlorid enthält mindestens 98,5 und höchstens 101,0 Prozent (1*S*,2*R*)-1-Benzyl-3-(dimethylamino)-2-methyl-1-phenylpropylpropanoat-hydrochlorid, berechnet auf die getrocknete Substanz.

Eigenschaften

Weißes bis fast weißes, kristallines Pulver; sehr leicht löslich in Wasser, leicht löslich in Ethanol

Die Substanz schmilzt bei etwa 165 °C.

Beachten Sie den Hinweis auf „Allgemeine Monographien" zu Anfang des Bands auf Seite B

Prüfung auf Identität

1: A, C, D
2: A, B, D

A. Die Substanz entspricht der Prüfung „Spezifische Drehung" (siehe „Prüfung auf Reinheit").

B. 50,0 mg Substanz werden in Salzsäure (0,01 mol · l⁻¹) zu 100,0 ml gelöst. Die Lösung, zwischen 220 und 360 nm gemessen, zeigt Absorptionsmaxima (2.2.25) bei 252, 257 und 263 nm sowie Schultern bei 240 und 246 nm. Das Verhältnis der Absorption im Maximum bei 257 nm zu der im Maximum bei 252 nm liegt zwischen 1,22 und 1,28. Das Verhältnis der Absorption im Maximum bei 257 nm zu der im Maximum bei 263 nm liegt zwischen 1,29 und 1,35. Die Prüfung darf nur ausgewertet werden, wenn das Verhältnis der Absorptionen bei der Bestimmung des Auflösungsvermögens (2.2.25) mindestens 1,5 beträgt.

C. Die Prüfung erfolgt mit Hilfe der IR-Spektroskopie (2.2.24) durch Vergleich des Spektrums der Substanz mit dem Dextropropoxyphenhydrochlorid-Referenzspektrum der Ph. Eur.

D. Die Prüflösung (siehe „Prüfung auf Reinheit") gibt die Identitätsreaktion a auf Chlorid (2.3.1).

Prüfung auf Reinheit

Prüflösung: 1,5 g Substanz werden in kohlendioxidfreiem Wasser *R* zu 30 ml gelöst.

Aussehen der Lösung: Die Prüflösung muss klar (2.2.1) und farblos (2.2.2, Methode II) sein.

Sauer oder alkalisch reagierende Substanzen: 10 ml Prüflösung werden mit kohlendioxidfreiem Wasser *R* zu 25 ml verdünnt. 10 ml dieser Lösung werden mit 0,1 ml Methylrot-Lösung *R* und 0,2 ml Natriumhydroxid-Lösung (0,01 mol · l⁻¹) versetzt. Die Lösung muss gelb gefärbt sein. Nach Zusatz von 0,4 ml Salzsäure (0,01 mol · l⁻¹) muss die Lösung rot gefärbt sein.

Spezifische Drehung (2.2.7): 0,100 g Substanz werden in Wasser *R* zu 10,0 ml gelöst. Die spezifische Drehung muss zwischen +52 und +57 liegen.

Verwandte Substanzen: Die Prüfung erfolgt mit Hilfe der Flüssigchromatographie (2.2.29).

Untersuchungslösung: 50,0 mg Substanz werden in der mobilen Phase zu 10,0 ml gelöst.

Referenzlösung a: 0,50 ml Untersuchungslösung werden mit der mobilen Phase zu 100,0 ml verdünnt.

Referenzlösung b: 50,0 mg Substanz werden in 2,5 ml ethanolischer Kaliumhydroxid-Lösung (2 mol · l⁻¹) gelöst. Nach Zusatz von 2,5 ml Wasser *R* wird die Lösung 30 min lang zum Rückfluss erhitzt, mit 2,5 ml verdünnter Salzsäure *R* versetzt und mit der mobilen Phase zu 50 ml verdünnt.

Die Chromatographie kann durchgeführt werden mit
- einer Säule von 0,125 m Länge und 4,6 mm innerem Durchmesser, gepackt mit Kieselgel zur Chromatographie *R* (5 µm)
- einer Vorsäule zwischen Säule und Probeneinlass, gepackt mit geeignetem Kieselgel und äquilibriert mit der mobilen Phase
- einer Mischung von 50 Volumteilen Phosphat-Pufferlösung pH 7,5 (0,2 mol · l⁻¹) *R*, 84 Volumteilen Tetrahydrofuran *R*, 350 Volumteilen Methanol *R* und 516 Volumteilen Wasser *R*, das 0,9 g · l⁻¹ Cetrimoniumbromid *R* enthält, als mobile Phase bei einer Durchflussrate von 1,0 ml je Minute
- einem Spektrometer als Detektor bei einer Wellenlänge von 220 nm
- einer Probenschleife.

Das Chromatographiesystem wird 16 h lang mit der mobilen Phase äquilibriert (die mobile Phase kann nach 6 h langer Elution wieder verwendet werden).

20 µl jeder Lösung werden eingespritzt. Die Chromatographie erfolgt über eine Dauer, die der 2fachen Retentionszeit des Hauptpeaks entspricht. Die Prüfung darf nur ausgewertet werden, wenn
- das Chromatogramm der Referenzlösung a einen Peak zeigt, dessen Signal-Rausch-Verhältnis mindestens 5 beträgt
- das Chromatogramm der Referenzlösung b 2 Peaks zeigt und die Auflösung zwischen diesen Peaks mindestens 2,0 beträgt.

Im Chromatogramm der Untersuchungslösung darf keine Peakfläche, mit Ausnahme der des Hauptpeaks, größer sein als die Fläche des Hauptpeaks im Chromatogramm der Referenzlösung a (0,5 Prozent).

Schwermetalle (2.4.8): 12 ml Prüflösung müssen der Grenzprüfung A entsprechen (20 ppm). Zur Herstellung der Referenzlösung wird die Blei-Lösung (1 ppm Pb) *R* verwendet.

Trocknungsverlust (2.2.32): höchstens 1,0 Prozent, mit 1,000 g Substanz durch Trocknen im Trockenschrank bei 100 bis 105 °C bestimmt.

Sulfatasche (2.4.14): höchstens 0,1 Prozent, mit 1,0 g Substanz bestimmt

Gehaltsbestimmung

0,270 g Substanz, in 60 ml Acetanhydrid *R* gelöst, werden mit Perchlorsäure (0,1 mol · l⁻¹) titriert. Der Endpunkt wird mit Hilfe der Potentiometrie (2.2.20) bestimmt.

1 ml Perchlorsäure (0,1 mol · l⁻¹) entspricht 37,59 mg $C_{22}H_{30}ClNO_2$.

Lagerung

Vor Licht geschützt

Verunreinigungen

A. R = H:
(2*S*,3*R*)-4-(Dimethylamino)-1,2-diphenyl-3-methyl=
butan-2-ol

B. R = CO–CH₃:
(1*S*,2*R*)-1-Benzyl-3-(dimethylamino)-2-methyl-1-
phenylpropylacetat

4.05/1718

Diclazuril für Tiere

Diclazurilum ad usum veterinarium

$C_{17}H_9Cl_3N_4O_2$ M_r 407,6

Definition

(*RS*)-(4-Chlorphenyl)[2,6-dichlor-4-(3,5-dioxo-4,5-di=
hydro-1,2,4-triazin-2(3*H*)-yl)phenyl]acetonitril

Gehalt: 99,0 bis 101,0 Prozent (getrocknete Substanz)

Eigenschaften

Aussehen: weißes bis hellgelbes Pulver

Löslichkeit: praktisch unlöslich in Wasser, wenig löslich in Dimethylformamid, praktisch unlöslich in Dichlorme-than und Ethanol

Prüfung auf Identität

IR-Spektroskopie (2.2.24)

Vergleich: Diclazuril-Referenzspektrum der Ph. Eur.

Prüfung auf Reinheit

Verwandte Substanzen: Flüssigchromatographie (2.2.29)

Untersuchungslösung: 20,0 mg Substanz werden in Di-methylformamid *R* zu 20,0 ml gelöst.

Referenzlösung a: 5 mg Diclazuril zur Eignungsprüfung *CRS* werden in Dimethylformamid *R* zu 5,0 ml gelöst.

Referenzlösung b: 1,0 ml Untersuchungslösung wird mit Dimethylformamid *R* zu 100,0 ml verdünnt. 5,0 ml die-ser Lösung werden mit Dimethylformamid *R* zu 20,0 ml verdünnt.

Säule
– Größe: *l* = 0,10 m, ∅ = 4,6 mm
– Stationäre Phase: desaktiviertes, octadecylsilyliertes Kieselgel zur Chromatographie *R* (3 µm)
– Temperatur: 35 °C

Mobile Phase
– Mobile Phase A: 10 Volumteile einer Lösung von Am-moniumformiat *R* (6,3 g · l⁻¹), die zuvor mit wasser-freier Ameisensäure *R* auf einen pH-Wert von 4,0 ein-gestellt wurde, werden mit 15 Volumteilen Acetonit-ril *R* und 75 Volumteilen Wasser *R* gemischt.
– Mobile Phase B: 10 Volumteile einer Lösung von Am-moniumformiat *R* (6,3 g · l⁻¹), die zuvor mit wasser-freier Ameisensäure *R* auf einen pH-Wert von 4,0 ein-gestellt wurde, werden mit 85 Volumteilen Acetonit-ril *R* und 5 Volumteilen Wasser *R* gemischt.

Zeit (min)	Mobile Phase A (% V/V)	Mobile Phase B (% V/V)
0 – 20	100 → 0	0 → 100
20 – 25	0	100
25 – 26	0 → 100	100 → 0
26 – 36	100	0

Durchflussrate: 1,0 ml · min⁻¹

Detektion: Spektrometer bei 230 nm

Einspritzen: 5 µl

Eignungsprüfung: Referenzlösung a
– Peak-Tal-Verhältnis: mindestens 1,5, wobei H_p die Höhe des Peaks der Verunreinigung D über der Basis-linie und H_v die Höhe des niedrigsten Punkts der Kur-ve über der Basislinie zwischen den Peaks von Verun-reinigung D und Diclazuril darstellt

Grenzwerte
– Korrekturfaktor: Für die Berechnung der Gehalte wer-den die Peakflächen folgender Verunreinigungen mit dem entsprechenden Korrekturfaktor multipliziert:
Verunreinigung D: 1,9
Verunreinigung H: 1,4
– Verunreinigung D: nicht größer als das 0,4fache der Fläche des Hauptpeaks im Chromatogramm der Refe-renzlösung b (0,1 Prozent)
– Jede weitere Verunreinigung: nicht größer als die Flä-che des Hauptpeaks im Chromatogramm der Refe-renzlösung b (0,25 Prozent)
– Summe aller Verunreinigungen: nicht größer als das 4fache der Fläche des Hauptpeaks im Chromato-gramm der Referenzlösung b (1,0 Prozent)
– Ohne Berücksichtigung bleiben: Peaks, deren Fläche kleiner ist als das 0,2fache der Fläche des Hauptpeaks

---

Beachten Sie den Hinweis auf „Allgemeine Monographien" zu Anfang des Bands auf Seite B

im Chromatogramm der Referenzlösung b (0,05 Pro=
zent)

Trocknungsverlust (2.2.32): höchstens 0,5 Prozent, mit
1,000 g Substanz durch 4 h langes Trocknen im Trocken=
schrank bei 100 bis 105 °C bestimmt

Sulfatasche (2.4.14): höchstens 0,1 Prozent, mit 1,0 g
Substanz bestimmt

Gehaltsbestimmung

0,150 g Substanz, in 75 ml Dimethylformamid *R* ge=
löst, werden mit Tetrabutylammoniumhydroxid-Lösung
(0,1 mol · l⁻¹) titriert. Der Endpunkt wird mit Hilfe der
Potentiometrie (2.2.20) bestimmt. Das bis zum zweiten
Wendepunkt zugesetzte Volumen wird abgelesen. Ein
Blindversuch wird durchgeführt.

1 ml Tetrabutylammoniumhydroxid-Lösung (0,1 mol·l⁻¹)
entspricht 20,38 mg $C_{17}H_9Cl_3N_4O_2$.

Lagerung

Vor Licht geschützt

Verunreinigungen

Qualifizierte Verunreinigungen:

A, B, C, D, E, F, G, H, I

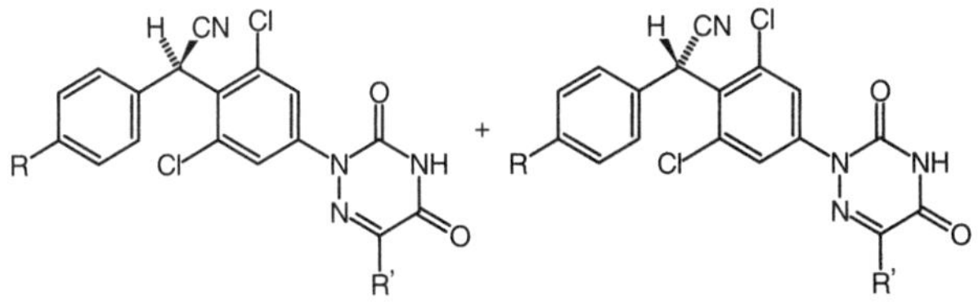

A. R = Cl, R′ = CO₂H:
   2-[3,5-Dichlor-4-[(*RS*)-(4-chlorphenyl)cyanmethyl]=
   phenyl]-3,5-dioxo-2,3,4,5-tetrahydro-1,2,4-triazin-
   6-carbonsäure

B. R = OH, R′ = H:
   (*RS*)-[2,6-Dichlor-4-(3,5-dioxo-4,5-dihydro-1,2,4-
   triazin-2(3*H*)-yl)phenyl](4-hydroxyphenyl)aceto=
   nitril

C. R = Cl, R′ = CONH₂:
   2-[3,5-Dichlor-4-[(*RS*)-(4-chlorphenyl)cyanmethyl]=
   phenyl]-3,5-dioxo-2,3,4,5-tetrahydro-1,2,4-triazin-
   6-carboxamid

G. R = Cl, R′ = CO–O–[CH₂]₃–CH₃:
   Butyl-2-[3,5-dichlor-4-[(*RS*)-(4-chlorphenyl)cyan=
   methyl]phenyl]-3,5-dioxo-2,3,4,5-tetrahydro-1,2,4-
   triazin-6-carboxylat

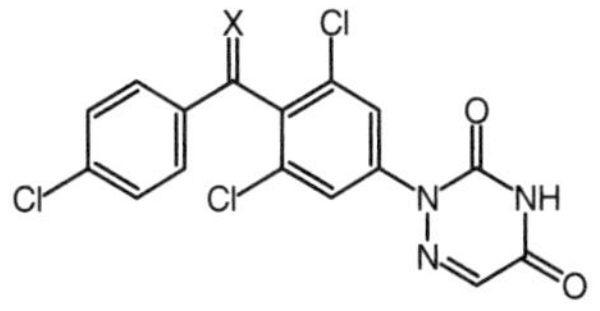

D. X = O:
   2-[3,5-Dichlor-4-(4-chlorbenzoyl)phenyl]-1,2,4-tri=
   azin-3,5(2*H*,4*H*)-dion

F. X = H₂:
   2-[3,5-Dichlor-4-(4-chlorbenzyl)phenyl]-1,2,4-tri=
   azin-3,5(2*H*,4*H*)-dion

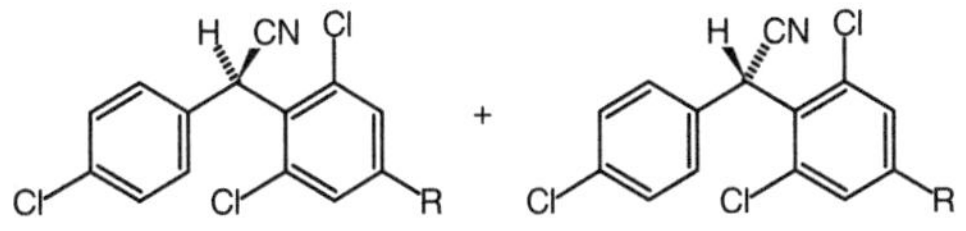

E. R = NH₂:
   (*RS*)-(4-Amino-2,6-dichlorphenyl)(4-chlorphenyl)=
   acetonitril

H. R = H:
   (*RS*)-(4-Chlorphenyl)(2,6-dichlorphenyl)acetonitril

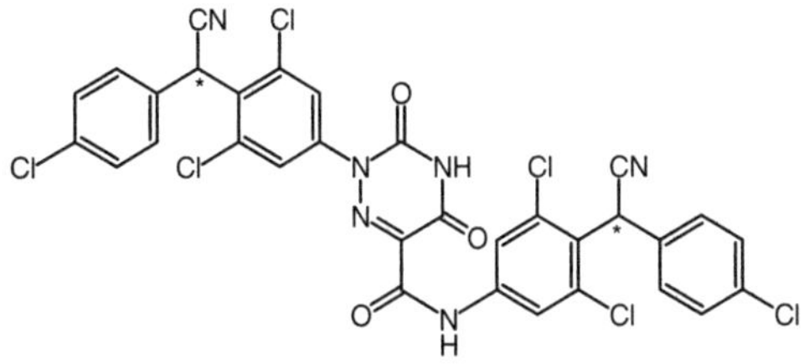

I. *N*,2-Bis[3,5-dichlor-4-[(4-chlorphenyl)cyanmethyl]=
   phenyl]-3,5-dioxo-2,3,4,5-tetrahydro-1,2,4-triazin-
   6-carboxamid

4.05/0138

Dimeticon

Dimeticonum

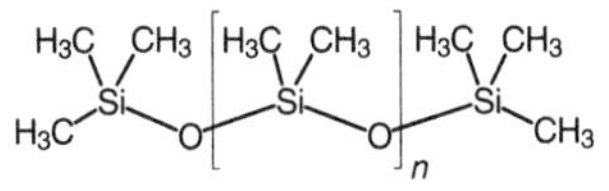

Definition

Dimeticon ist ein durch Hydrolyse und Polykonden-
sation von Dichlordimethylsilan und Chlortrimethylsilan
erhaltenes Polydimethylsiloxan. Die verschiedenen Typen unterscheiden sich durch die nominale Viskosität, die
durch die Ziffer nach dem Namen der Substanz ausgedrückt wird.

Der Polymerisationsgrad (*n* = 20 bis 400) ist so gewählt,
dass die kinematische Viskosität zwischen 20 und
1300 mm² · s⁻¹ liegt.

Die „Allgemeinen Vorschriften" gelten für alle Monographien und sonstigen Texte

Dimeticon mit einer nominalen Viskosität von 50 mm² · s⁻¹ und weniger ist nur zur äußerlichen Anwendung bestimmt.

Eigenschaften

Klare, farblose Flüssigkeiten unterschiedlicher Viskosität; praktisch unlöslich in Wasser, sehr schwer löslich bis praktisch unlöslich in wasserfreiem Ethanol, mischbar mit Ethylacetat, Ethylmethylketon und Toluol

Prüfung auf Identität

A. Die Identität der Substanz wird durch ihre kinematische Viskosität bei 25 °C nachgewiesen (siehe „Prüfung auf Reinheit").

B. Die Prüfung erfolgt mit Hilfe der IR-Spektroskopie (2.2.24) durch Vergleich des Spektrums der Substanz mit dem von Dimeticon *CRS*. Der Bereich von 850 bis 750 cm⁻¹ im Spektrum wird nicht berücksichtigt.

C. 0,5 g Substanz werden in einem Reagenzglas auf kleiner Flamme erhitzt, bis weiße Dämpfe auftreten. Das Reagenzglas wird so über ein zweites Reagenzglas, das 1 ml einer Lösung von Chromotropsäure-Natrium *R* (1 g · l⁻¹) in Schwefelsäure *R* enthält, gehalten, dass die Dämpfe die Lösung erreichen. Das zweite Reagenzglas wird etwa 10 s lang geschüttelt und 5 min lang im Wasserbad erhitzt. Die Lösung färbt sich violett.

D. Die Sulfatasche (2.4.14), mit 50 mg Substanz in einem Platintiegel hergestellt, ist ein weißes Pulver und gibt die Identitätsreaktion auf Silicat (2.3.1).

Prüfung auf Reinheit

Sauer reagierende Substanzen: 2,0 g Substanz werden mit 25 ml einer Mischung gleicher Volumteile von wasserfreiem Ethanol *R* und Ether *R*, die zuvor gegen 0,2 ml Bromthymolblau-Lösung *R* 1 neutralisiert wurde, versetzt. Nach Schütteln der Lösung dürfen bis zum Umschlag nach Blau höchstens 0,15 ml Natriumhydroxid-Lösung (0,01 mol · l⁻¹) verbraucht werden.

Viskosität (2.2.9): Bei 25 °C wird die kinematische Viskosität bestimmt. Die gemessene Viskosität muss mindestens 90 und darf höchstens 110 Prozent der in der Beschriftung angegebenen Viskosität betragen.

Mineralöle: 2 g Substanz werden in einem Reagenzglas im ultravioletten Licht bei 365 nm geprüft. Die Fluoreszenz darf nicht intensiver sein als die einer unter gleichen Bedingungen geprüften Lösung, die 0,1 ppm Chininsulfat *R* in Schwefelsäure (0,005 mol · l⁻¹) enthält.

Phenylierte Verbindungen: 5,0 g Substanz werden unter Schütteln in 10 ml Cyclohexan *R* gelöst. Die Absorption (2.2.25) der Lösung, zwischen 250 und 270 nm gemessen, darf höchstens 0,2 betragen.

Schwermetalle: 1,0 g Substanz wird mit Dichlormethan *R* gemischt und mit Dichlormethan *R* zu 20 ml verdünnt. 1,0 ml einer frisch hergestellten Lösung von Dithizon *R* (20 mg · l⁻¹) in Dichlormethan *R*, 0,5 ml Wasser *R* und 0,5 ml einer Mischung von 1 Volumteil verdünnter Ammoniak-Lösung *R* 2 und 9 Volumteilen einer Lösung von Hydroxylaminhydrochlorid *R* (2 g · l⁻¹) werden zugesetzt. Gleichzeitig wird folgende Referenzlösung hergestellt: 20 ml Dichlormethan *R* werden mit 1,0 ml einer frisch hergestellten Lösung von Dithizon *R* (20 mg · l⁻¹) in Dichlormethan *R*, 0,5 ml Blei-Lösung (10 ppm Pb) *R* und 0,5 ml einer Mischung von 1 Volumteil verdünnter Ammoniak-Lösung *R* 2 und 9 Volumteilen einer Lösung von Hydroxylaminhydrochlorid *R* (2 g · l⁻¹) versetzt. Jede Lösung wird sofort 1 min lang kräftig geschüttelt. Eine in der zu untersuchenden Lösung auftretende Rotfärbung darf nicht stärker als diejenige der Referenzlösung sein (5 ppm).

Flüchtige Bestandteile: höchstens 0,3 Prozent für Dimeticon mit einer nominalen Viskosität von mehr als 50 mm² · s⁻¹, mit 1,00 g Substanz durch 2 h langes Erhitzen in einer Schale von 60 mm Durchmesser und 10 mm Höhe im Trockenschrank bei 150 °C bestimmt

Beschriftung

Die Beschriftung gibt an,
– nominale Viskosität als Ziffer nach dem Namen der Substanz
– falls zutreffend, dass die Substanz zur äußerlichen Anwendung bestimmt ist.

4.05/1880

Dostenkraut

Origani herba

Definition

Die von den Stängeln getrennten getrockneten Blätter und Blüten von *Origanum onites* L., *Origanum vulgare* L. subsp. *hirtum* (Link) Ietsw. oder eine Mischung beider Arten

Gehalt: mindestens 25 ml · kg⁻¹ ätherisches Öl und mindestens 1,5 Prozent Carvacrol und Thymol (beide C₁₀H₁₄O; *M*ᵣ 150,2), bezogen auf die wasserfreie Droge

Eigenschaften

Makroskopische und mikroskopische Merkmale werden unter „Prüfung auf Identität, A und B" beschrieben.

Beachten Sie den Hinweis auf „Allgemeine Monographien" zu Anfang des Bands auf Seite B

Prüfung auf Identität

A. *Origanum onites:* Das Blatt ist gelblich grün, gewöhnlich 4 bis 22 mm lang und 3 bis 14 mm breit, hat einen langen oder kurzen Blattstiel oder ist sitzend. Die Blattspreite ist eiförmig, elliptisch oder eiförmig-lanzettlich, ganzrandig oder gesägt, die Blattspitze spitz oder stumpf. Die Nervatur ist gelblich und an der Blattoberseite deutlich sichtbar. Blüten liegen einzeln oder als Teile von Trugdolden vor. Der Kelch ist hochblattartig und unscheinbar. Die Blütenkrone ist an der Spitze der Infloreszenzen und bei Einzelblüten weiß oder unscheinbar. Die Hochblätter sind dachziegelartig angeordnet und ähnlich grün wie die Blätter. Die Droge enthält gelbliche oder gelblich braune Stängelteile.

Origanum vulgare (subsp. *hirtum*): Das Blatt ist grün, gewöhnlich 3 bis 28 mm lang und 2,5 bis 19 mm breit, gestielt oder sitzend. Die Blattspreite ist eiförmig oder eiförmig-elliptisch, ganzrandig oder gesägt, die Blattspitze spitz oder stumpf. Blüten sind selten, finden sich als Teile von Trugdolden. Die Hochblätter sind grünlich gelb und dachziegelartig angeordnet. Der Kelch hat die Form einer Blütenkrone und ist unscheinbar. Die Blütenkrone an der Spitze der Infloreszenzen ist weiß, wenig auffallend oder unscheinbar.

B. Die Droge wird pulverisiert (355). Das Pulver ist grün (*O. vulgare*) bis gelblich grün (*O. onites*). Die Prüfung erfolgt unter dem Mikroskop, wobei Chloralhydrat-Lösung *R* verwendet wird. Die Deckhaare sind entweder vom Lamiaceen-Typ oder kurz, einzellig und selten kegelförmig; die kegelförmigen Haare erscheinen wie spitze Zähne und sind bei *O. vulgare* reichlicher vorhanden. Deckhaare von *O. vulgare* sind dickwandig. Deckhaare von *O. onites* enthalten prismatische Calciumoxalatkristalle, die von *O. vulgare* winzige Nadeln. Die Kutikula der Deckhaare bei *O. onites* ist glatt, bei *O. vulgare* warzig. Bruchstücke der Blattepidermis haben Zellen mit buchtigen Wänden und Spaltöffnungen vom diacytischen Typ (2.8.3); die Epidermiszellen sind bei *O. vulgare* größer, die der oberen Epidermis sind perlschnurartig, mit Drüsenschuppen aus 8 bis 16 Zellen (12 bei *O. vulgare*). Drüsenhaare sind bei *O. onites* zahlreich, bei *O. vulgare* selten, haben ein einzelliges Köpfchen und einen 1-zelligen, 2-zelligen oder 3-zelligen (bei *O. vulgare* einen 2-zelligen oder 3-zelligen) Stiel. Die Pollenkörner sind glatt und kugelig und bei *O. onites* reichlicher vorhanden.

C. Dünnschichtchromatographie (2.2.27)

Untersuchungslösung: 1,0 g pulverisierte Droge (355) wird mit 5 ml Dichlormethan *R* versetzt, 3 min lang geschüttelt und über etwa 2 g wasserfreiem Natriumsulfat *R* abfiltriert.

Referenzlösung: 1 mg Thymol *R* und 10 µl Carvacrol *R* werden in 10 ml Dichlormethan *R* gelöst.

Platte: DC-Platte mit Kieselgel *R*

Fließmittel: Dichlormethan *R*

Auftragen: 20 µl; bandförmig

Laufstrecke: 15 cm

Trocknen: an der Luft

Detektion: Die Platte wird mit Anisaldehyd-Reagenz *R* besprüht, wobei für eine Platte von 200 × 200 mm 10 ml Reagenz verwendet werden, und 10 min lang bei 100 bis 105 °C erhitzt.

Ergebnis: Die Zonenfolge in den Chromatogrammen von Referenzlösung und Untersuchungslösung ist aus den nachstehenden Angaben ersichtlich. Im Chromatogramm der Untersuchungslösung sind im unteren Drittel und im oberen Teil weitere Zonen vorhanden.

Oberer Plattenrand	
	eine bläulich purpurrote Zone
———	———
	eine blassgrüne Zone
Thymol: eine rosa Zone	eine rosa Zone (Thymol)
Carvacrol: eine hellviolette Zone	eine hellviolette Zone (Carvacrol)
———	———
	eine blasspurpurrote Zone
	eine graue Zone
	eine blassgrüne Zone
	eine bläulich purpurrote Zone
	eine intensive, braune Zone
Referenzlösung	**Untersuchungslösung**

Prüfung auf Reinheit

Fremde Bestandteile (2.8.2): höchstens 2 Prozent

Wasser (2.2.13): höchstens 120 ml · kg^{-1}, mit 20,0 g pulverisierter Droge (355) bestimmt

Asche (2.4.16): höchstens 15,0 Prozent

Salzsäureunlösliche Asche (2.8.1): höchstens 4,0 Prozent

Gehaltsbestimmung

Ätherisches Öl (2.8.12): Die Bestimmung erfolgt unter Verwendung von 30,0 g Droge, einem 1000-ml-Rundkolben und 400 ml Wasser *R* als Destillationsflüssigkeit. 2 h lang wird ohne Xylol *R* als Vorlage mit einer Geschwindigkeit von 2 bis 3 ml je Minute destilliert.

Carvacrol und Thymol: Gaschromatographie (2.2.28) mit Hilfe des Verfahrens „Normalisierung"

Untersuchungslösung: Das unter „Ätherisches Öl" erhaltene Öl wird über eine kleine Menge von wasserfreiem Natriumsulfat *R* filtriert und mit Hexan *R* unter Waschen

D

Monographien

Das folgende Chromatogramm dient zur Information.

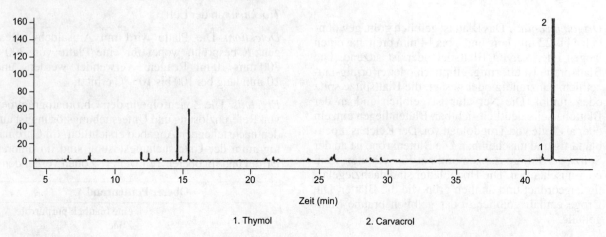

Abb. 1880-1: Chromatogramm für die Gehaltsbestimmung „Carvacrol und Thymol" von Dostenkraut

1. Thymol   2. Carvacrol

von Apparatur und wasserfreiem Natriumsulfat zu 5,0 ml verdünnt.

Referenzlösung: 0,20 g Thymol *R* und 50 mg Carvacrol *R* werden in Hexan *R* zu 5,0 ml gelöst.

Säule
- Material: Quarzglas
- Größe: l = 60 m, $\varnothing$ = 0,25 mm
- Stationäre Phase: Macrogol 20 000 *R* (Filmdicke 0,25 µm)

Trägergas: Stickstoff zur Chromatographie *R* oder Helium zur Chromatographie *R*

Durchflussrate: 1,5 ml · min⁻¹

Splitverhältnis: 1:100

Temperatur

	Zeit (min)	Temperatur (°C)
Säule	0 – 45	40 → 250
Probeneinlass		190
Detektor		210

Detektion: Flammenionisation

Einspritzen: 0,2 µl

Reihenfolge der Elution: Die Substanzen werden in der gleichen Reihenfolge wie bei der Herstellung der Referenzlösung angegeben eluiert. Die Retentionszeiten dieser Substanzen werden aufgezeichnet.

Eignungsprüfung: Referenzlösung
- Auflösung: mindestens 1,5 zwischen den Peaks von Thymol und Carvacrol

Mit Hilfe der im Chromatogramm der Referenzlösung erhaltenen Retentionszeiten werden im Chromatogramm der Untersuchungslösung die Bestandteile der Referenzlösung lokalisiert. Der Prozentgehalt an Carvacrol und Thymol wird bestimmt.
Der Hexan-Peak wird nicht berücksichtigt.

4.05/1314

Dosulepinhydrochlorid
Dosulepini hydrochloridum

C₁₉H₂₂ClNS M_r 331,9

Definition

(*E*)-3-(Dibenzo[*b,e*]thiepin-11(6*H*)-yliden)-*N,N*-dime= thylpropan-1-amin-hydrochlorid

Gehalt: 98,0 bis 101,0 Prozent (getrocknete Substanz)

Eigenschaften

Aussehen: weißes bis schwach gelbes, kristallines Pulver

Löslichkeit: leicht löslich in Wasser, Dichlormethan und Ethanol

Prüfung auf Identität

1: B, D
2: A, C, D

A. 25,0 mg Substanz werden in einer Lösung von Salzsäure *R* (1 g · l⁻¹) in Methanol *R* zu 100,0 ml gelöst. 2,0 ml Lösung werden mit einer Lösung von Salzsäure *R* (1 g · l⁻¹) in Methanol *R* zu 50,0 ml verdünnt. Diese Lösung, zwischen 220 und 350 nm gemessen, zeigt Absorptionsmaxima (2.2.25) bei 231 und 306 nm und eine Schulter bei etwa 260 nm. Die spezifische Absorption, im Maximum bei 231 nm gemessen, liegt zwischen 660 und 730.

B. IR-Spektroskopie (2.2.24)

Probenvorbereitung: Presslinge

Vergleich: Dosulepinhydrochlorid *CRS*

C. Wird etwa 1 mg Substanz in 5 ml Schwefelsäure *R* gelöst, entsteht eine dunkelrote Färbung.

D. Die Substanz gibt die Identitätsreaktion b auf Chlorid (2.3.1).

Prüfung auf Reinheit

Aussehen der Lösung: Die Lösung muss klar (2.2.1) und darf nicht stärker gefärbt sein als die Farbvergleichslösung G_5 (2.2.2, Methode II).

1 g Substanz wird in Wasser *R* zu 20 ml gelöst.

pH-Wert (2.2.3): 4,2 bis 5,2

1 g Substanz wird in kohlendioxidfreiem Wasser *R* zu 10 ml gelöst.

Verunreinigung E, verwandte Substanzen: Flüssigchromatographie (2.2.29)

Die Lösungen müssen unmittelbar vor Gebrauch hergestellt und vor Licht geschützt werden.

Untersuchungslösung: 50,0 mg Substanz werden in 5 ml Methanol *R* gelöst. Die Lösung wird mit der mobilen Phase zu 100,0 ml verdünnt.

Referenzlösung a: 12,5 mg Dosulepin-Verunreinigung A *CRS* werden in 5 ml Methanol *R* gelöst. Die Lösung wird mit der mobilen Phase zu 50,0 ml verdünnt. 0,5 ml dieser Lösung werden mit der mobilen Phase zu 100,0 ml verdünnt.

Referenzlösung b: 10,0 mg Dosulepinhydrochlorid *CRS* werden in 5 ml Methanol *R* gelöst. Die Lösung wird mit der mobilen Phase zu 20,0 ml verdünnt.

Säule
- Größe: $l = 0,25$ m, $\varnothing = 4,6$ mm
- Stationäre Phase: cyanopropylsilyliertes Kieselgel zur Chromatographie *R* 1 (5 μm)
- Temperatur: 35 °C

Mobile Phase: 0,83-prozentige Lösung (*V/V*) von Perchlorsäure *R*, 1-Propanol *R*, Methanol *R*, Wasser *R* (1:10:30:60 *V/V/V/V*)

Durchflussrate: 1 ml · min⁻¹

Detektion: Spektrometer bei 229 nm

Einspritzen: 5 μl

Chromatographiedauer: 2,5fache Retentionszeit von Dosulepin (*E*-Isomer)

Relative Retention (bezogen auf Dosulepin, *E*-Isomer, t_R etwa 25 min)
- Verunreinigung E: etwa 0,9

Eignungsprüfung: Referenzlösung b
- Peak-Tal-Verhältnis: mindestens 4, wobei H_p die Höhe des Peaks der Verunreinigung E über der Basislinie und H_v die Höhe des niedrigsten Punkts der Kurve über der Basislinie zwischen den Peaks der Verunreinigung E und Dosulepin (*E*-Isomer) darstellt

Grenzwerte
- Verunreinigung E: nicht größer als 5 Prozent der Summe der Flächen des Peaks der Verunreinigung E und des Hauptpeaks im Chromatogramm der Untersuchungslösung
- Verunreinigung A: nicht größer als die Fläche des Hauptpeaks im Chromatogramm der Referenzlösung a (0,25 Prozent)
- Jede weitere Verunreinigung: nicht größer als das 0,4fache der Fläche des Hauptpeaks im Chromatogramm der Referenzlösung a (0,1 Prozent)
- Summe aller weiteren Verunreinigungen und Verunreinigung A: nicht größer als das 2fache der Fläche des Hauptpeaks im Chromatogramm der Referenzlösung a (0,5 Prozent)
- Ohne Berücksichtigung bleiben: Peaks, deren Fläche kleiner ist als das 0,2fache der Fläche des Hauptpeaks im Chromatogramm der Referenzlösung a (0,05 Prozent)

Schwermetalle (2.4.8): höchstens 20 ppm

1,0 g Substanz muss der Grenzprüfung C entsprechen. Zur Herstellung der Referenzlösung werden 2 ml Blei-Lösung (10 ppm Pb) *R* verwendet.

Trocknungsverlust (2.2.32): höchstens 0,5 Prozent, mit 1,000 g Substanz durch Trocknen im Trockenschrank bei 100 bis 105 °C bestimmt

Sulfatasche (2.4.14): höchstens 0,1 Prozent, mit 1,0 g Substanz bestimmt

Gehaltsbestimmung

0,250 g Substanz, in einer Mischung von 5 ml wasserfreier Essigsäure *R* und 35 ml Acetanhydrid *R* gelöst, werden mit Perchlorsäure (0,1 mol · l⁻¹) titriert. Der Endpunkt wird mit Hilfe der Potentiometrie (2.2.20) bestimmt.

1 ml Perchlorsäure (0,1 mol · l⁻¹) entspricht 33,19 mg $C_{19}H_{22}ClNS$.

Lagerung

Vor Licht geschützt

D

Monographien

Verunreinigungen

A. X = SO:
   (*E*)-3-(5-Oxo-5λ⁴-dibenzo[*b*,*e*]thiepin-11(6*H*)-yliden)-*N*,*N*-dimethylpropan-1-amin

D. X = SO₂:
   (*E*)-3-(5,5-Dioxo-5λ⁶-dibenzo[*b*,*e*]thiepin-11(6*H*)-yliden)-*N*,*N*-dimethylpropan-1-amin

B. Dibenzo[*b*,*e*]thiepin-11(6*H*)-on

C. (11*RS*)-11-[3-(Dimethylamino)propyl]-6,11-dihydrodibenzo[*b*,*e*]thiepin-11-ol

E. (*Z*)-3-(Dibenzo[*b*,*e*]thiepin-11(6*H*)-yliden)-*N*,*N*-dimethylpropan-1-amin

E

Ebastin

Ebastinum

$C_{32}H_{39}NO_2$ M_r 469,7

4.05/2015

Definition

1-[4-(1,1-Dimethylethyl)phenyl]-4-[4-(diphenylmeth= oxy)piperidin-1-yl]butan-1-on

Gehalt: 99,0 bis 101,0 Prozent (wasserfreie Substanz)

Eigenschaften

Aussehen: weißes, kristallines Pulver

Löslichkeit: praktisch unlöslich in Wasser, sehr leicht löslich in Dichlormethan, schwer löslich in Methanol

Schmelztemperatur: etwa 86 °C

Prüfung auf Identität

IR-Spektroskopie (2.2.24)

Vergleich: Ebastin-Referenzspektrum der Ph. Eur.

Prüfung auf Reinheit

Verwandte Substanzen: Flüssigchromatographie (2.2.29)

Die Lösungen sind vor Licht zu schützen.

Lösung A: 35 Volumteile Acetonitril R und 65 Volumteile einer Lösung von Phosphorsäure 85 % R (0,6 g · l^{-1}), die zuvor mit einer Lösung von Natriumhydroxid R (40 g · l^{-1}) auf einen pH-Wert von 5,0 eingestellt wurde, werden gemischt.

Untersuchungslösung: 0,125 g Substanz werden in der Lösung A zu 50,0 ml gelöst.

Referenzlösung a: 5,0 mg Ebastin-Verunreinigung C *CRS* und 5,0 mg Ebastin-Verunreinigung D *CRS* werden in der Lösung A zu 20,0 ml gelöst. 1,0 ml Lösung wird mit der Lösung A zu 100,0 ml verdünnt.

Referenzlösung b: 1,0 ml Untersuchungslösung wird mit der Lösung A zu 100,0 ml verdünnt. 1,0 ml dieser Lösung wird mit der Lösung A zu 10,0 ml verdünnt.

Säule
- Größe: l = 0,25 m, ∅ = 4,6 mm
- Stationäre Phase: cyanopropylsilyliertes Kieselgel zur Chromatographie R (5 µm)

Mobile Phase: Lösung A
Der Prozentgehalt an Acetonitril wird zwischen 30 und 40 Prozent (*V/V*) eingestellt, um für Ebastin eine Retentionszeit von etwa 110 min zu erreichen.

Durchflussrate: 1 ml · min^{-1}

Detektion: Spektrometer bei 210 nm

Einspritzen: 10 µl

Chromatographiedauer: 1,4fache Retentionszeit von Ebastin

Relative Retention (bezogen auf Ebastin)
- Verunreinigung A: etwa 0,04
- Verunreinigung B: etwa 0,05
- Verunreinigung D: etwa 0,20
- Verunreinigung C: etwa 0,22
- Verunreinigung F: etwa 0,42
- Verunreinigung G: etwa 0,57
- Verunreinigung E: etwa 1,14

Eignungsprüfung: Referenzlösung a
- Auflösung: mindestens 2,0 zwischen den Peaks von Verunreinigung D und Verunreinigung C

Grenzwerte
- Verunreinigung A, B, C, D, E, F oder G: jeweils nicht größer als die Fläche des Hauptpeaks im Chromatogramm der Referenzlösung b (0,1 Prozent)
- Jede weitere Verunreinigung: nicht größer als die Fläche des Hauptpeaks im Chromatogramm der Referenzlösung b (0,1 Prozent)
- Summe aller Verunreinigungen: nicht größer als das 4fache der Fläche des Hauptpeaks im Chromatogramm der Referenzlösung b (0,4 Prozent)
- Ohne Berücksichtigung bleiben: Peaks, deren Fläche kleiner ist als das 0,5fache der Fläche des Hauptpeaks im Chromatogramm der Referenzlösung b (0,05 Prozent)

Sulfat (2.4.13): höchstens 100 ppm

2,5 g Substanz werden in 25 ml verdünnter Salpetersäure R suspendiert. Die Suspension wird 10 min lang zum Rückfluss erhitzt, abgekühlt und filtriert. 15 ml Filtrat müssen der Grenzprüfung auf Sulfat entsprechen.

Wasser (2.5.12): höchstens 0,5 Prozent, mit 0,500 g Substanz bestimmt

Sulfatasche (2.4.14): höchstens 0,1 Prozent, mit 1,0 g Substanz bestimmt

Gehaltsbestimmung

0,350 g Substanz, in 50 ml Essigsäure 99 % R gelöst, werden mit Perchlorsäure (0,1 mol · l^{-1}) titriert. Der Endpunkt wird mit Hilfe der Potentiometrie (2.2.20) bestimmt.

E

Monographien

Die „Allgemeinen Vorschriften" gelten für alle Monographien und sonstigen Texte

1 ml Perchlorsäure (0,1 mol · l⁻¹) entspricht 46,97 mg $C_{32}H_{39}NO_2$.

Lagerung

Vor Licht geschützt

Verunreinigungen

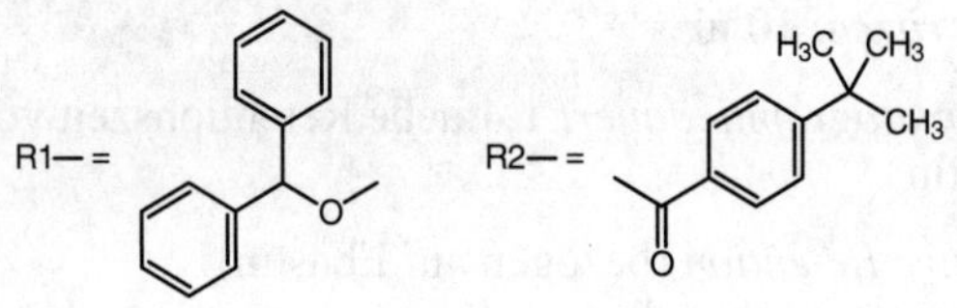

R1— =   R2— =

A. R1 — H:
   Diphenylmethanol
   (Benzhydrol)

B. R2 — CH₃:
   1-[4-(1,1-Dimethylethyl)phenyl]ethanon

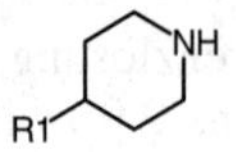

C. 4-(Diphenylmethoxy)piperidin

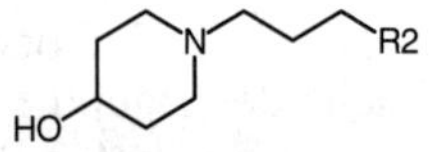

D. 1-[4-(1,1-Dimethylethyl)phenyl]-4-(4-hydroxypipe=
   ridin-1-yl)butan-1-on

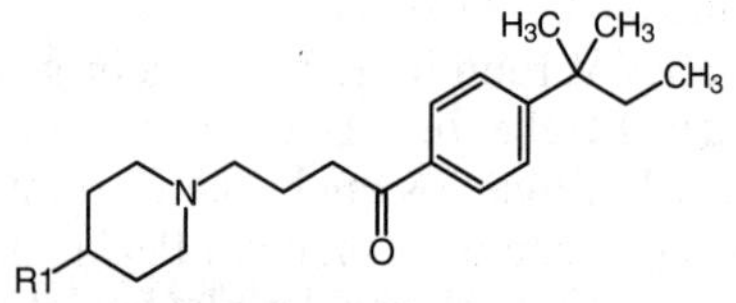

E. 1-[4-(1,1-Dimethylpropyl)phenyl]-4-[4-(diphenyl=
   methoxy)piperidin-1-yl]butan-1-on

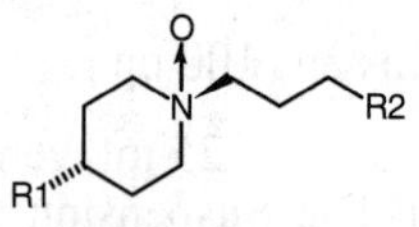

F. 1-[4-(1,1-Dimethylethyl)phenyl]-4-[cis-4-(diphenyl=
   methoxy)-1-oxidopiperidin-1-yl]butan-1-on

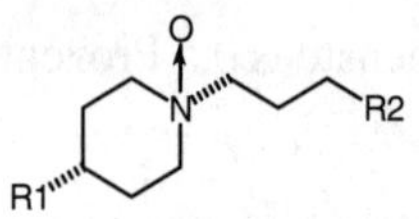

G. 1-[4-(1,1-Dimethylethyl)phenyl]-4-[trans-4-(diphe=
   nylmethoxy)-1-oxidopiperidin-1-yl]butan-1-on

4.05/2049

Econazol
Econazolum

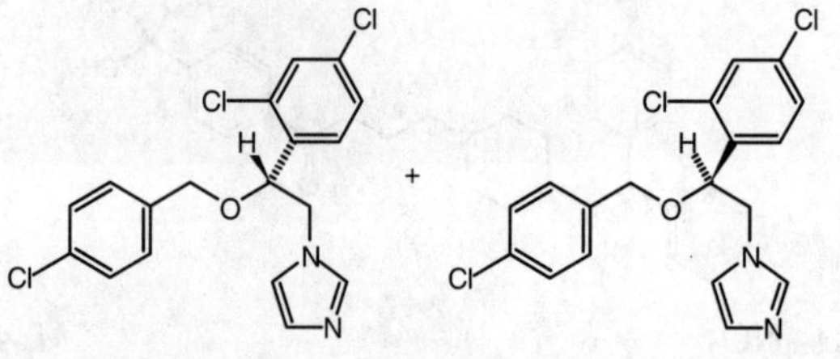

$C_{18}H_{15}Cl_3N_2O$ M_r 381,7

Definition

1-[(2RS)-2-[(4-Chlorbenzyl)oxy]-2-(2,4-dichlorphe=
nyl)ethyl]-1H-imidazol

Gehalt: 99,0 bis 101,0 Prozent (getrocknete Substanz)

Eigenschaften

Aussehen: weißes bis fast weißes Pulver

Löslichkeit: praktisch unlöslich in Wasser, sehr leicht löslich in Dichlormethan und Ethanol

Prüfung auf Identität

A. Schmelztemperatur (2.2.14): 88 bis 92 °C

B. IR-Spektroskopie (2.2.24)

   Vergleich: Econazol-Referenzspektrum der Ph. Eur.

Prüfung auf Reinheit

Verwandte Substanzen: Flüssigchromatographie (2.2.29)

Untersuchungslösung: 0,100 g Substanz werden in Methanol *R* zu 10,0 ml gelöst.

Referenzlösung a: 10 mg Econazol zur Eignungsprüfung *CRS* werden in Methanol *R* zu 1,0 ml gelöst.

Referenzlösung b: 1,0 ml Untersuchungslösung wird mit Methanol *R* zu 20,0 ml verdünnt. 1,0 ml dieser Lösung wird mit Methanol *R* zu 25,0 ml verdünnt.

Säule
– Größe: *l* = 0,10 m, ∅ = 4,6 mm
– Stationäre Phase: desaktiviertes, octadecylsilyliertes Kieselgel zur Chromatographie *R* (3 µm)
– Temperatur: 35 °C

Mobile Phase
- Mobile Phase A: 20 Volumteile Methanol *R* werden mit 80 Volumteilen einer Lösung von Ammoniumacetat *R* (0,77 g · l⁻¹) gemischt.
- Mobile Phase B: Methanol *R*, Acetonitril *R* (40:60 *V/V*)

Zeit (min)	Mobile Phase A (% V/V)	Mobile Phase B (% V/V)
0 – 25	60 → 10	40 → 90
25 – 27	10	90
27 – 28	10 → 60	90 → 40
28 – 33	60	40

Durchflussrate: 1,5 ml · min⁻¹

Detektion: Spektrometer bei 225 nm

Einspritzen: 10 µl

Eignungsprüfung: Referenzlösung a
- Peak-Tal-Verhältnis: mindestens 1,5, wobei H_p die Höhe des Peaks der Verunreinigung C über der Basislinie und H_v die Höhe des niedrigsten Punkts der Kurve über der Basislinie zwischen den Peaks von Verunreinigung C und Econazol darstellt

Grenzwerte
- Korrekturfaktor: Für die Berechnung des Gehalts wird die Peakfläche der Verunreinigung A mit Faktor 1,4 multipliziert.
- Verunreinigung A, B oder C: jeweils nicht größer als die Fläche des Hauptpeaks im Chromatogramm der Referenzlösung b (0,2 Prozent)
- Summe aller Verunreinigungen: nicht größer als das 1,5fache der Fläche des Hauptpeaks im Chromatogramm der Referenzlösung b (0,3 Prozent)
- Ohne Berücksichtigung bleiben: Peaks, deren Fläche kleiner ist als das 0,25fache der Fläche des Hauptpeaks im Chromatogramm der Referenzlösung b (0,05 Prozent)

Trocknungsverlust (2.2.32): höchstens 0,5 Prozent, mit 1,000 g Substanz durch 4 h langes Trocknen im Vakuum bei 60 °C bestimmt

Sulfatasche (2.4.14): höchstens 0,1 Prozent, mit 1,0 g Substanz bestimmt

Gehaltsbestimmung

0,300 g Substanz, in 75 ml wasserfreier Essigsäure *R* gelöst, werden mit Perchlorsäure (0,1 mol · l⁻¹) titriert. Der Endpunkt wird mit Hilfe der Potentiometrie (2.2.20) bestimmt. Ein Blindversuch wird durchgeführt.

1 ml Perchlorsäure (0,1 mol · l⁻¹) entspricht 38,17 mg $C_{18}H_{15}Cl_3N_2O$.

Lagerung

Vor Licht geschützt

Verunreinigungen

Qualifizierte Verunreinigungen:

A, B, C

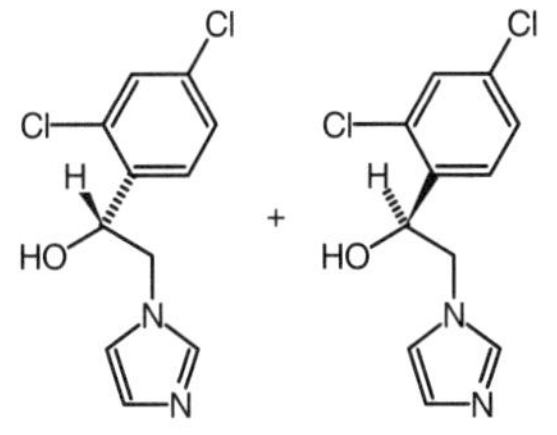

A. (1*RS*)-1-(2,4-Dichlorphenyl)-2-(1*H*-imidazol-1-yl)= ethanol

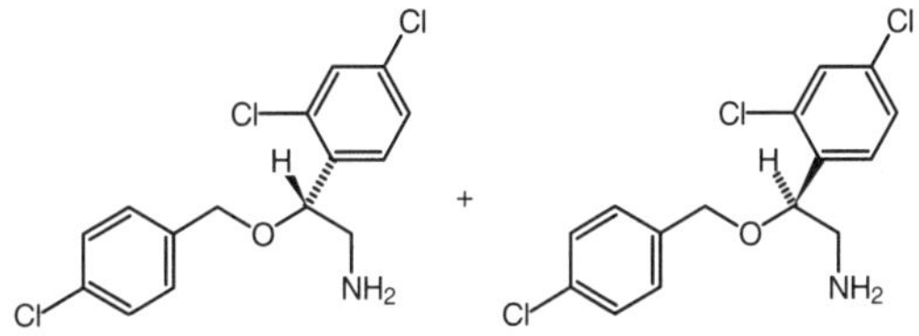

B. (2*RS*)-2-[(4-Chlorbenzyl)oxy]-2-(2,4-dichlorphenyl)ethanamin

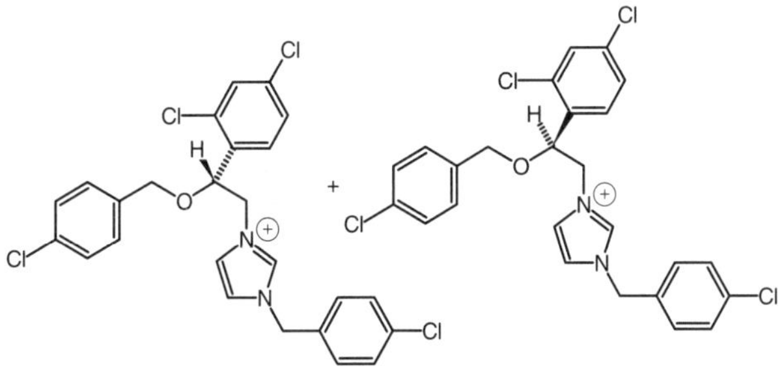

C. 1-(4-Chlorbenzyl)-3-[(2*RS*)-2-[(4-chlorbenzyl)oxy]-2-(2,4-dichlorphenyl)ethyl]imidazolium

---

4.05/0665

Econazolnitrat

Econazoli nitras

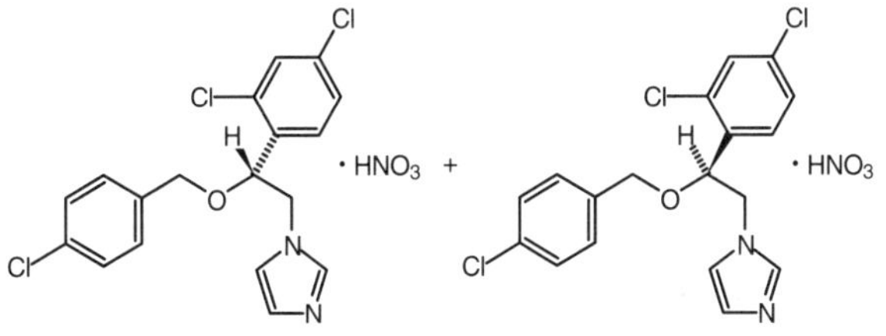

$C_{18}H_{16}Cl_3N_3O_4$ M_r 444,7

Definition

1-[(2*RS*)-2-[(4-Chlorbenzyl)oxy]-2-(2,4-dichlorphenyl)ethyl]-1*H*-imidazol-nitrat

Gehalt: 99,0 bis 101,0 Prozent (getrocknete Substanz)

Eigenschaften

Aussehen: weißes bis fast weißes, kristallines Pulver

Löslichkeit: sehr schwer löslich in Wasser, löslich in Methanol, wenig löslich in Dichlormethan, schwer löslich in Ethanol

Schmelztemperatur: etwa 165 °C, unter Zersetzung

Prüfung auf Identität

IR-Spektroskopie (2.2.24)

Vergleich: Econazolnitrat-Referenzspektrum der Ph. Eur.

Prüfung auf Reinheit

Verwandte Substanzen: Flüssigchromatographie (2.2.29)

Untersuchungslösung: 0,100 g Substanz werden in Methanol *R* zu 10,0 ml gelöst.

Referenzlösung a: 10 mg Econazol zur Eignungsprüfung *CRS* werden in Methanol *R* zu 1,0 ml gelöst.

Referenzlösung b: 1,0 ml Untersuchungslösung wird mit Methanol *R* zu 20,0 ml verdünnt. 1,0 ml dieser Lösung wird mit Methanol *R* zu 25,0 ml verdünnt.

Säule
- Größe: l = 0,10 m, $\varnothing$ = 4,6 mm
- Stationäre Phase: desaktiviertes, octadecylsilyliertes Kieselgel zur Chromatographie *R* (3 µm)
- Temperatur: 35 °C

Mobile Phase
- Mobile Phase A: 20 Volumteile Methanol *R* werden mit 80 Volumteilen einer Lösung von Ammoniumacetat *R* (0,77 g · l^{-1}) gemischt.
- Mobile Phase B: Methanol *R*, Acetonitril *R* (40:60 *V/V*)

Zeit (min)	Mobile Phase A (% *V/V*)	Mobile Phase B (% *V/V*)
0 – 25	60 → 10	40 → 90
25 – 27	10	90
27 – 28	10 → 60	90 → 40
28 – 33	60	40

Durchflussrate: 1,5 ml · min^{-1}

Detektion: Spektrometer bei 225 nm

Einspritzen: 10 µl

Eignungsprüfung: Referenzlösung a
- Peak-Tal-Verhältnis: mindestens 1,5, wobei H_p die Höhe des Peaks der Verunreinigung C über der Basislinie und H_v die Höhe des niedrigsten Punkts der Kurve über der Basislinie zwischen den Peaks von Verunreinigung C und Econazol darstellt

Grenzwerte
- Korrekturfaktor: Für die Berechnung des Gehalts wird die Peakfläche der Verunreinigung A mit Faktor 1,4 multipliziert.
- Verunreinigung A, B oder C: jeweils nicht größer als die Fläche des Hauptpeaks im Chromatogramm der Referenzlösung b (0,2 Prozent)
- Summe aller Verunreinigungen: nicht größer als das 1,5fache der Fläche des Hauptpeaks im Chromatogramm der Referenzlösung b (0,3 Prozent)
- Ohne Berücksichtigung bleiben: Peaks, deren Fläche kleiner ist als das 0,25fache der Fläche des Hauptpeaks im Chromatogramm der Referenzlösung b (0,05 Prozent), und der dem Nitrat-Ion entsprechende Peak am Anfang des Chromatogramms

Trocknungsverlust (2.2.32): höchstens 0,5 Prozent, mit 1,000 g Substanz durch 4 h langes Trocknen im Trockenschrank bei 100 bis 105 °C bestimmt

Sulfatasche (2.4.14): höchstens 0,1 Prozent, mit 1,0 g Substanz bestimmt

Gehaltsbestimmung

0,400 g Substanz, in 50 ml wasserfreier Essigsäure *R* gelöst, werden mit Perchlorsäure (0,1 mol · l^{-1}) titriert. Der Endpunkt wird mit Hilfe der Potentiometrie (2.2.20) bestimmt. Ein Blindversuch wird durchgeführt.

1 ml Perchlorsäure (0,1 mol · l^{-1}) entspricht 44,47 mg $C_{18}H_{16}Cl_3N_3O_4$.

Lagerung

Vor Licht geschützt

Verunreinigungen

Qualifizierte Verunreinigungen:

A, B, C

A. (1*RS*)-1-(2,4-Dichlorphenyl)-2-(1*H*-imidazol-1-yl)=ethanol

B. (2*RS*)-2-[(4-Chlorbenzyl)oxy]-2-(2,4-dichlorphenyl)ethanamin

C. 1-(4-Chlorbenzyl)-3-[(2RS)-2-[(4-chlorbenzyl)oxy]-2-(2,4-dichlorphenyl)ethyl]imidazolium

4.05/0457

Etacrynsäure

Acidum etacrynicum

$C_{13}H_{12}Cl_2O_4$ M_r 303,1

Definition

[2,3-Dichlor-4-(2-ethylpropenoyl)phenoxy]essigsäure

Gehalt: 98,0 bis 102,0 Prozent (getrocknete Substanz)

Eigenschaften

Aussehen: weißes bis fast weißes, kristallines Pulver

Löslichkeit: sehr schwer löslich in Wasser, leicht löslich in Ethanol

Die Substanz löst sich in Ammoniak- und verdünnten Alkalihydroxid- und Alkalicarbonat-Lösungen.

Prüfung auf Identität

1: C
2: A, B, D, E

A. Schmelztemperatur (2.2.14): 121 bis 124 °C

B. 50,0 mg Substanz werden in einer Mischung von 1 Volumteil einer Lösung von Salzsäure R (103 g · l⁻¹) und 99 Volumteilen Methanol R zu 100,0 ml gelöst. 10,0 ml Lösung werden mit einer Mischung von 1 Volumteil einer Lösung von Salzsäure R (103 g · l⁻¹) und 99 Volumteilen Methanol R zu 100,0 ml verdünnt. Diese Lösung, zwischen 230 und 350 nm gemessen, zeigt ein Absorptionsmaximum (2.2.25) bei 270 nm und eine Schulter bei etwa 285 nm. Die spezifische

Absorption im Maximum bei 270 nm liegt zwischen 110 und 120.

C. IR-Spektroskopie (2.2.24)

Probenvorbereitung: Presslinge

Vergleich: Etacrynsäure *CRS*

D. Etwa 30 mg Substanz werden in 2 ml aldehydfreiem Ethanol 96 % R gelöst. Getrennt davon werden 70 mg Hydroxylaminhydrochlorid R in 0,1 ml Wasser R gelöst. Diese Lösung wird mit 7 ml ethanolischer Kaliumhydroxid-Lösung R versetzt, mit aldehydfreiem Ethanol 96 % R zu 10 ml verdünnt und stehen gelassen. 1 ml der überstehenden Flüssigkeit wird entnommen und der Substanzlösung zugesetzt. Diese Lösung wird 3 min lang im Wasserbad erhitzt und nach dem Abkühlen mit 3 ml Wasser R und 0,15 ml Salzsäure R versetzt. Im ultravioletten Licht bei 254 nm zeigt die Mischung eine intensive, blaue Fluoreszenz.

E. Eine Lösung von etwa 25 mg Substanz in 2 ml einer Lösung von Natriumhydroxid R (42 g · l⁻¹) wird 5 min lang im Wasserbad erhitzt. Nach dem Abkühlen werden 0,25 ml einer Mischung gleicher Volumteile Wasser R und Schwefelsäure R, 0,5 ml einer Lösung von Chromotropsäure-Natrium R (100 g · l⁻¹) und vorsichtig 2 ml Schwefelsäure R zugesetzt, wobei eine intensive Violettfärbung entsteht.

Prüfung auf Reinheit

Verwandte Substanzen: Dünnschichtchromatographie (2.2.27)

Untersuchungslösung: 0,2 g Substanz werden in Ethanol 96 % R zu 10 ml gelöst.

Referenzlösung: 0,3 ml Untersuchungslösung werden mit Ethanol 96 % R zu 100 ml verdünnt.

Platte: DC-Platte mit Kieselgel F_{254} R

Fließmittel: Essigsäure 99 % R, Ethylacetat R, Dichlormethan R (20:50:60 $V/V/V$)

Auftragen: 10 µl

Laufstrecke: 2/3 der Platte

Trocknen: an der Luft

Detektion: im ultravioletten Licht bei 254 nm

Grenzwerte
– Jede Verunreinigung: Kein Nebenfleck darf größer oder intensiver sein als der Fleck im Chromatogramm der Referenzlösung (0,3 Prozent).

Schwermetalle (2.4.8): höchstens 20 ppm

1,0 g Substanz muss der Grenzprüfung F entsprechen. Zur Herstellung der Referenzlösung werden 2 ml Blei-Lösung (10 ppm Pb) R verwendet.

Trocknungsverlust (2.2.32): höchstens 0,5 Prozent, mit 2,000 g Substanz durch Trocknen bei 60 °C über Phosphor(V)-oxid R zwischen 0,1 und 0,5 kPa bestimmt

Sulfatasche (2.4.14): höchstens 0,1 Prozent, mit 1,0 g Substanz bestimmt

Gehaltsbestimmung

0,250 g Substanz, in 100 ml Methanol *R* gelöst, werden nach Zusatz von 5 ml Wasser *R* mit Natriumhydroxid-Lösung (0,1 mol · l^{-1}) titriert. Der Endpunkt wird mit Hilfe der Potentiometrie (2.2.20) bestimmt.

1 ml Natriumhydroxid-Lösung (0,1 mol · l^{-1}) entspricht 30,31 mg $C_{13}H_{12}Cl_2O_4$.

4.05/0140

Ethinylestradiol

Ethinylestradiolum

$C_{20}H_{24}O_2$ M_r 296,4

Definition

19-Nor-17α-pregna-1,3,5(10)-trien-20-in-3,17-diol

Gehalt: 97,0 bis 102,0 Prozent (getrocknete Substanz)

Eigenschaften

Aussehen: weißes bis schwach gelblich weißes, kristallines Pulver

Löslichkeit: praktisch unlöslich in Wasser, leicht löslich in Ethanol

Die Substanz löst sich in verdünnten Alkalihydroxid-Lösungen.

Prüfung auf Identität

A. IR-Spektroskopie (2.2.24)

Vergleich: Ethinylestradiol *CRS*

Wenn die Spektren bei der Prüfung in fester Form unterschiedlich sind, werden Substanz und Referenzsubstanz getrennt in Methanol *R* gelöst. Nach Eindampfen der Lösungen zur Trockne werden mit den Rückständen erneut Spektren aufgenommen.

B. Dünnschichtchromatographie (2.2.27)

Untersuchungslösung: 25 mg Substanz werden in einer Mischung von 1 Volumteil Methanol *R* und 9 Volumteilen Dichlormethan *R* zu 25 ml gelöst.

Referenzlösung: 25 mg Ethinylestradiol *CRS* werden in einer Mischung von 1 Volumteil Methanol *R* und 9 Volumteilen Dichlormethan *R* zu 25 ml gelöst.

Platte: DC-Platte mit Kieselgel G *R*

Fließmittel: Ethanol 96 % *R*, Toluol *R* (10:90 *V/V*)

Auftragen: 5 µl

Laufstrecke: 15 cm

Trocknen: an der Luft, bis das Fließmittel vollständig verdunstet ist

Detektion: Die Platte wird 10 min lang bei 110 °C erhitzt. Die noch heiße Platte wird mit ethanolischer Schwefelsäure *R* besprüht und erneut 10 min lang bei 110 °C erhitzt. Die Chromatogramme werden im Tageslicht und im ultravioletten Licht bei 365 nm ausgewertet.

Ergebnis: Der Hauptfleck im Chromatogramm der Untersuchungslösung entspricht in Bezug auf Lage, Farbe, Fluoreszenz und Größe dem Hauptfleck im Chromatogramm der Referenzlösung.

Prüfung auf Reinheit

Spezifische Drehung (2.2.7): –27 bis –30 (getrocknete Substanz)

1,25 g Substanz werden in Pyridin *R* zu 25,0 ml gelöst.

Verwandte Substanzen: Flüssigchromatographie (2.2.29)

Untersuchungslösung: 0,10 g Substanz werden in der mobilen Phase zu 100,0 ml gelöst.

Referenzlösung a: 10 mg Estradiol *R* werden in der mobilen Phase gelöst. Die Lösung wird mit 10,0 ml Untersuchungslösung versetzt und mit der mobilen Phase zu 50,0 ml verdünnt. 1,0 ml dieser Lösung wird mit der mobilen Phase zu 10,0 ml verdünnt.

Referenzlösung b: 10,0 ml Untersuchungslösung werden mit der mobilen Phase zu 50,0 ml verdünnt. 1,0 ml dieser Lösung wird mit der mobilen Phase zu 20,0 ml verdünnt.

Säule
– Größe: *l* = 0,15 m, Ø = 4,6 mm
– Stationäre Phase: octadecylsilyliertes Kieselgel zur Chromatographie *R* (5 µm)

Mobile Phase: Acetonitril *R*, Wasser *R* (45:55 *V/V*)

Durchflussrate: 1 ml · min^{-1}

Detektion: Spektrometer bei 280 nm

Einspritzen: 20 µl

Chromatographiedauer: 2,5fache Retentionszeit von Ethinylestradiol

Relative Retention (bezogen auf Ethinylestradiol, t_R etwa 4,6 min)

Beachten Sie den Hinweis auf „Allgemeine Monographien" zu Anfang des Bands auf Seite B

- Verunreinigung D: etwa 0,76
- Verunreinigung B: etwa 0,94

Eignungsprüfung: Referenzlösung a
- Auflösung: mindestens 3,5 zwischen den Peaks von Verunreinigung D und Ethinylestradiol

Grenzwerte
- Verunreinigung B: nicht größer als die Fläche des Hauptpeaks im Chromatogramm der Referenzlösung b (1,0 Prozent)
- Jede weitere Verunreinigung: nicht größer als das 0,25fache der Fläche des Hauptpeaks im Chromatogramm der Referenzlösung b (0,25 Prozent)
- Summe aller weiteren Verunreinigungen: nicht größer als das 0,5fache der Fläche des Hauptpeaks im Chromatogramm der Referenzlösung b (0,5 Prozent)
- Ohne Berücksichtigung bleiben: Peaks, deren Fläche kleiner ist als das 0,05fache der Fläche des Hauptpeaks im Chromatogramm der Referenzlösung b (0,05 Prozent)

Trocknungsverlust (2.2.32): höchstens 1,0 Prozent, mit 0,500 g Substanz durch 3 h langes Trocknen im Trockenschrank bei 100 bis 105 °C bestimmt

Gehaltsbestimmung

0,200 g Substanz, in 40 ml Tetrahydrofuran *R* gelöst, werden nach Zusatz von 5 ml einer Lösung von Silbernitrat *R* (100 g · l⁻¹) mit Natriumhydroxid-Lösung (0,1 mol · l⁻¹) titriert. Der Endpunkt wird mit Hilfe der Potentiometrie (2.2.20) bestimmt. Ein Blindversuch wird durchgeführt.

1 ml Natriumhydroxid-Lösung (0,1 mol · l⁻¹) entspricht 29,64 mg $C_{20}H_{24}O_2$.

Lagerung

Vor Licht geschützt

Verunreinigungen

A. R1 = OH, R2 = C≡CH:
19-Norpregna-1,3,5(10)-trien-20-in-3,17-diol (17β-Ethinylestradiol)

C. R1 + R2 = O:
3-Hydroxyestra-1,3,5(10)-trien-17-on (Estron)

D. R1 = H, R2 = OH:
Estradiol

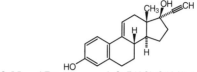

B. 19-Nor-17α-pregna-1,3,5(10),9(11)-tetraen-20-in-3,17-diol

4.05/1205

Etilefrinhydrochlorid

Etilefrini hydrochloridum

$C_{10}H_{16}ClNO_2$ M_r 217,7

Definition

Etilefrinhydrochlorid enthält mindestens 98,0 und höchstens 101,0 Prozent (1*RS*)-2-(Ethylamino)-1-(3-hydroxy=phenyl)ethanol-hydrochlorid, berechnet auf die getrocknete Substanz.

Eigenschaften

Weißes, kristallines Pulver oder farblose Kristalle; leicht löslich in Wasser, löslich in Ethanol, praktisch unlöslich in Dichlormethan

Prüfung auf Identität

1: B, E
2: A, C, D, E

A. Schmelztemperatur (2.2.14): 118 bis 122 °C

B. Die Prüfung erfolgt mit Hilfe der IR-Spektroskopie (2.2.24) durch Vergleich des Spektrums der Substanz mit dem von Etilefrinhydrochlorid *CRS*. Die Prüfung erfolgt mit Hilfe von Presslingen unter Verwendung von Kaliumchlorid *R*.

C. Die Prüfung erfolgt mit Hilfe der Dünnschichtchromatographie (2.2.27) unter Verwendung einer DC-Platte mit Kieselgel *R*.

Die Lösungen sind unter Ausschluss direkter Lichteinwirkung herzustellen. Die Chromatographie muss unter Lichtschutz ausgeführt werden.

Untersuchungslösung: 25 mg Substanz werden in Methanol *R* zu 5 ml gelöst.

Referenzlösung a: 25 mg Etilefrinhydrochlorid *CRS* werden in Methanol *R* zu 5 ml gelöst.

E

Monographien

Referenzlösung b: 10 mg Phenylephrinhydrochlorid *CRS* werden in 2 ml Referenzlösung a gelöst. Die Lösung wird mit Methanol *R* zu 10 ml verdünnt.

Auf die Platte werden 5 µl jeder Lösung aufgetragen. Die Chromatographie erfolgt mit einer Mischung von 5 Volumteilen konzentrierter Ammoniak-Lösung *R*, 25 Volumteilen Methanol *R* und 70 Volumteilen Dichlormethan *R* über eine Laufstrecke von 15 cm. Die Platte wird im Warmluftstrom getrocknet und mit einer Lösung von Kaliumpermanganat *R* (10 g · l⁻¹) besprüht. Die Auswertung erfolgt im Tageslicht 15 min nach dem Besprühen. Der Hauptfleck im Chromatogramm der Untersuchungslösung entspricht in Bezug auf Lage, Farbe und Größe dem Hauptfleck im Chromatogramm der Referenzlösung a. Die Prüfung darf nur ausgewertet werden, wenn das Chromatogramm der Referenzlösung b deutlich voneinander getrennt 2 Flecke zeigt.

D. Werden 0,2 ml Prüflösung (siehe „Prüfung auf Reinheit") mit 1 ml Wasser *R*, 0,1 ml Kupfer(II)-sulfat-Lösung *R* und 1 ml konzentrierter Natriumhydroxid-Lösung *R* versetzt, entsteht cinc Blaufärbung. Wird die Mischung nach Zusatz von 2 ml Ether *R* geschüttelt, bleibt die obere Phase farblos.

E. 1 ml Prüflösung wird mit Wasser *R* zu 10 ml verdünnt. Die Lösung gibt die Identitätsreaktion a auf Chlorid (2.3.1).

Prüfung auf Reinheit

Prüflösung: 2,50 g Substanz werden in kohlendioxidfreiem Wasser *R*, das aus destilliertem Wasser *R* hergestellt wurde, zu 50,0 ml gelöst.

Aussehen der Lösung: Die Prüflösung muss klar (2.2.1) und farblos (2.2.2, Methode II) sein.

Sauer oder alkalisch reagierende Substanzen: 4 ml Prüflösung werden mit kohlendioxidfreiem Wasser *R* zu 10 ml verdünnt. Nach Zusatz von 0,1 ml Methylrot-Lösung *R* und 0,2 ml Natriumhydroxid-Lösung (0,01 mol · l⁻¹) muss die Lösung gelb gefärbt sein. Bis zum Farbumschlag nach Rot dürfen höchstens 0,4 ml Salzsäure (0,01 mol · l⁻¹) verbraucht werden.

Optische Drehung (2.2.7): Der Drehungswinkel, an der Prüflösung bestimmt, muss zwischen –0,10 und +0,10° liegen.

Verwandte Substanzen: Die Prüfung erfolgt mit Hilfe der Flüssigchromatographie (2.2.29).

Untersuchungslösung: 50,0 mg Substanz werden in Wasser *R* zu 50,0 ml gelöst.

Referenzlösung a: 1,0 ml Untersuchungslösung wird mit Wasser *R* zu 10,0 ml verdünnt. 1,0 ml dieser Lösung wird mit Wasser *R* zu 50,0 ml verdünnt.

Referenzlösung b: 10,0 mg Etilefrin-Verunreinigung A *CRS* werden in Wasser *R* zu 50,0 ml gelöst. 1,0 ml Lösung wird mit Wasser *R* zu 50,0 ml verdünnt.

Referenzlösung c: 10,0 ml Referenzlösung a werden mit 5,0 ml Referenzlösung b versetzt und mit Wasser *R* zu 20,0 ml verdünnt.

Die Chromatographie kann durchgeführt werden mit
- einer Säule aus rostfreiem Stahl von 0,25 m Länge und 4,6 mm innerem Durchmesser, gepackt mit octylsilyliertem Kieselgel zur Chromatographie *R* (5 µm)
- folgender mobilen Phase bei einer Durchflussrate von 1 ml je Minute: eine Mischung von 35 Volumteilen Acetonitril *R* und 65 Volumteilen einer Lösung von Natriumdodecylsulfat *R* (1,1 g · l⁻¹), die mit Phosphorsäure 85 % *R* auf einen pH-Wert von 2,3 eingestellt wurde
- einem Spektrometer als Detektor bei einer Wellenlänge von 220 nm.

20 µl Referenzlösung c werden eingespritzt. Wird das Chromatogramm unter den vorgeschriebenen Bedingungen aufgezeichnet, beträgt die Retentionszeit für Etilefrin etwa 9 min und für Verunreinigung A etwa 10 min. Die Empfindlichkeit des Systems wird so eingestellt, dass die Höhe des Etilefrin-Peaks im Chromatogramm mindestens 50 Prozent des maximalen Ausschlags beträgt. Die Prüfung darf nur ausgewertet werden, wenn die Auflösung zwischen den Peaks von Etilefrin und Verunreinigung A mindestens 2,5 beträgt.

Je 20 µl Untersuchungslösung, Referenzlösung a und Referenzlösung b werden eingespritzt. Die Chromatographie der Untersuchungslösung erfolgt über eine Dauer, die der 3fachen Retentionszeit von Etilefrin entspricht. Im Chromatogramm der Untersuchungslösung darf eine der Verunreinigung A entsprechende Peakfläche nicht größer sein als die Fläche des Hauptpeaks im Chromatogramm der Referenzlösung b (0,4 Prozent) und keine Peakfläche, mit Ausnahme der des Hauptpeaks und der der Verunreinigung A entsprechenden Peakfläche, darf größer sein als die Fläche des Hauptpeaks im Chromatogramm der Referenzlösung a (0,2 Prozent). Im Chromatogramm der Untersuchungslösung darf die Summe aller Peakflächen, mit Ausnahme der des Hauptpeaks und der der Verunreinigung A entsprechenden Peakfläche, nicht größer sein als das 5fache der Fläche des Hauptpeaks im Chromatogramm der Referenzlösung a (1 Prozent). Lösungsmittelpeaks und Peaks, deren Fläche kleiner ist als das 0,1fache der Fläche des Hauptpeaks im Chromatogramm der Referenzlösung a, werden nicht berücksichtigt.

Sulfat (2.4.13): 15 ml Prüflösung müssen der Grenzprüfung auf Sulfat entsprechen (200 ppm).

Schwermetalle (2.4.8): 2,0 g Substanz werden in 20 ml Wasser *R* gelöst. 12 ml Lösung müssen der Grenzprüfung A entsprechen (20 ppm). Zur Herstellung der Referenzlösung wird die Blei-Lösung (2 ppm Pb) *R* verwendet.

Trocknungsverlust (2.2.32): höchstens 0,5 Prozent, mit 1,000 g Substanz durch Trocknen im Trockenschrank bei 100 bis 105 °C bestimmt

Sulfatasche (2.4.14): höchstens 0,1 Prozent, mit 1,0 g Substanz bestimmt

Beachten Sie den Hinweis auf „Allgemeine Monographien" zu Anfang des Bands auf Seite B

Gehaltsbestimmung

0,150 g Substanz, in einer Mischung von 20 ml wasserfreier Essigsäure *R* und 50 ml Acetanhydrid *R* gelöst,
werden mit Perchlorsäure (0,1 mol · l⁻¹) titriert. Der Endpunkt wird mit Hilfe der Potentiometrie (2.2.20) bestimmt.

1 ml Perchlorsäure (0,1 mol · l⁻¹) entspricht 21,77 mg
$C_{10}H_{16}ClNO_2$.

Lagerung

Dicht verschlossen, vor Licht geschützt

Verunreinigungen

Qualifizierte Verunreinigungen:

A, B, C, D, E

Andere bestimmbare Verunreinigungen:

F

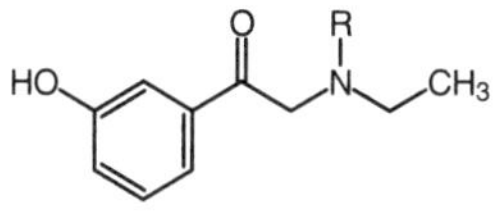

A. R = H:
  2-(Ethylamino)-1-(3-hydroxyphenyl)ethanon
  (Etilefron)

D. R = CH₂–C₆H₅:
  2-(Benzylethylamino)-1-(3-hydroxyphenyl)ethanon
  (Benzyletilefron)

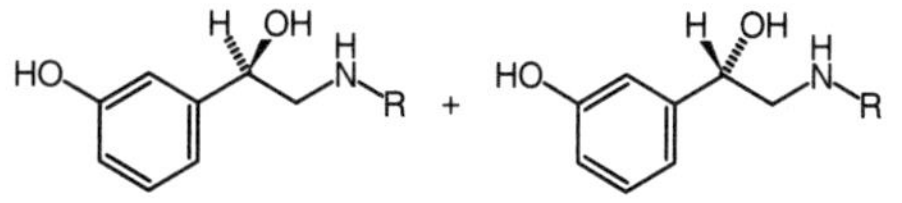

B. R = CH₃:
  (1*RS*)-1-(3-Hydroxyphenyl)-2-(methylamino)etha=
  nol
  (Phenylephrin)

C. R = H:
  (1*RS*)-2-Amino-1-(3-hydroxyphenyl)ethanol
  (Norfenefrin)

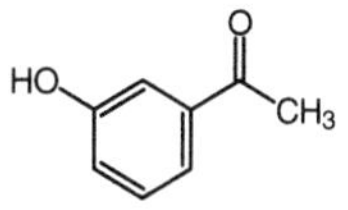

E. 1-(3-Hydroxyphenyl)ethanon
  (3-Hydroxyacetophenon)

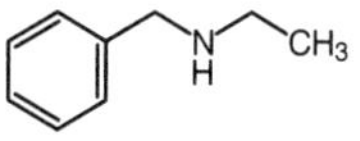

F. *N*-Benzylethanamin
  (Benzylethylamin)

F

4.05/0903

Fibrin-Kleber

Fibrini glutinum

Definition

Fibrin-Kleber besteht im Wesentlichen aus 2 Bestandteilen: Fibrinogenkonzentrat (Komponente 1) ist eine Proteinfraktion, die Fibrinogen vom Menschen enthält. Komponente 2 ist eine Zubereitung, die Thrombin vom Menschen enthält. Ein Fibrin-Gerinnsel bildet sich rasch, wenn die 2 aufgetauten oder rekonstituierten Komponenten gemischt werden. Andere Bestandteile (zum Beispiel Blutgerinnungsfaktor XIII vom Menschen, Fibrinolysehemmer oder Calcium-Ionen) oder Stabilisatoren (zum Beispiel **Albuminlösung vom Menschen (Albumini humani solutio)**) können zugesetzt sein. Ein Konservierungsmittel darf nicht zugesetzt sein.

Bestandteile, die vom Menschen stammen, werden aus Plasma gewonnen, das den Anforderungen der Monographie **Plasma vom Menschen (Humanplasma) zur Fraktionierung (Plasma humanum ad separationem)** entspricht. Ein Antibiotikum darf dem verwendeten Plasma nicht zugesetzt worden sein.

Nach dem Auftauen oder Rekonstituieren, wie in der Beschriftung angegeben, muss die Komponente 1 mindestens $40 \, g \cdot l^{-1}$ gerinnbares Protein enthalten. Die Thrombinaktivität der Komponente 2 variiert stark (etwa 4 bis 1000 I.E. je Milliliter).

Herstellung

Das Herstellungsverfahren umfasst einen Schritt oder mehrere Schritte, die bekannte Infektionserreger nachweislich entfernen oder inaktivieren. Falls Virus inaktivierende Substanzen während der Herstellung verwendet werden, muss das darauf folgende Reinigungsverfahren in Bezug auf sein Vermögen, diese Substanzen auf eine geeignete Konzentration zu reduzieren, validiert werden. Dabei müssen alle Rückstände auf eine Konzentration reduziert werden, die die Sicherheit der Zubereitung für den Patienten gewährleistet.

Bestandteile oder Mischungen von Bestandteilen werden durch ein Bakterien zurückhaltendes Filter filtriert und unter aseptischen Bedingungen in sterile Behältnisse abgefüllt. Behältnisse mit gefriergetrockneten Bestandteilen werden unter Vakuum verschlossen oder vor dem Verschließen mit sauerstofffreiem Stickstoff oder einem anderen geeigneten Inertgas gefüllt. Die Behältnisse werden so verschlossen, dass eine Kontamination ausgeschlossen wird.

Wenn in Komponente 1 die Aktivität an Blutgerinnungsfaktor XIII vom Menschen 10 Einheiten je Milliliter übersteigt, muss die Wertbestimmung für Faktor XIII durchgeführt werden.

Eigenschaften

Gefriergetrocknete Bestandteile sind Pulver oder leicht brüchige Massen, weiß bis blassgelb, hygroskopisch. Gefrorene Bestandteile sind farblose bis blassgelbe, undurchsichtige Massen. Flüssige Bestandteile sind farblos bis blassgelb.

Die gefriergetrockneten und die gefrorenen Bestandteile werden unmittelbar vor der „Prüfung auf Identität" und vor den anderen Prüfungen, mit Ausnahme der Prüfungen „Löslichkeit" und „Wasser", wie in der Beschriftung angegeben rekonstituiert oder aufgetaut.

I. Komponente 1 (Fibrinogenkonzentrat)

Prüfung auf Identität

A. Unter Verwendung einer geeigneten Reihe artspezifischer Antisera wird das Präzipitationsverhalten der Zubereitung geprüft. Die Prüfung soll mit spezifischen Antisera gegen die Plasmaproteine jeder Haustierspezies durchgeführt werden, die üblicherweise zur Herstellung von Zubereitungen biologischen Ursprungs im jeweiligen Herkunftsland verwendet werden. Die Zubereitung enthält Proteine vom Menschen und gibt negative Reaktionen mit spezifischen Antisera gegen Plasmaproteine anderer Arten.

B. Die Komponente 1 entspricht den Grenzwerten der Wertbestimmung von Fibrinogen.

C. Falls zutreffend entspricht die Komponente 1 den Grenzwerten der Wertbestimmung von Faktor XIII.

Prüfung auf Reinheit

pH-Wert (2.2.3): 6,5 bis 8,0

Löslichkeit: Gefriergetrocknete Konzentrate müssen sich innerhalb von 20 min im Volumen des in der Beschriftung angegebenen Lösungsmittels und bei der angegebenen Temperatur auflösen und eine fast farblose, klare bis schwach trübe Lösung ergeben.

Stabilität der Lösung: Innerhalb von 120 min nach Rekonstituieren oder Auftauen darf bei Raumtemperatur keine Gelbildung eintreten.

Wasser: Der Wassergehalt muss innerhalb der von der zuständigen Behörde festgelegten Grenzen liegen, bestimmt mit einer geeigneten Methode, wie der Karl-Fischer-Methode (2.5.12), dem Trocknungsverlust (2.2.32) oder der NIR-Spektroskopie (2.2.40).

Sterilität (2.6.1): Die Zubereitung muss der Prüfung entsprechen.

F

Die „Allgemeinen Vorschriften" gelten für alle Monographien und sonstigen Texte

Wertbestimmung

Fibrinogen (gerinnbares Protein): Der ermittelte Gehalt an gerinnbarem Protein in Milligramm muss mindestens 70 Prozent und darf höchstens 130 Prozent des in der Beschriftung angegebenen Gehalts betragen.

0,2 ml der rekonstituierten Zubereitung werden mit 2 ml einer geeigneten Pufferlösung (pH-Wert 6,6 bis 7,4) gemischt, die eine ausreichende Menge Thrombin vom Menschen R (etwa 3 I.E. je Milliliter) und Calcium (0,05 mol · l^{-1}) enthält. Die Mischung wird 20 min lang bei 37 °C gehalten, der Niederschlag wird durch Zentrifugieren abgetrennt (5000 g, 20 min lang) und gründlich mit einer Lösung von Natriumchlorid R (9 g · l^{-1}) gewaschen. Der Stickstoffgehalt wird mit Hilfe der Kjeldahl-Bestimmung (2.5.9) ermittelt. Der Proteingehalt wird durch Multiplikation des Ergebnisses mit 6,0 errechnet.

Wenn diese Methode für eine bestimmte Zubereitung nicht angewendet werden kann, muss eine andere validierte Methode zur Fibrinogenbestimmung angewendet werden.

Faktor XIII: Wenn in der Beschriftung angegeben ist, dass die Aktivität des Blutgerinnungsfaktors XIII mehr als 10 Einheiten je Milliliter beträgt, muss die ermittelte Aktivität mindestens 80 und darf höchstens 120 Prozent des in der Beschriftung angegebenen Werts betragen.

Mindestens 3 geeignete Verdünnungen der aufgetauten oder rekonstituierten Komponente 1 und von Plasma vom Menschen (Referenzzubereitung) werden unter Verwendung von Blutgerinnungsfaktor-XIII-freiem Plasma als Verdünnungsmittel oder einem anderen geeigneten Verdünnungsmittel hergestellt. Geeignete Mengen der folgenden Reagenzien werden jeder Verdünnung zugesetzt:

– Aktivatorreagenz mit Rinderthrombin oder Thrombin vom Menschen, einem geeigneten Puffer, Calciumchlorid und einem geeigneten Inhibitor wie Gly-Pro-Arg-Pro-Ala-NH$_2$, der das Gerinnen der Probe hemmt, aber nicht die Aktivierung von Blutgerinnungsfaktor XIII durch Thrombin verhindert

– Nachweisreagenz mit einem geeigneten Faktor-XIIIa-spezifischen PeptidSubstrat wie Leu-Gly-Pro-Gly-Glu-Ser-Lys-Val-Ile-Gly-NH$_2$ und Glycinethylester als zweitem Substrat in einer geeigneten Pufferlösung

– NADH-Reagenz mit Glutamatdehydrogenase, α-Ketoglutarat und NADH in einer geeigneten Pufferlösung.

Nach dem Mischen wird die Änderung der Absorption (ΔA/min) bei einer Wellenlänge von 340 nm gemessen, sobald die Reaktion linear verläuft.

Die Aktivität der zu prüfenden Zubereitung wird mit den üblichen statistischen Methoden (zum Beispiel „5.3 Statistische Auswertung der Ergebnisse biologischer Wertbestimmungen und Reinheitsprüfungen") ermittelt. Die Vertrauensgrenzen ($P = 0,95$) für die ermittelte Aktivität müssen mindestens 80 und dürfen höchstens 125 Prozent betragen.

II. Komponente 2 (Thrombin-Zubereitung)

Prüfung auf Identität

A. Unter Verwendung einer geeigneten Reihe artspezifischer Antisera wird das Präzipitationsverhalten der Zubereitung geprüft. Die Prüfung soll mit spezifischen Antisera gegen die Plasmaproteine jeder Haustierspezies durchgeführt werden, die üblicherweise zur Herstellung von Zubereitungen biologischen Ursprungs im jeweiligen Herkunftsland verwendet werden. Die Zubereitung enthält Proteine vom Menschen und gibt negative Reaktionen mit spezifischen Antisera gegen Plasmaproteine anderer Arten.

B. Die Komponente 2 entspricht den Grenzwerten der Wertbestimmung von Thrombin.

Prüfung auf Reinheit

pH-Wert (2.2.3): 5,0 bis 8,0

Löslichkeit: Gefriergetrocknete Zubereitungen müssen sich innerhalb von 5 min in dem in der Beschriftung angegebenen Volumen des Lösungsmittels lösen und eine farblose, klare bis schwach trübe Lösung ergeben.

Wasser: Der Wassergehalt muss innerhalb der von der zuständigen Behörde festgelegten Grenzen liegen, bestimmt mit einer geeigneten Methode, wie der Karl-Fischer-Methode (2.5.12), dem Trocknungsverlust (2.2.32) oder der NIR-Spektroskopie (2.2.40).

Sterilität (2.6.1): Die Zubereitung muss der Prüfung entsprechen.

Wertbestimmung

Thrombin: Die ermittelte Aktivität muss mindestens 80 und darf höchstens 125 Prozent der in der Beschriftung angegebenen Aktivität betragen.

Falls erforderlich wird die rekonstituierte Zubereitung auf 2 bis 20 I.E. Thrombin je Milliliter verdünnt. Als Verdünnungsmittel wird eine geeignete Pufferlösung mit einem pH-Wert von 7,3 bis 7,5 verwendet, wie etwa Imidazol-Pufferlösung pH 7,3 R mit 10 g · l^{-1} Albumin vom Menschen R oder Rinderalbumin R. Einem geeigneten Volumen der Verdünnung wird ein geeignetes Volumen einer Lösung von Fibrinogen (1 g · l^{-1} gerinnbares Protein) zugesetzt, die zuvor auf 37 °C erwärmt wurde. Die Messung der Gerinnungszeit wird sofort begonnen. Das Verfahren wird mit mindestens 3 Verdünnungen einer in Internationalen Einheiten eingestellten Standardzubereitung von Thrombin in dem vorstehend genannten Bereich wiederholt.

Die Aktivität der zu prüfenden Zubereitung wird mit den üblichen statistischen Methoden (zum Beispiel „5.3 Statistische Auswertung der Ergebnisse biologischer

Beachten Sie den Hinweis auf „Allgemeine Monographien" zu Anfang des Bands auf Seite B

Wertbestimmungen und Reinheitsprüfungen") ermittelt. Die Vertrauensgrenzen ($P = 0,95$) für die ermittelte Aktivität müssen mindestens 80 und dürfen höchstens 125 Prozent betragen.

Lagerung

Vor Licht geschützt, gefriergetrocknete Zubereitungen dicht verschlossen

Beschriftung

Die Beschriftung gibt an
- Gehalt an Fibrinogen (Milligramm gerinnbares Protein), Thrombin (Internationale Einheiten) je Behältnis und Blutgerinnungsfaktor XIII, wenn dessen Aktivität 10 Einheiten je Milliliter übersteigt
- falls zutreffend, Name und Volumen des Lösungsmittels, das zum Rekonstituieren der Komponenten verwendet werden muss.

4.05/1693

Flupentixoldihydrochlorid

Flupentixoli dihydrochloridum

$C_{23}H_{27}Cl_2F_3N_2OS$ M_r 507,4

Definition

2-[4-[3-[(EZ)-2-(Trifluormethyl)-9H-thioxanthen-9-yliden]propyl]piperazin-1-yl]ethanol-dihydrochlorid

Gehalt
- Flupentixoldihydrochlorid: 98,0 bis 101,5 Prozent (getrocknete Substanz)
- (Z)-Isomer: 42,0 bis 52,0 Prozent

Eigenschaften

Aussehen: weißes bis fast weißes Pulver

Löslichkeit: sehr leicht löslich in Wasser, löslich in Ethanol, praktisch unlöslich in Dichlormethan

Prüfung auf Identität

1: A, D
2: B, C, D

A. IR-Spektroskopie (2.2.24)

   Vergleich: Flupentixoldihydrochlorid *CRS*

B. Dünnschichtchromatographie (2.2.27)

   Untersuchungslösung: 20 mg Substanz werden in Methanol *R* zu 10 ml gelöst.

   Referenzlösung: 20 mg Flupentixoldihydrochlorid *CRS* werden in Methanol *R* zu 10 ml gelöst.

   Platte: DC-Platte mit Kieselgel F_{254} *R*

   Fließmittel: Wasser *R*, Diethylamin *R*, Ethylmethylketon *R* (1:4:95 *V/V/V*)

   Auftragen: 2 µl

   Laufstrecke: 15 cm, 2-mal

   Trocknen: an der Luft

   Detektion A: im ultravioletten Licht bei 254 nm

   Ergebnis A: Der Hauptfleck im Chromatogramm der Untersuchungslösung entspricht in Bezug auf Lage und Größe dem Hauptfleck im Chromatogramm der Referenzlösung. Eine Auftrennung des Flecks kann in beiden Chromatogrammen beobachtet werden.

   Detektion B: Die Platte wird mit ethanolischer Schwefelsäure *R* besprüht, 5 min lang bei 110 °C erhitzt und erkalten gelassen. Die Auswertung erfolgt im ultravioletten Licht bei 365 nm.

   Ergebnis B: Der Hauptfleck im Chromatogramm der Untersuchungslösung entspricht in Bezug auf Lage und Größe dem Hauptfleck im Chromatogramm der Referenzlösung. Eine Auftrennung des Flecks kann in beiden Chromatogrammen beobachtet werden.

C. Etwa 5 mg Substanz werden mit 45 mg schwerem Magnesiumoxid *R* gemischt und in einem Tiegel geglüht, bis der Rückstand fast weiß ist (normalerweise weniger als 5 min lang). Nach dem Erkalten werden 1 ml Wasser *R*, 0,05 ml Phenolphthalein-Lösung *R* 1 und etwa 1 ml verdünnte Salzsäure *R* zugesetzt, damit die Lösung farblos wird. Nach dem Filtrieren wird dem Filtrat eine frisch hergestellte Mischung von 0,1 ml Alizarin-S-Lösung *R* und 0,1 ml Zirconiumnitrat-Lösung *R* zugesetzt, gemischt und 5 min lang stehen gelassen. Die Färbung der Lösung wird mit der einer in gleicher Weise hergestellten Blindlösung verglichen. Die Lösung ist gelb, die Blindlösung rot gefärbt.

D. Die Substanz gibt die Identitätsreaktion a auf Chlorid (2.3.1).

Prüfung auf Reinheit

Aussehen der Lösung: Die Lösung muss klar (2.2.1) und darf nicht stärker gefärbt sein als die Farbvergleichslösung GG_6 (2.2.2, Methode II).

Die „Allgemeinen Vorschriften" gelten für alle Monographien und sonstigen Texte

2,0 g Substanz werden in Wasser *R* zu 20 ml gelöst.

pH-Wert (2.2.3): 2,0 bis 3,0

0,5 g Substanz werden in kohlendioxidfreiem Wasser *R* zu 50 ml gelöst.

Verwandte Substanzen: Dünnschichtchromatographie (2.2.27)

Die Prüfung muss unter Lichtschutz durchgeführt werden. Die Lösungen müssen unmittelbar vor Gebrauch hergestellt werden.

Untersuchungslösung a: 0,40 g Substanz werden in Ethanol 96 % *R* zu 20 ml gelöst.

Untersuchungslösung b: 2,0 ml Untersuchungslösung a werden mit Ethanol 96 % *R* zu 20,0 ml verdünnt.

Referenzlösung a: 1,0 ml Untersuchungslösung b wird mit Ethanol 96 % *R* zu 50,0 ml verdünnt.

Referenzlösung b: 2,0 ml Referenzlösung a werden mit Ethanol 96 % *R* zu 20,0 ml verdünnt.

Referenzlösung c: 10 mg Flupentixol-Verunreinigung D *CRS* werden in Ethanol 96 % *R* gelöst. Nach Zusatz von 0,5 ml Untersuchungslösung a wird die Lösung mit Ethanol 96 % *R* zu 20,0 ml verdünnt.

Platte: DC-Platte mit Kieselgel F$_{254}$ *R*

Fließmittel: Diethylamin *R*, Toluol *R*, Ethylacetat *R* (10:20:70 *V/V/V*)

Auftragen: 5 µl

Laufstrecke: 10 cm, in einer ungesättigten Kammer

Trocknen: an der Luft

Detektion: Die Platte wird mit ethanolischer Schwefelsäure *R* besprüht, 5 min lang bei 110 °C erhitzt und erkalten gelassen. Die Auswertung erfolgt im ultravioletten Licht bei 365 nm. Eine Auftrennung des dem Flupentixol entsprechenden Flecks kann beobachtet werden.

Eignungsprüfung: Das Chromatogramm der Referenzlösung c zeigt deutlich voneinander getrennt 2 Flecke.

Grenzwerte
- Ein im Chromatogramm der Untersuchungslösung a auftretender Nebenfleck darf nicht größer oder intensiver sein als der Fleck oder die Flecke im Chromatogramm der Referenzlösung a (0,2 Prozent).
- Ein im Chromatogramm der Untersuchungslösung b auftretender Nebenfleck darf nicht größer oder intensiver sein als der Fleck oder die Flecke im Chromatogramm der Referenzlösung b (0,2 Prozent).

Verunreinigung F: Flüssigchromatographie (2.2.29)

Die Prüfung muss unter Lichtschutz durchgeführt werden. Die Lösungen müssen unmittelbar vor Gebrauch hergestellt werden.

Untersuchungslösung: 20,0 mg Substanz werden in der mobilen Phase zu 20,0 ml gelöst.

Referenzlösung: 10,0 mg Flupentixoldihydrochlorid *CRS* und 10,0 mg Flupentixol-Verunreinigung F *CRS*

werden in der mobilen Phase zu 100,0 ml gelöst. 1,0 ml Lösung wird mit der mobilen Phase zu 20,0 ml verdünnt.

Säule
- Größe: *l* = 0,125 m, ∅ = 4,6 mm
- Stationäre Phase: octylsilyliertes Kieselgel zur Chromatographie *R* (3 µm)

Mobile Phase: 10 Volumteile Acetonitril *R*, 55 Volumteile Methanol *R* und 35 Volumteile einer Lösung, die 8,72 g · l^{-1} Kaliumdihydrogenphosphat *R*, 0,37 g · l^{-1} wasserfreies Natriummonohydrogenphosphat *R* und 0,77 g · l^{-1} Dodecyltrimethylammoniumbromid *R* enthält, werden gemischt.

Durchflussrate: 1,0 ml · min^{-1}

Detektion: Spektrometer bei 270 nm

Einspritzen: 20 µl

Eignungsprüfung: Referenzlösung
- Auflösung: mindestens 2,0 zwischen dem zweiten Peak der Verunreinigung F und dem ersten Peak von Flupentixol. Eine Aufspaltung der Peaks tritt nicht immer auf.

Grenzwerte
- Verunreinigung F: nicht größer als die Fläche des entsprechenden Peaks oder der entsprechenden Peaks im Chromatogramm der Referenzlösung (0,5 Prozent)

Schwermetalle (2.4.8): höchstens 20 ppm

1,0 g Substanz muss der Grenzprüfung C entsprechen. Zur Herstellung der Referenzlösung werden 2 ml Blei-Lösung (10 ppm Pb) *R* verwendet.

Trocknungsverlust (2.2.32): höchstens 2,0 Prozent, mit 1,000 g Substanz durch Trocknen im Trockenschrank bei 100 bis 105 °C bestimmt

Sulfatasche (2.4.14): höchstens 0,1 Prozent, mit 1,0 g Substanz in einem Platintiegel bestimmt

Gehaltsbestimmung

Flupentixoldihydrochlorid: 0,200 g Substanz, in 30 ml Ethanol 96 % *R* gelöst, werden mit Natriumhydroxid-Lösung (0,1 mol · l^{-1}) titriert. Das zwischen den beiden mit Hilfe der Potentiometrie (2.2.20) bestimmten Wendepunkten zugesetzte Volumen wird abgelesen.

1 ml Natriumhydroxid-Lösung (0,1 mol · l^{-1}) entspricht 50,74 mg C$_{23}$H$_{27}$Cl$_2$F$_3$N$_2$OS.

(Z)-Isomer: Flüssigchromatographie (2.2.29)

Untersuchungslösung: 20,0 mg Substanz werden in der mobilen Phase zu 50,0 ml gelöst.

Referenzlösung: 20,0 mg Flupentixoldihydrochlorid *CRS* werden in der mobilen Phase zu 50,0 ml gelöst.

Säule
- Größe: *l* = 0,25 m, ∅ = 4,0 mm
- Stationäre Phase: Kieselgel zur Chromatographie *R* (5 µm)

Mobile Phase: Wasser *R*, konzentrierte Ammoniak-Lösung *R*, 2-Propanol *R*, Heptan *R* (2:4:150:850 *V/V/V/V*)

Durchflussrate: 1,5 ml · min⁻¹

Detektion: Spektrometer bei 254 nm

Einspritzen: 20 µl

Eignungsprüfung: Referenzlösung
– Auflösung: mindestens 3,0 zwischen dem (*Z*)-Isomer-Peak (erster Peak) und dem (*E*)-Isomer-Peak (zweiter Peak)

Ergebnis
– Der Prozentgehalt an (*Z*)-Isomer wird mit Hilfe des angegebenen Gehalts an (*Z*)-Isomer in Flupentixoldihydrochlorid *CRS* berechnet.
– Das Verhältnis der Fläche des (*E*)-Isomer-Peaks zu der des (*Z*)-Isomer-Peaks wird berechnet. Das Verhältnis muss zwischen 0,9 und 1,4 liegen.

Lagerung

Vor Licht geschützt

Verunreinigungen

A. (9*RS*)-9-[3-(Dimethylamino)propyl]-2-(trifluorme=thyl)-9*H*-thioxanthen-9-ol

B. *N,N*-Dimethyl-3-[(*EZ*)-2-(trifluormethyl)-9*H*-thio=xanthen-9-yliden]propan-1-amin

C. R = H:
1-[3-[(*EZ*)-2-(Trifluormethyl)-9*H*-thioxanthen-9-yliden]propyl]piperazin

D. R = CH₂–CH₂–O–CH₂–CH₂–OH:
2-[2-[4-[3-[(*EZ*)-2-(Trifluormethyl)-9*H*-thioxanthen-9-yliden]propyl]piperazin-1-yl]ethoxy]ethanol

E. R = CH₂–CH₂–O–CO–CH₃:
2-[4-[3-[(*EZ*)-2-(Trifluormethyl)-9*H*-thioxanthen-9-yliden]propyl]piperazin-1-yl]ethylacetat

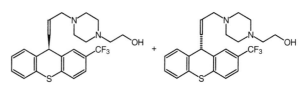

F. 2-[4-[(*EZ*)-3-[(9*RS*)-2-(Trifluormethyl)-9*H*-thioxan=then-9-yl]prop-2-enyl]piperazin-1-yl]ethanol

G. 2-(Trifluormethyl)-9*H*-thioxanthen-9-on

4.05/1014

Fluphenazindecanoat

Fluphenazini decanoas

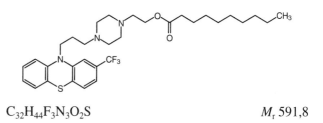

C₃₂H₄₄F₃N₃O₂S   *M*ᵣ 591,8

Definition

2-[4-[3-[2-(Trifluormethyl)-10*H*-phenothiazin-10-yl]=propyl]piperazin-1-yl]ethyldecanoat

Gehalt: 98,5 bis 101,5 Prozent (getrocknete Substanz)

Eigenschaften

Aussehen: blassgelbe, viskose Flüssigkeit oder gelbe Masse

Löslichkeit: praktisch unlöslich in Wasser, sehr leicht löslich in Dichlormethan und wasserfreiem Ethanol, leicht löslich in Methanol

Prüfung auf Identität

1: B, C
2: A, C

A. 50,0 mg Substanz werden in Methanol *R* zu 100,0 ml gelöst. 1,0 ml Lösung wird mit Methanol *R* zu 50,0 ml verdünnt. Diese Lösung, zwischen 230 und 350 nm gemessen, zeigt ein Absorptionsmaximum (2.2.25) bei 260 nm und ein breites Absorptionsmaximum bei etwa 310 nm. Die spezifische Absorption, im Maximum bei 260 nm gemessen, liegt zwischen 570 und 630.

B. IR-Spektroskopie (2.2.24)

Probenvorbereitung: 50 µl einer Lösung der Substanz beziehungsweise der Referenzsubstanz (25 g · l⁻¹) in Dichlormethan *R* werden jeweils auf einen Pressling aus Kaliumbromid *R* aufgebracht. Die Presslinge werden vor Gebrauch 1 h lang bei 60 °C getrocknet.

Vergleich: Fluphenazindecanoat *CRS*

C. Dünnschichtchromatographie (2.2.27)

Untersuchungslösung: 10 mg Substanz werden in Methanol *R* zu 10 ml gelöst.

Referenzlösung a: 10 mg Fluphenazindecanoat *CRS* werden in Methanol *R* zu 10 ml gelöst.

Referenzlösung b: 5 mg Fluphenazinenenantat *CRS* werden in der Referenzlösung a zu 5 ml gelöst.

Platte: DC-Platte mit octadecylsilyliertem Kieselgel F$_{254}$ *R*

Fließmittel: konzentrierte Ammoniak-Lösung *R* 1, Wasser *R*, Methanol *R* (1:4:95 *V/V/V*)

Auftragen: 2 µl

Laufstrecke: 8 cm

Detektion: im ultravioletten Licht bei 254 nm

Eignungsprüfung: Das Chromatogramm der Referenzlösung b zeigt deutlich voneinander getrennt 2 Flecke.

Ergebnis: Der Hauptfleck im Chromatogramm der Untersuchungslösung entspricht in Bezug auf Lage und Größe dem Hauptfleck im Chromatogramm der Referenzlösung a.

Prüfung auf Reinheit

Verwandte Substanzen: Flüssigchromatographie (2.2.29)

Die Prüfung muss unter Lichtschutz durchgeführt werden. Die Lösungen müssen unmittelbar vor Gebrauch hergestellt werden.

Untersuchungslösung: 10,0 mg Substanz werden in Acetonitril *R* zu 50,0 ml gelöst.

Referenzlösung a: 5 mg Fluphenazinoctanoat *CRS* und 5 mg Fluphenazinenenantat *CRS* werden in Acetonitril *R* zu 50 ml gelöst.

Referenzlösung b: 5,0 ml Untersuchungslösung werden mit einer Mischung von 5 Volumteilen mobiler Phase A und 95 Volumteilen mobiler Phase B zu 100,0 ml verdünnt. 1,0 ml dieser Lösung wird mit einer Mischung von 5 Volumteilen mobiler Phase A und 95 Volumteilen mobiler Phase B zu 10,0 ml verdünnt.

Referenzlösung c: 11,7 mg Fluphenazindihydrochlorid *CRS* und 5,0 mg Fluphenazinsulfoxid *CRS* werden in einer Mischung von 5 Volumteilen Wasser *R* und 95 Vo-

lumteilen Acetonitril *R* zu 100,0 ml gelöst. 1,0 ml Lösung wird mit einer Mischung von 5 Volumteilen Wasser *R* und 95 Volumteilen Acetonitril *R* zu 50,0 ml verdünnt.

Säule
– Größe: *l* = 0,25 m, ⌀ = 4,6 mm
– Stationäre Phase: octadecylsilyliertes Kieselgel zur Chromatographie *R* (5 µm), sphärisch

Mobile Phase: eine Mischung der mobilen Phasen A und B
– Mobile Phase A: eine Lösung von Ammoniumcarbonat *R* (10 g · l⁻¹), die zuvor mit verdünnter Salzsäure *R* auf einen pH-Wert von 7,5 eingestellt wurde
– Mobile Phase B: Mobile Phase A, Acetonitril *R*, Methanol *R* (7,5:45:45 *V/V/V*)

Zeit (min)	Mobile Phase A (% *V/V*)	Mobile Phase B (% *V/V*)
0 – 7	20	80
7 – 17	20 → 0	80 → 100
17 – 80	0	100
80 – 81	0 → 20	100 → 80

Durchflussrate: 1,0 ml · min⁻¹

Detektion: Spektrometer bei 260 nm

Äquilibrierung: mindestens 30 min lang mit der mobilen Phase in ihrer Anfangszusammensetzung

Einspritzen: 10 µl

Relative Retention (bezogen auf Fluphenazindecanoat, t_R etwa 34 min)
– Verunreinigung A: etwa 0,13
– Verunreinigung B: etwa 0,33
– Verunreinigung C: etwa 0,76
– Verunreinigung D: etwa 0,82

Eignungsprüfung: Referenzlösung a
– Auflösung: mindestens 6 zwischen den Peaks von Verunreinigung C und Verunreinigung D

Grenzwerte
– Verunreinigung A: nicht größer als die Fläche des entsprechenden Peaks im Chromatogramm der Referenzlösung c (0,5 Prozent)
– Verunreinigung B: nicht größer als die Fläche des entsprechenden Peaks im Chromatogramm der Referenzlösung c (1,0 Prozent)
– Jede weitere Verunreinigung: nicht größer als die Fläche des Hauptpeaks im Chromatogramm der Referenzlösung b (0,5 Prozent)
– Summe aller Verunreinigungen: höchstens 2,0 Prozent
– Ohne Berücksichtigung bleiben: Peaks, deren Fläche kleiner ist als das 0,1fache der Fläche des Hauptpeaks im Chromatogramm der Referenzlösung b (0,05 Prozent)

Schwermetalle (2.4.8): höchstens 20 ppm

1,0 g Substanz muss der Grenzprüfung C entsprechen. Zur Herstellung der Referenzlösung werden 2 ml Blei-Lösung (10 ppm Pb) *R* verwendet.

Beachten Sie den Hinweis auf „Allgemeine Monographien" zu Anfang des Bands auf Seite B

Trocknungsverlust (2.2.32): höchstens 1,0 Prozent, mit 1,000 g Substanz durch 3 h langes Trocknen im Trockenschrank bei 60 °C und höchstens 0,7 kPa bestimmt

Sulfatasche (2.4.14): höchstens 0,1 Prozent, mit 1,0 g Substanz in einem Platintiegel bestimmt

Gehaltsbestimmung

0,250 g Substanz, in 30 ml wasserfreier Essigsäure R gelöst, werden unter Zusatz von 0,05 ml Kristallviolett-Lösung R mit Perchlorsäure (0,1 mol · l^{-1}) bis zum Farbumschlag von Violett nach Grün titriert.

1 ml Perchlorsäure (0,1 mol · l^{-1}) entspricht 29,59 mg $C_{32}H_{44}F_3N_3O_2S$.

Lagerung

Vor Licht geschützt

Verunreinigungen

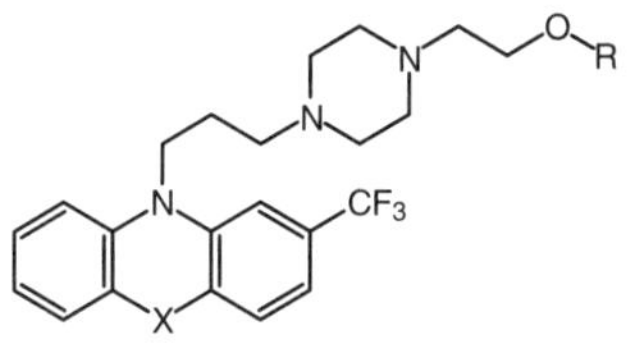

A. X = SO, R = H:
   Fluphenazin-S-oxid

B. X = S, R = H:
   Fluphenazin

C. X = S, R = CO–[CH$_2$]$_5$–CH$_3$:
   Fluphenazinenantat

D. X = S, R = CO–[CH$_2$]$_6$–CH$_3$:
   Fluphenazinoctanoat

E. X = S, R = CO–[CH$_2$]$_7$–CH$_3$:
   Fluphenazinnonanoat

F. X = S, R = CO–[CH$_2$]$_9$–CH$_3$:
   Fluphenazinundecanoat

G. X = S, R = CO–[CH$_2$]$_{10}$–CH$_3$:
   Fluphenazindodecanoat

4.05/1015

Fluphenazinenantat

Fluphenazini enantas

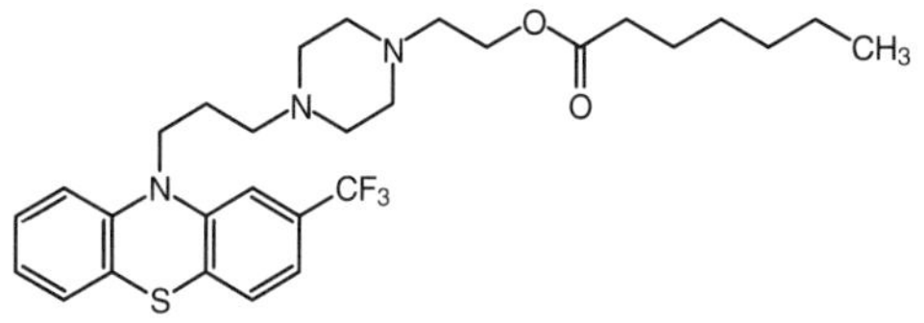

$C_{29}H_{38}F_3N_3O_2S$ M_r 549,7

Definition

2-[4-[3-[2-(Trifluormethyl)-10H-phenothiazin-10-yl]= propyl]piperazin-1-yl]ethylheptanoat

Gehalt: 98,5 bis 101,5 Prozent (getrocknete Substanz)

Eigenschaften

Aussehen: blassgelbe, viskose Flüssigkeit oder gelbe Masse

Löslichkeit: praktisch unlöslich in Wasser, sehr leicht löslich in Dichlormethan und wasserfreiem Ethanol, leicht löslich in Methanol

Prüfung auf Identität

1: B, C
2: A, C

A. 50,0 mg Substanz werden in Methanol R zu 100,0 ml gelöst. 1,0 ml Lösung wird mit Methanol R zu 50,0 ml verdünnt. Diese Lösung, zwischen 230 und 350 nm gemessen, zeigt ein Absorptionsmaximum (2.2.25) bei 260 nm und ein breites Absorptionsmaximum bei etwa 310 nm. Die spezifische Absorption, im Maximum bei 260 nm gemessen, liegt zwischen 610 und 670.

B. IR-Spektroskopie (2.2.24)

   Probenvorbereitung: 50 µl einer Lösung der Substanz beziehungsweise der Referenzsubstanz (25 g · l^{-1}) in Dichlormethan R werden jeweils auf einen Pressling aus Kaliumbromid R aufgebracht. Die Presslinge werden vor Gebrauch 1 h lang bei 60 °C getrocknet.

   Vergleich: Fluphenazinenantat *CRS*

C. Dünnschichtchromatographie (2.2.27)

   Untersuchungslösung: 10 mg Substanz werden in Methanol R zu 10 ml gelöst.

   Referenzlösung a: 10 mg Fluphenazinenantat *CRS* werden in Methanol R zu 10 ml gelöst.

   Referenzlösung b: 5 mg Fluphenazindecanoat *CRS* werden in der Referenzlösung a zu 5 ml gelöst.

Die „Allgemeinen Vorschriften" gelten für alle Monographien und sonstigen Texte

Platte: DC-Platte mit octadecylsilyliertem Kieselgel F$_{254}$ *R*

Fließmittel: konzentrierte Ammoniak-Lösung *R* 1, Wasser *R*, Methanol *R* (1:4:95 *V/V/V*)

Auftragen: 2 µl

Laufstrecke: 8 cm

Detektion: im ultravioletten Licht bei 254 nm

Eignungsprüfung: Das Chromatogramm der Referenzlösung b zeigt deutlich voneinander getrennt 2 Flecke.

Ergebnis: Der Hauptfleck im Chromatogramm der Untersuchungslösung entspricht in Bezug auf Lage und Größe dem Hauptfleck im Chromatogramm der Referenzlösung a.

Prüfung auf Reinheit

Verwandte Substanzen: Flüssigchromatographie (2.2.29)

Die Prüfung muss unter Lichtschutz durchgeführt werden. Die Lösungen müssen unmittelbar vor Gebrauch hergestellt werden.

Untersuchungslösung: 10,0 mg Substanz werden in Acetonitril *R* zu 50,0 ml gelöst.

Referenzlösung a: 5 mg Fluphenazinoctanoat *CRS* und 5 mg Fluphenazinenantat *CRS* werden in Acetonitril *R* zu 50 ml gelöst.

Referenzlösung b: 5,0 ml Untersuchungslösung werden mit einer Mischung von 5 Volumteilen mobiler Phase A und 95 Volumteilen mobiler Phase B zu 100,0 ml verdünnt. 1,0 ml dieser Lösung wird mit einer Mischung von 5 Volumteilen mobiler Phase A und 95 Volumteilen mobiler Phase B zu 10,0 ml verdünnt.

Referenzlösung c: 5,0 mg Fluphenazinsulfoxid *CRS* werden in Acetonitril *R* zu 100,0 ml gelöst. 1,0 ml Lösung wird mit Acetonitril *R* zu 50,0 ml verdünnt.

Säule
– Größe: *l* = 0,25 m, ∅ = 4,6 mm
– Stationäre Phase: octadecylsilyliertes Kieselgel zur Chromatographie *R* (5 µm), sphärisch

Mobile Phase: eine Mischung der mobilen Phasen A und B
– Mobile Phase A: eine Lösung von Ammoniumcarbonat *R* (10 g · l^{-1}), die zuvor mit verdünnter Salzsäure *R* auf einen pH-Wert von 7,5 eingestellt wurde
– Mobile Phase B: Mobile Phase A, Acetonitril *R*, Methanol *R* (7,5:45:45 *V/V/V*)

Zeit (min)	Mobile Phase A (% *V/V*)	Mobile Phase B (% *V/V*)
0 – 7	20	80
7 – 17	20 → 0	80 → 100
17 – 80	0	100
80 – 81	0 → 20	100 → 80

Durchflussrate: 1,0 ml · min^{-1}

Detektion: Spektrometer bei 260 nm

Äquilibrierung: mindestens 30 min lang mit der mobilen Phase in ihrer Anfangszusammensetzung

Einspritzen: 10 µl

Relative Retention (bezogen auf Fluphenazinenantat, t_R etwa 25 min)
– Verunreinigung A: etwa 0,2
– Verunreinigung D: etwa 1,1

Eignungsprüfung: Referenzlösung a
– Auflösung: mindestens 6 zwischen den Peaks von Fluphenazinenantat und Verunreinigung D

Grenzwerte
– Verunreinigung A: nicht größer als die Fläche des Hauptpeaks im Chromatogramm der Referenzlösung c (0,5 Prozent)
– Jede weitere Verunreinigung: nicht größer als die Fläche des Hauptpeaks im Chromatogramm der Referenzlösung b (0,5 Prozent)
– Summe aller Verunreinigungen: höchstens 1,6 Prozent
– Ohne Berücksichtigung bleiben: Peaks, deren Fläche kleiner ist als das 0,1fache der Fläche des Hauptpeaks im Chromatogramm der Referenzlösung b (0,05 Prozent)

Schwermetalle (2.4.8): höchstens 20 ppm

1,0 g Substanz muss der Grenzprüfung C entsprechen. Zur Herstellung der Referenzlösung werden 2 ml Blei-Lösung (10 ppm Pb) *R* verwendet.

Trocknungsverlust (2.2.32): höchstens 1,0 Prozent, mit 1,000 g Substanz durch 3 h langes Trocknen im Trockenschrank bei 60 °C und höchstens 0,7 kPa bestimmt

Sulfatasche (2.4.14): höchstens 0,1 Prozent, mit 1,0 g Substanz in einem Platintiegel bestimmt

Gehaltsbestimmung

0,250 g Substanz, in 30 ml wasserfreier Essigsäure *R* gelöst, werden unter Zusatz von 0,05 ml Kristallviolett-Lösung *R* mit Perchlorsäure (0,1 mol · l^{-1}) bis zum Farbumschlag von Violett nach Grün titriert.

1 ml Perchlorsäure (0,1 mol · l^{-1}) entspricht 27,49 mg $C_{29}H_{38}F_3N_3O_2S$.

Lagerung

Vor Licht geschützt

Verunreinigungen

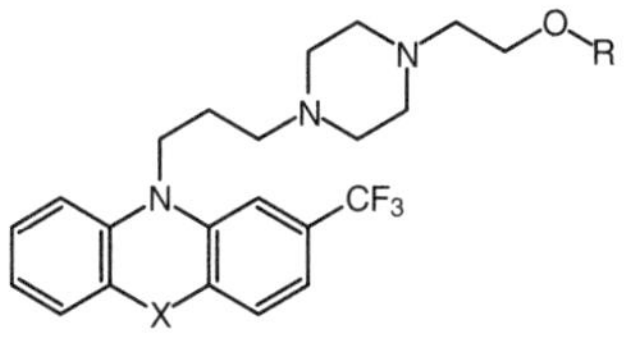

A. X = SO, R = H:
   Fluphenazin-*S*-oxid

B. X = S, R = H:
   Fluphenazin

C. X = S, R = CO–[CH$_2$]$_8$–CH$_3$:
   Fluphenazindecanoat

D. X = S, R = CO–[CH$_2$]$_6$–CH$_3$:
   Fluphenazinoctanoat

E. X = S, R = CO–[CH$_2$]$_7$–CH$_3$:
   Fluphenazinnonanoat

F. X = S, R = CO–[CH$_2$]$_9$–CH$_3$:
   Fluphenazinundecanoat

G. X = S, R = CO–[CH$_2$]$_{10}$–CH$_3$:
   Fluphenazindodecanoat

4.05/0905

Flurazepamhydrochlorid

Flurazepami monohydrochloridum

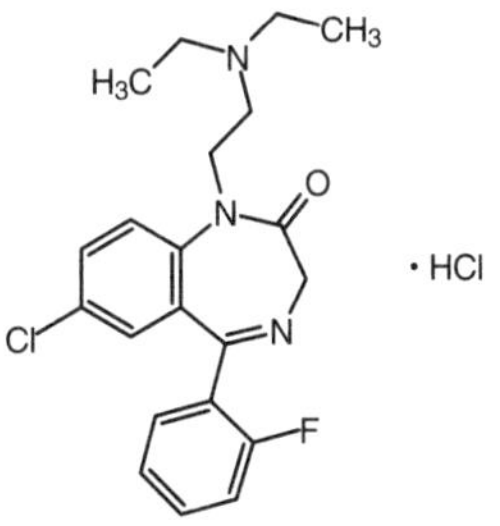

C$_{21}$H$_{24}$Cl$_2$FN$_3$O M_r 424,3

Definition

7-Chlor-1-[2-(diethylamino)ethyl]-5-(2-fluorphenyl)-1,3-dihydro-2*H*-1,4-benzodiazepin-2-on-monohydro=chlorid

Gehalt: 99,0 bis 101,0 Prozent (getrocknete Substanz)

Eigenschaften

Aussehen: weißes bis fast weißes, kristallines Pulver

Löslichkeit: sehr leicht löslich in Wasser, leicht löslich in Ethanol

Prüfung auf Identität

A. IR-Spektroskopie (2.2.24)

   Vergleich: Flurazepamhydrochlorid-Referenzspektrum der Ph. Eur.

B. Die Substanz gibt die Identitätsreaktion a auf Chlorid (2.3.1).

Prüfung auf Reinheit

pH-Wert (2.2.3): 5,0 bis 6,0

0,50 g Substanz werden in kohlendioxidfreiem Wasser *R* zu 10 ml gelöst.

Verwandte Substanzen: Flüssigchromatographie (2.2.29)

Die Lösungen müssen unmittelbar vor Gebrauch hergestellt werden.

Untersuchungslösung: 50,0 mg Substanz werden in der mobilen Phase zu 50,0 ml gelöst.

Referenzlösung a: 1,0 ml Untersuchungslösung wird mit der mobilen Phase zu 100,0 ml verdünnt. 5,0 ml dieser Lösung werden mit der mobilen Phase zu 50,0 ml verdünnt.

Referenzlösung b: 5 mg Substanz und 5 mg Oxazepam *R* werden in 10 ml Acetonitril *R* gelöst. Die Lösung wird mit der mobilen Phase zu 50,0 ml verdünnt.

Säule
– Größe: *l* = 0,15 m, ∅ = 4,6 mm
– Stationäre Phase: desaktiviertes, octylsilyliertes Kieselgel zur Chromatographie *R* (5 µm)

Mobile Phase: eine Mischung von 350 Volumteilen Acetonitril *R* und 650 Volumteilen einer Lösung von Kaliumdihydrogenphosphat *R* (10,5 g · l^{-1}), die zuvor mit einer Lösung von Natriumhydroxid *R* (40 g · l^{-1}) auf einen pH-Wert von 6,1 eingestellt wurde

Durchflussrate: 1,0 ml · min^{-1}

Detektion: Spektrometer bei 239 nm

Einspritzen: 20 µl

Chromatographiedauer: 6fache Retentionszeit von Flurazepam

Relative Retention (bezogen auf Flurazepam, t_R etwa 7 min)
– Verunreinigung C: etwa 1,5
– Verunreinigung B: etwa 1,9
– Verunreinigung A: etwa 2,4

Eignungsprüfung: Referenzlösung b
– Auflösung: mindestens 4,5 zwischen den Peaks von Flurazepam und Oxazepam

F

Monographien

Die „Allgemeinen Vorschriften" gelten für alle Monographien und sonstigen Texte

Grenzwerte
- Korrekturfaktoren: Für die Berechnung der Gehalte werden die Peakflächen folgender Verunreinigungen mit dem entsprechenden Korrekturfaktor multipliziert:
    - Verunreinigung B: 0,61
    - Verunreinigung C: 0,65
- Jede Verunreinigung: nicht größer als die Fläche des Hauptpeaks im Chromatogramm der Referenzlösung a (0,1 Prozent)
- Summe aller Verunreinigungen: nicht größer als das 3fache der Fläche des Hauptpeaks im Chromatogramm der Referenzlösung a (0,3 Prozent)
- Ohne Berücksichtigung bleiben: Peaks, deren Fläche kleiner ist als das 0,5fache der Fläche des Hauptpeaks im Chromatogramm der Referenzlösung a (0,05 Prozent)

Fluorid (2.4.5): höchstens 500 ppm

0,10 g Substanz müssen der Grenzprüfung auf Fluorid entsprechen.

Trocknungsverlust (2.2.32): höchstens 0,5 Prozent, mit 1,000 g Substanz durch 4 h langes Trocknen im Trockenschrank bei 100 bis 105 °C bestimmt

Sulfatasche (2.4.14): höchstens 0,1 Prozent, mit 1,0 g Substanz bestimmt

Gehaltsbestimmung

0,350 g Substanz, in einer Mischung von 1,0 ml Salzsäure (0,1 mol · l⁻¹) und 50 ml Ethanol 96 % *R* gelöst, werden mit Natriumhydroxid-Lösung (0,1 mol · l⁻¹) titriert. Das zwischen den beiden mit Hilfe der Potentiometrie (2.2.20) bestimmten Wendepunkten zugesetzte Volumen wird abgelesen.

1 ml Natriumhydroxid-Lösung (0,1 mol · l⁻¹) entspricht 42,43 mg $C_{21}H_{24}Cl_2FN_3O$.

Lagerung

Vor Licht geschützt

Verunreinigungen

A. [5-Chlor-2-[[2-(diethylamino)ethyl]amino]phenyl]= (2-fluorphenyl)methanon

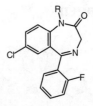

B. R = H:
7-Chlor-5-(2-fluorphenyl)-1,3-dihydro-2*H*-1,4-ben= zodiazepin-2-on

C. R = CHOH–CH₃:
7-Chlor-5-(2-fluorphenyl)-1-[(1*RS*)-1-hydroxy= ethyl]-1,3-dihydro-2*H*-1,4-benzodiazepin-2-on

4.05/1750

Fluticasonpropionat

Fluticasoni propionas

$C_{25}H_{31}F_3O_5S$ M_r 500,6

Definition

6α,9-Difluor-17-[[(fluormethyl)sulfanyl]carbonyl]-11β-hydroxy-16α-methyl-3-oxoandrosta-1,4-dien-17α-yl= propanoat

Gehalt: 97,0 bis 102,0 Prozent (wasser- und lösungsmittelfreie Substanz)

Eigenschaften

Aussehen: weißes bis fast weißes Pulver

Löslichkeit: praktisch unlöslich in Wasser, wenig löslich in Dichlormethan, schwer löslich in Ethanol

Prüfung auf Identität

A. IR-Spektroskopie (2.2.24)

Vergleich: Fluticasonpropionat *CRS*

B. Die unter „Gehaltsbestimmung" erhaltenen Chromatogramme werden ausgewertet.

Ergebnis: Der Hauptpeak im Chromatogramm der Untersuchungslösung entspricht in Bezug auf die Retentionszeit dem Hauptpeak im Chromatogramm der Referenzlösung b.

Beachten Sie den Hinweis auf „Allgemeine Monographien" zu Anfang des Bands auf Seite B

Prüfung auf Reinheit

Spezifische Drehung (2.2.7): +32 bis +36 (wasser- und lösungsmittelfreie Substanz)

0,25 g Substanz werden in Dichlormethan *R* zu 50,0 ml gelöst.

Verwandte Substanzen: Flüssigchromatographie (2.2.29) mit Hilfe des Verfahrens „Normalisierung"

Untersuchungslösung: 20 mg Substanz werden in einer Mischung gleicher Volumteile mobiler Phase A und mobiler Phase B zu 100,0 ml gelöst.

Referenzlösung a: 4 mg Fluticason-Verunreinigung D *CRS* werden in einer Mischung gleicher Volumteile mobiler Phase A und mobiler Phase B zu 100,0 ml gelöst.

Referenzlösung b: 20 mg Fluticasonpropionat *CRS* werden in einer Mischung gleicher Volumteile mobiler Phase A und mobiler Phase B gelöst. Die Lösung wird mit 1,0 ml Referenzlösung a versetzt und mit einer Mischung gleicher Volumteile mobiler Phase A und mobiler Phase B zu 100,0 ml verdünnt.

Säule
- Größe: *l* = 0,25 m, ∅ = 4,6 mm
- Stationäre Phase: octadecylsilyliertes Kieselgel zur Chromatographie *R* (5 µm)
- Temperatur: 40 °C

Das folgende Chromatogramm dient zur Information.

Mobile Phase
- Mobile Phase A: eine Lösung, die 0,05 Prozent (*V/V*) Phosphorsäure 85 % *R* und 3,0 Prozent (*V/V*) Methanol *R* in Acetonitril *R* enthält
- Mobile Phase B: eine Lösung, die 0,05 Prozent (*V/V*) Phosphorsäure 85 % *R* und 3,0 Prozent (*V/V*) Methanol *R* in Wasser *R* enthält

Zeit (min)	Mobile Phase A (% V/V)	Mobile Phase B (% V/V)
0 – 40	43 → 55	57 → 45
40 – 60	55 → 90	45 → 10
60 – 70	90	10
70 – 75	90 → 43	10 → 57

Durchflussrate: 1 ml · min^{-1}

Detektion: Spektrometer bei 239 nm

Einspritzen: 50 µl; Untersuchungslösung, Referenzlösung b

Relative Retention (bezogen auf Fluticasonpropionat, t_R etwa 30 min)
- Verunreinigung A: etwa 0,38
- Verunreinigung B: etwa 0,46
- Verunreinigung C: etwa 0,76
- Verunreinigung D: etwa 0,95
- Verunreinigung E: etwa 1,12
- Verunreinigung F: etwa 1,18

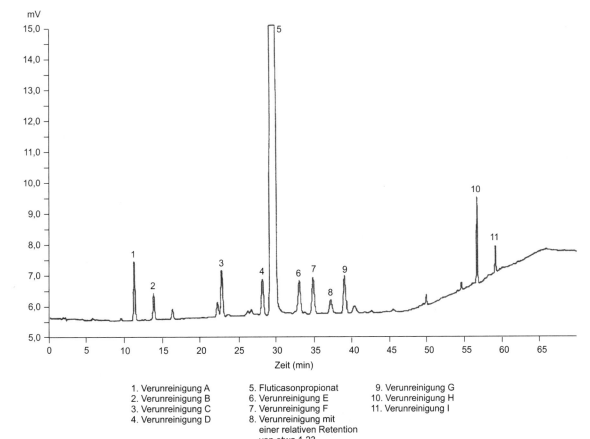

1. Verunreinigung A
2. Verunreinigung B
3. Verunreinigung C
4. Verunreinigung D
5. Fluticasonpropionat
6. Verunreinigung E
7. Verunreinigung F
8. Verunreinigung mit einer relativen Retention von etwa 1,23
9. Verunreinigung G
10. Verunreinigung H
11. Verunreinigung I

Abb. 1750-1: Chromatogramm für die Prüfung „Verwandte Substanzen" von Fluticasonpropionat

F

Monographien

- Verunreinigung G: etwa 1,33
- Verunreinigung H: etwa 1,93
- Verunreinigung I: etwa 2,01

Eignungsprüfung: Referenzlösung b
- Auflösung: mindestens 1,5 zwischen den Peaks von Verunreinigung D und Fluticasonpropionat

Grenzwerte
- Verunreinigung D oder G: jeweils höchstens 0,3 Prozent
- Verunreinigung A, B, C, E, F, H oder I: jeweils höchstens 0,2 Prozent
- Verunreinigung mit einer relativen Retention von etwa 1,23: höchstens 0,2 Prozent
- Jede weitere Verunreinigung: höchstens 0,1 Prozent
- Summe aller Verunreinigungen: höchstens 1,2 Prozent
- Ohne Berücksichtigung bleiben: Peaks, deren Fläche kleiner ist als 0,05 Prozent

Aceton: Gaschromatographie (2.2.28)

Interner-Standard-Lösung: 0,5 ml Tetrahydrofuran *R* werden mit Dimethylformamid *R* zu 1000 ml verdünnt.

Untersuchungslösung: 0,50 g Substanz werden in Interner-Standard-Lösung zu 10,0 ml gelöst.

Referenzlösung: 0,40 g Aceton *R* werden in Interner-Standard-Lösung zu 100,0 ml gelöst. 1,0 ml dieser Lösung wird mit Interner-Standard-Lösung zu 10,0 ml verdünnt.

Säule
- Material: Quarzglas
- Größe: $l = 25$ m, $\varnothing = 0,53$ mm
- Stationäre Phase: Macrogol 20 000 *R*, quer vernetzt (Filmdicke 2 µm)

Trägergas: Stickstoff zur Chromatographie *R*

Durchflussrate: 5,5 ml · min^{-1}

Temperatur

	Zeit (min)	Temperatur (°C)
Säule	0 – 3,5	60
	3,5 – 7,5	60 → 180
	7,5 – 10,5	180
Probeneinlass		150
Detektor		250

Detektion: Flammenionisation

Einspritzen: 0,1 µl

Grenzwerte
- Aceton: höchstens 1,0 Prozent (*m/m*)

Wasser (2.5.12): höchstens 0,5 Prozent, mit 0,250 g Substanz bestimmt

Als Lösungsmittel wird eine Mischung gleicher Volumteile Chloroform *R* und Methanol *R* verwendet.

Gehaltsbestimmung

Flüssigchromatographie (2.2.29)

Untersuchungslösung: 20,0 mg Substanz werden in der mobilen Phase zu 50,0 ml gelöst. 1,0 ml Lösung wird mit der mobilen Phase zu 10,0 ml verdünnt.

Referenzlösung a: 20,0 mg Fluticasonpropionat *CRS* werden in der mobilen Phase zu 50,0 ml gelöst.

Referenzlösung b: 1,0 ml Referenzlösung a wird mit der mobilen Phase zu 10,0 ml verdünnt.

Referenzlösung c: 4,0 mg Fluticason-Verunreinigung D *CRS* werden in der mobilen Phase zu 50,0 ml gelöst. 1,0 ml Lösung wird mit 1,0 ml Referenzlösung a versetzt und mit der mobilen Phase zu 10,0 ml verdünnt.

Säule
- Größe: $l = 0,25$ m, $\varnothing = 4,6$ mm
- Stationäre Phase: octadecylsilyliertes Kieselgel zur Chromatographie *R* (5 µm)
- Temperatur: 40 °C

Mobile Phase: 15 Volumteile Acetonitril *R*, 35 Volumteile einer Lösung von Ammoniumdihydrogenphosphat *R* (1,15 g · l^{-1}), die zuvor auf einen pH-Wert von 3,5 eingestellt wurde, und 50 Volumteile Methanol *R* werden gemischt.

Durchflussrate: 1,5 ml · min^{-1}

Detektion: Spektrometer bei 239 nm

Einspritzen: 20 µl; Untersuchungslösung, Referenzlösungen b und c

Eignungsprüfung: Referenzlösung c
- Auflösung: mindestens 1,5 zwischen den Peaks von Verunreinigung D und Fluticasonpropionat

Falls erforderlich wird das Verhältnis von Acetonitril zu Methanol in der mobilen Phase geändert.

Der Prozentgehalt an $C_{25}H_{31}F_3O_5S$ wird aus den Chromatogrammen der Untersuchungslösung und Referenzlösung b und dem angegebenen Gehalt für Fluticasonpropionat *CRS* berechnet.

Lagerung

Vor Licht geschützt

Verunreinigungen

Qualifizierte Verunreinigungen:

A, B, C, D, E, F, G, H, I

Beachten Sie den Hinweis auf „Allgemeine Monographien" zu Anfang des Bands auf Seite B

A. R1 = R3 = OH, R2 = H, R4 = CH₃:
6α,9-Difluor-11β-hydroxy-16α-methyl-3-oxo-17-(propanoyloxy)androsta-1,4-dien-17β-carbonsäure

B. R1 = OH, R2 = H, R3 = S–OH, R4 = CH₃:
[[6α,9-Difluor-11β-hydroxy-16α-methyl-3-oxo-17-(propanoyloxy)androsta-1,4-dien-17β-yl]carbo=nyl]sulfensäure

C. R1 = OH, R2 = R4 = H, R3 = S–CH₂–F:
6α,9-Difluor-17-[[(fluormethyl)sulfanyl]carbonyl]-11β-hydroxy-16α-methyl-3-oxoandrosta-1,4-dien-17α-ylacetat

D. R1 = OH, R2 = H, R3 = S–CH₃, R4 = CH₃:
6α,9-Difluor-17-[(methylsulfanyl)carbonyl]-11β-hydroxy-16α-methyl-3-oxoandrosta-1,4-dien-17α-ylpropanoat

F. R1 + R2 = O, R3 = S–CH₂–F, R4 = CH₃:
6α,9-Difluor-17-[[(fluormethyl)sulfanyl]carbonyl]-16α-methyl-3,11-dioxoandrosta-1,4-dien-17α-ylpro=panoat

E. 6α,9-Difluor-17-[[(fluormethyl)sulfanyl]carbonyl]-11β-hydroxy-16α-methyl-3-oxoandrost-4-en-17α-ylpropanoat

G. 6α,9-Difluor-17-[[(fluormethyl)sulfanyl]carbonyl]-11β-hydroxy-16α-methyl-3-oxoandrosta-1,4-dien-17α-yl-6α,9-difluor-11β,17-dihydroxy-16α-methyl-3-oxoandrosta-1,4-dien-17β-carboxylat

H. X = S–S:
17,17′-(Disulfandiyldicarbonyl)bis(6α,9-difluor-11β-hydroxy-16α-methyl-3-oxoandrosta-1,4-dien-17α-yl)dipropanoat

I. X = S–S–S:
17,17′-(Trisulfandiyldicarbonyl)bis(6α,9-difluor-11β-hydroxy-16α-methyl-3-oxoandrosta-1,4-dien-17α-yl)dipropanoat

4.05/1387

Frauenmantelkraut

Alchemillae herba

Definition

Frauenmantelkraut besteht aus den zur Blütezeit gesammelten, ganzen oder geschnittenen, getrockneten, oberirdischen Teilen von *Alchemilla vulgaris* L. *sensu latiore*. Die Droge enthält mindestens 6,0 Prozent Gerbstoffe, berechnet als Pyrogallol ($C_6H_6O_3$; M_r 126,1) und bezogen auf die getrocknete Droge.

Eigenschaften

Die Droge weist die unter „Prüfung auf Identität, A und B" beschriebenen makroskopischen und mikroskopischen Merkmale auf.

Prüfung auf Identität

A. Die grundständigen Blätter, aus denen der Hauptanteil der Droge besteht, sind graugrün, bisweilen bräunlich grün, nierenförmig bis leicht halbkreisförmig und haben einen Durchmesser bis 8 cm, selten bis 11 cm; sie sind langgestielt, 7- bis 9-lappig, seltener bis 11-lappig. Die stängelständigen Blätter sind kleiner, 5- bis 9-lappig, kürzer gestielt oder sitzend und tragen an der Basis ein Paar große Nebenblätter. Die Blätter sind besonders unterseits stark behaart und haben einen grob gesägten Blattrand. Junge Blätter sind gefaltet und weißsilbrig behaart. Ältere Blätter sind nur schwach behaart und zeigen eine auf der Unterseite hervortretende, feinmaschige Nervatur. Der Blattstiel ist graugrün bis gelblich grün, behaart, etwa 1 mm dick und hat auf der Oberseite eine Rinne. Die kronblattlosen Blüten sind gelblich grün bis hellgrün und etwa 3 mm im Durchmesser. Der Doppelkelch besteht aus einem kleinen, 4-teiligen Außenkelch und wechselständig dazu einem Innenkelch mit 4 größeren, abgerundeten bis dreieckigen Kelchblättern. Die Blüte enthält 4 kurze Staubblätter und einen Fruchtknoten mit köpfchenförmiger Narbe.
Die Stängel sind graugrün bis gelblich grün, behaart, mehr oder weniger längsfurchig und hohl.

B. Die Droge wird pulverisiert (355). Das Pulver ist graugrün. Die Prüfung erfolgt unter dem Mikroskop, wobei Chloralhydrat-Lösung *R* verwendet wird. Das Pulver zeigt folgende Merkmale: schmale, einzellige, bis 1 mm lange, spitz zulaufende, zum Teil gewundene Haare mit verdickter, verholzter Zellwand, an der Basis getüpfelt und mehr oder weniger verbreitert; Blattfragmente mit 2 Schichten Palisadenparenchym, dessen Zellen in der oberen Schicht 2- bis 3-mal länger als die in der unteren sind, und einem

F

Monographien

Schwammparenchym, das vereinzelt bis etwa 25 μm große Calciumoxalatdrusen enthält; Blattfragmente, in der Aufsicht mit buchtigen bis welligen Epidermiszellen, deren Seitenwände ungleichmäßig verdickt und perlschnurartig sind, sowie mit Spaltöffnungen vom anomocytischen Typ (2.8.3); Gruppen von Gefäßbündeln und verholzten Fasern aus Stielen und Stängeln, die Gefäße spiralig verdickt oder mit Hoftüpfeln; gelegentlich dünnwandige, kegelförmige, etwa 300 μm lange Haare; Parenchym aus dünnwandigen Zellen mit Calciumoxalatdrusen; runde Pollenkörner, etwa 15 μm im Durchmesser, mit 3 deutlichen Keimporen und einer körnigen Exine; vereinzelt Bruchstücke der Fruchtknotenwand mit Zellen, die je einen Calciumoxalatkristall enthalten.

C. Dünnschichtchromatographie (2.2.27)

Untersuchungslösung: 0,5 g pulverisierte Droge (355) werden 5 min lang mit 5 ml Methanol *R* im Wasserbad von 70 °C unter Rückflusskühlung erhitzt. Die Mischung wird abgekühlt und filtriert.

Referenzlösung: 1,0 mg Chlorogensäure *R* und 1,0 mg Kaffeesäure *R* werden in 10 ml Methanol *R* gelöst.

Platte: DC-Platte mit Kieselgel *R*

Fließmittel: wasserfreie Ameisensäure *R*, Wasser *R*, Ethylacetat *R* (8:8:84 *V/V/V*)

Auftragen: 20 μl Untersuchungslösung, 10 μl Referenzlösung; bandförmig

Laufstrecke: 10 cm

Trocknen: 5 min lang bei 100 bis 105 °C

Detektion: Die Platte wird mit einer Lösung von Diphenylboryloxyethylamin *R* (10 g · l⁻¹) in Methanol *R* und anschließend mit einer Lösung von Macrogol 400 *R* (50 g · l⁻¹) in Methanol *R* besprüht. Die Platte wird 30 min lang an der Luft trocknen gelassen. Die Auswertung erfolgt im ultravioletten Licht bei 365 nm.

Ergebnis: Die Zonenfolge in den Chromatogrammen von Referenzlösung und Untersuchungslösung ist aus den nachstehenden Angaben ersichtlich. Im Chromatogramm der Untersuchungslösung können weitere fluoreszierende Zonen vorhanden sein.

Oberer Plattenrand	
	zwei rot fluoreszierende Zonen (Chlorophyll)
Kaffeesäure: eine hellblau fluoreszierende Zone	eine oder zwei intensiv hellblau fluoreszierende Zonen
	eine oder mehrere intensiv grün bis grünlich gelb fluoreszierende Zonen
Chlorogensäure: eine hellblau fluoreszierende Zone	eine intensiv gelb bis orange fluoreszierende Zone
Referenzlösung	**Untersuchungslösung**

Prüfung auf Reinheit

Fremde Bestandteile (2.8.2): höchstens 2 Prozent

Trocknungsverlust (2.2.32): höchstens 10,0 Prozent, mit 1,000 g pulverisierter Droge (355) durch 2 h langes Trocknen im Trockenschrank bei 100 bis 105 °C bestimmt

Asche (2.4.16): höchstens 12,0 Prozent

Gehaltsbestimmung

Die Bestimmung wird nach „Bestimmung des Gerbstoffgehalts pflanzlicher Drogen" (2.8.14) mit 0,50 g pulverisierter Droge (355) durchgeführt.

G

4.05/0330

Gelatine

Gelatina

Definition

Gelatine ist ein gereinigtes Protein, das entweder durch partielle saure (Typ A), partielle alkalische (Typ B) oder enzymatische Hydrolyse von Kollagen von Tieren (auch von Fischen und Geflügel) gewonnen wird. Die Substanz kann auch eine Mischung verschiedener Typen sein.

Die Hydrolyse führt zu gelierenden und nicht gelierenden Produkten. Die vorliegende Monographie gilt für beide Produktqualitäten.

Die in dieser Monographie beschriebene Gelatine ist nicht zur parenteralen Anwendung oder für andere Spezialanwendungen geeignet.

Eigenschaften

Aussehen: schwach gelbe bis gelblich braune feste Substanz, gewöhnlich in Form von durchscheinenden Blättchen, Schuppen, Körnern oder Pulver

Löslichkeit: praktisch unlöslich in üblichen organischen Lösungsmitteln

Gelierende Produktqualitäten quellen in kaltem Wasser und ergeben beim Erwärmen eine kolloidale Lösung, die beim Abkühlen ein mehr oder weniger festes Gel bildet.

Der isoelektrische Punkt ist ein wichtiges Qualitätsmerkmal für die verschiedenartige Verwendung von Gelatine. Der isoelektrische Punkt von Gelatine vom Typ A liegt üblicherweise bei einem pH-Wert zwischen 6,0 und 9,5, der von Gelatine vom Typ B zwischen 4,7 und 5,6. Diese angegebenen Bereiche gelten für eine Vielzahl verschiedener Gelatinearten, für spezifische Verwendungen werden üblicherweise engere Bereichsgrenzen angegeben.

Die verschiedenen Gelatinearten bilden wässrige Lösungen von unterschiedlicher Klarheit und Färbung. Für jede spezielle Verwendung werden üblicherweise geeignete Spezifikationen bezüglich Klarheit und Färbung der Lösung angegeben.

Prüfung auf Identität

A. 2 ml Prüflösung (siehe „Prüfung auf Reinheit") werden mit 0,05 ml Kupfer(II)-sulfat-Lösung *R* versetzt. Werden nach dem Mischen 0,5 ml verdünnte Natriumhydroxid-Lösung *R* zugesetzt, entsteht eine violette Färbung.

B. 0,5 g Substanz werden in einem Reagenzglas mit 10 ml Wasser *R* versetzt, 10 min lang stehen gelassen und anschließend 15 min lang bei 60 °C erhitzt. Das Reagenzglas wird 6 h lang bei 0 °C in vertikaler Lage stehen gelassen. Wird das Reagenzglas umgedreht, fließt der Inhalt bei nicht gelierenden Gelatinearten sofort, bei gelierenden Gelatinearten nicht sofort aus.

Prüfung auf Reinheit

Prüflösung: 1,00 g Substanz wird in etwa 55 °C heißem kohlendioxidfreiem Wasser *R* zu 100 ml gelöst. Die Lösung wird zur Durchführung der Prüfungen bei dieser Temperatur gehalten.

pH-Wert (2.2.3): 3,8 bis 7,6, an der Prüflösung bestimmt

Leitfähigkeit (2.2.38): höchstens 1 mS · cm^{-1}, an einer 1,0-prozentigen Lösung der Substanz bei 30 ± 1,0 °C bestimmt

Schwefeldioxid (2.5.29): höchstens 50 ppm

Peroxide: höchstens 10 ppm, unter Verwendung von Peroxid-Teststreifen *R* bestimmt

Peroxidase überträgt Sauerstoff von Peroxiden auf einen organischen Redoxindikator, welcher dabei in sein blaues Oxidationsprodukt umgewandelt wird. Die Intensität der erhaltenen Färbung ist proportional zur Peroxidmenge und kann mit einer den Teststreifen beigegebenen Farbskala verglichen werden, um die Peroxidkonzentration zu bestimmen.

Eignungsprüfung: Ein Teststreifen wird 1 s lang in eine Wasserstoffperoxid-Lösung (10 ppm H_2O_2) *R* getaucht, um die Reaktionszone gründlich zu befeuchten. Der Teststreifen wird herausgezogen, die überschüssige Flüssigkeit abgeschüttelt und die Reaktionszone nach 15 s mit der den Teststreifen beigegebenen Farbskala verglichen. Die Prüfung darf nur ausgewertet werden, wenn die Färbung des Teststreifens der der Farbskala bei einer Konzentration von 10 ppm entspricht.

Prüfung: 20,0 ± 0,1 g Substanz werden in ein Becherglas eingewogen und mit 80,0 ± 0,2 ml Wasser *R* versetzt. Die Mischung wird gerührt, um die gesamte Substanz zu befeuchten, und 1 bis 3 h lang bei Raumtemperatur stehen gelassen. Das Becherglas wird mit einem Uhrglas abgedeckt und 20 ± 5 min lang zum Lösen der Probe in ein Wasserbad von 65 ± 2 °C gestellt. Der Inhalt des Becherglases wird mit einem Glasstab gerührt, um eine homogene Lösung zu erhalten. Ein Teststreifen wird 1 s lang in die Lösung getaucht, um die Reaktionszone gründlich zu befeuchten. Der Teststreifen wird herausgezogen, die überschüssige Flüssigkeit abgeschüttelt und die Färbung der Reaktionszone nach 15 s mit der den Teststreifen beigegebenen Farbskala verglichen. Um die Peroxidkonzentration der Substanz in ppm zu erhalten, wird die von der Farbskala abgelesene Konzentration mit Faktor 5 multipliziert.

Gelbildungsvermögen (Bloom-Zahl): 80 bis 120 Prozent des in der Beschriftung angegebenen Nominalwerts

Das Gelbildungsvermögen, ausgedrückt als Masse in Gramm, ist diejenige Kraft, die aufgewendet werden muss, damit ein Stempel von 12,7 mm Durchmesser in

G

Monographien

ein bei 10 °C gealtertes Gel mit einer Gelatinekonzentration von 6,67 Prozent (*m/m*) 4 mm tief eindringt.

Gerät: Das Zug-Druck-Materialprüfgerät oder das Gelometer ist ausgerüstet mit
- einem zylindrischen Stempel von 12,7 ± 0,1 mm Durchmesser mit einer ebenen Druckfläche mit scharfer Kante
- einem Gefäß von 59 ± 1 mm innerem Durchmesser und 85 mm Höhe.

Das Gerät wird entsprechend der Bedienungsanleitung des Herstellers eingestellt.
   Einstellung: Wegstrecke 4 mm, Geschwindigkeit 0,5 mm · s^{-1}

Ausführung: Die Prüfung erfolgt in 2facher Ausführung. 7,5 g Substanz werden in jedes der beiden Gefäße gebracht. Nach Zusatz von jeweils 105 ml Wasser *R* wird jedes Gefäß mit einem Uhrglas bedeckt und 1 bis 4 h lang stehen gelassen. Die Mischungen werden 15 min lang im Wasserbad von 65 ± 2 °C erhitzt, wobei mit einem Glasstab vorsichtig gerührt wird. Dabei muss sichergestellt sein, dass die Lösungen homogen sind und dass das Kondenswasser an den Innenwänden der Gefäße in die Lösungen zurückfließt. Nach 15 min langem Erkalten der Lösungen bei Raumtemperatur werden die Gefäße in ein thermostatisiertes Bad von 10,0 ± 0,1 °C gestellt. Das Bad ist mit einer Vorrichtung versehen, die eine genau horizontale Lage der Plattform, auf der die Gefäße stehen, sicherstellt. Die Gefäße werden mit einem Gummistopfen verschlossen und 17 ± 1 h lang stehen gelassen. Die Gefäße werden aus dem Bad genommen und das außen an den Gefäßen anhaftende Wasser wird rasch abgewischt. Die beiden Gefäße werden nacheinander so auf der Plattform des Geräts abgestellt, dass der Stempel die Oberfläche der Probe möglichst in der Mitte berührt. Die Messung beginnt. Das Ergebnis wird als Mittelwert der beiden Messungen angegeben.

Chrom: höchstens 10 ppm

Atomabsorptionsspektroskopie (2.2.23, Methode I)

Untersuchungslösung: 5,00 g Substanz werden in einem Erlenmeyerkolben mit 10 ml Salzsäure *R* versetzt. Der Kolben wird verschlossen und 2 h lang in ein Wasserbad von 75 bis 80 °C gestellt. Nach dem Erkalten wird der Inhalt des Kolbens mit Wasser *R* auf 100,0 g ergänzt.

Referenzlösungen: Die Referenzlösungen werden aus der Chrom-Lösung (100 ppm Cr) *R* durch Verdünnen mit der erforderlichen Menge Wasser *R* hergestellt.

Wellenlänge: 357,9 nm

Eisen: höchstens 30 ppm

Atomabsorptionsspektroskopie (2.2.23, Methode I)

Untersuchungslösung: Herstellung wie unter „Chrom" beschrieben

Referenzlösungen: Die Referenzlösungen werden aus der Eisen-Lösung (8 ppm Fe) *R* durch Verdünnen mit der erforderlichen Menge Wasser *R* hergestellt.

Wellenlänge: 248,3 nm

Zink: höchstens 30 ppm

Atomabsorptionsspektroskopie (2.2.23, Methode I)

Untersuchungslösung: Herstellung wie unter „Chrom" beschrieben

Referenzlösungen: Die Referenzlösungen werden aus der Zink-Lösung (10 ppm Zn) *R* durch Verdünnen mit der erforderlichen Menge Wasser *R* hergestellt.

Wellenlänge: 213,9 nm

Trocknungsverlust (2.2.32): höchstens 15,0 Prozent, mit 1,000 g Substanz durch Trocknen im Trockenschrank bei 100 bis 105 °C bestimmt

Mikrobielle Verunreinigung
Gesamtzahl Kolonie bildender, aerober Einheiten (2.6.12): höchstens 10^3 Mikroorganismen je Gramm Substanz, durch Auszählen auf Agarplatten bestimmt.
   Die Substanz muss den Prüfungen auf *Escherichia coli* und Salmonellen (2.6.13) entsprechen.

Lagerung

Vor Hitze und Feuchtigkeit geschützt

Beschriftung

Die Beschriftung gibt das Gelbildungsvermögen (Bloom-Zahl) an oder dass die Substanz von nicht gelierender Qualität ist.

4.05/0331

Gentamicinsulfat
Gentamicini sulfas

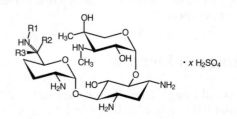

Gentamicin	Summenformel	R1	R2	R3
C1	$C_{21}H_{43}N_5O_7$	CH_3	CH_3	H
C1a	$C_{19}H_{39}N_5O_7$	H	H	H
C2	$C_{20}H_{41}N_5O_7$	H	CH_3	H
C2a	$C_{20}H_{41}N_5O_7$	H	H	CH_3
C2b	$C_{20}H_{41}N_5O_7$	CH_3	H	H

Definition

Gemisch von Sulfaten antimikrobiell wirksamer Substanzen, die von *Micromonospora purpurea* gebildet werden

Hauptbestandteile sind die Gentamicine C1, C1a, C2, C2a und C2b.

Gehalt: mindestens 590 I.E. je Milligramm (wasserfreie Substanz)

Eigenschaften

Aussehen: weißes bis fast weißes, hygroskopisches Pulver

Löslichkeit: leicht löslich in Wasser, praktisch unlöslich in Ethanol

Prüfung auf Identität

1: C, D
2: A, B, D

A. Etwa 10 mg Substanz werden in 1 ml Wasser *R* gelöst. Die Lösung wird mit 5 ml einer Lösung von Schwefelsäure *R* (400 g·l⁻¹) versetzt, 100 min lang im Wasserbad erhitzt und nach dem Abkühlen mit Wasser *R* zu 25 ml verdünnt. Die Lösung, zwischen 240 und 330 nm gemessen, darf kein Absorptionsmaximum (2.2.25) zeigen.

B. Dünnschichtchromatographie (2.2.27)

Untersuchungslösung: 25 mg Substanz werden in Wasser *R* zu 5 ml gelöst.

Referenzlösung: 25 mg Gentamicinsulfat *CRS* werden in Wasser *R* zu 5 ml gelöst.

Platte: DC-Platte mit Kieselgel *R*

Fließmittel: die untere Phase einer Mischung gleicher Volumteile konzentrierter Ammoniak-Lösung *R*, Methanol *R* und Dichlormethan *R*

Auftragen: 10 μl

Laufstrecke: 2/3 der Platte

Trocknen: an der Luft

Detektion: Die Platte wird mit Ninhydrin-Lösung *R* 1 besprüht und 5 min lang bei 110 °C erhitzt.

Ergebnis: Die 3 Hauptflecke im Chromatogramm der Untersuchungslösung entsprechen in Bezug auf Lage, Farbe und Größe den 3 Hauptflecken im Chromatogramm der Referenzlösung.

C. Die bei der Prüfung „Zusammensetzung" (siehe „Prüfung auf Reinheit") erhaltenen Chromatogramme werden ausgewertet.

Ergebnis: Das Chromatogramm der Untersuchungslösung zeigt 5 Hauptpeaks mit den gleichen Retentionszeiten wie die 5 Hauptpeaks im Chromatogramm der Referenzlösung a.

D. Die Substanz gibt die Identitätsreaktion a auf Sulfat (2.3.1).

Prüfung auf Reinheit

Prüflösung: 0,8 g Substanz werden in kohlendioxidfreiem Wasser *R* zu 20 ml gelöst.

Aussehen der Lösung: Die Prüflösung muss klar (2.2.1) und darf nicht stärker gefärbt sein als Stufe 6 der am besten geeigneten Farbvergleichslösung (2.2.2, Methode II).

pH-Wert (2.2.3): 3,5 bis 5,5, an der Prüflösung bestimmt

Spezifische Drehung (2.2.7): +107 bis +121 (wasserfreie Substanz)

2,5 g Substanz werden in Wasser *R* zu 25,0 ml gelöst.

Zusammensetzung: Flüssigchromatographie (2.2.29) unter Verwendung des Verfahrens „Normalisierung"

Untersuchungslösung: 50 mg Substanz werden in der mobilen Phase zu 100,0 ml gelöst.

Referenzlösung a: 50 mg Gentamicinsulfat *CRS* werden in der mobilen Phase zu 100,0 ml gelöst.

Referenzlösung b: 5,0 ml Referenzlösung a werden mit der mobilen Phase zu 100,0 ml verdünnt.

Säule
- Größe: *l* = 0,25 m, ∅ = 4,6 mm
- Stationäre Phase: Styrol-Divinylbenzol-Copolymer *R* (8 μm) mit einer Porengröße von 100 nm
- Temperatur: 55 °C

Mobile Phase: eine mit kohlendioxidfreiem Wasser *R* hergestellte Mischung, die wasserfreies Natriumsulfat *R* (60 g · l⁻¹), Natriumoctansulfonat *R* (1,75 g · l⁻¹), Tetrahydrofuran *R* (8 ml · l⁻¹) und zuvor mit Phosphorsäure 10 % *R* auf einen pH-Wert von 3,0 eingestellte und entgaste Kaliumdihydrogenphosphat-Lösung (0,2 mol·l⁻¹) *R* (50 ml · l⁻¹) enthält

Durchflussrate: 1,0 ml · min⁻¹

Nach-Säule-Lösung: carbonatfreie Natriumhydroxid-Lösung *R*, im Verhältnis 1:25 verdünnt, entgast und pulsfrei dem Säuleneluat unter Verwendung einer 375-μl-Mischschleife aus Kunststoff zugesetzt

Durchflussrate: 0,3 ml · min⁻¹

Detektion: gepulster amperometrischer oder äquivalenter Detektor mit einer Gold-Messelektrode, einer Silber/Silberchlorid-Bezugselektrode und einer Hilfselektrode aus rostfreiem Stahl als Durchflusszelle, eingestellt auf +0,05 V Detektions-, +0,75 V Oxidations- und −0,15 V Reduktionspotential, mit einer Pulsfrequenz entsprechend dem verwendeten Gerät

Einspritzen: 20 μl

Chromatographiedauer: 1,2fache Retentionszeit von Gentamicin C1

G

Monographien

Eignungsprüfung: Referenzlösung a
- Peak-Tal-Verhältnis: mindestens 2,0, wobei H_p die
  Höhe des Peaks von Gentamicin C2a über der Basislinie und H_v die Höhe des niedrigsten Punkts der Kurve
  über der Basislinie zwischen den Peaks von Gentamicin C2a und Gentamicin C2 darstellt

Grenzwerte
- Gentamicin C1: 20,0 bis 35,0 Prozent
- Gentamicin C1a: 10,0 bis 30,0 Prozent
- Summe der Gentamicine C2, C2a und C2b: 40,0 bis
  60,0 Prozent
- Ohne Berücksichtigung bleiben: Peaks, deren Fläche
  kleiner ist als die Fläche des Peaks von Gentamicin
  C1a im Chromatogramm der Referenzlösung b

Verwandte Substanzen: Flüssigchromatographie
(2.2.29) wie unter „Zusammensetzung" beschrieben

Grenzwerte (für verwandte Substanzen mit Retentions-
zeiten, die kleiner als die Retentionszeit von Gentamicin
C1a sind)
- Jede Verunreinigung: höchstens 3,0 Prozent
- Summe aller Verunreinigungen: höchstens 10,0 Pro-
  zent

Methanol (2.4.24, System B): höchstens 1,0 Prozent

Sulfat: 32,0 bis 35,0 Prozent (wasserfreie Substanz)

0,250 g Substanz werden in 100 ml destilliertem Wasser *R* gelöst. Die Lösung wird mit konzentrierter Ammoniak-Lösung *R* auf einen pH-Wert von 11 eingestellt
und nach Zusatz von 10,0 ml Bariumchlorid-Lösung
(0,1 mol · l⁻¹) und etwa 0,5 mg Phthaleinpurpur *R* mit
Natriumedetat-Lösung (0,1 mol · l⁻¹) titriert. Bei begin-
nendem Farbumschlag der Lösung werden 50 ml Ethanol 96 % *R* zugesetzt; anschließend wird die Titration
fortgesetzt, bis die violettblaue Farbe verschwindet.

1 ml Bariumchlorid-Lösung (0,1 mol · l⁻¹) entspricht
9,606 mg Sulfat (SO₄).

Wasser (2.5.12): höchstens 15,0 Prozent, mit 0,300 g
Substanz bestimmt

Sulfatasche (2.4.14): höchstens 1,0 Prozent, mit 0,50 g
Substanz bestimmt

Sterilität (2.6.1): Gentamicinsulfat zur Herstellung von
Parenteralia und von Zubereitungen zur Anwendung am
Auge, das dabei keinem weiteren geeigneten Sterilisationsverfahren unterworfen wird, muss der Prüfung entsprechen.

Bakterien-Endotoxine (2.6.14): weniger als 0,71 I.E.
Bakterien-Endotoxine je Milligramm Gentamicinsulfat
zur Herstellung von Parenteralia, das dabei keinem weiteren geeigneten Verfahren zur Beseitigung von Bakterien-Endotoxinen unterworfen wird

Wertbestimmung

Die Ausführung erfolgt nach „Mikrobiologische Wertbestimmung von Antibiotika" (2.7.2).

Lagerung

Dicht verschlossen

Falls die Substanz steril ist, im sterilen, dicht verschlossenen Behältnis mit Sicherheitsverschluss

Beschriftung

Die Beschriftung gibt, falls zutreffend, an,
- dass die Substanz steril ist
- dass die Substanz frei von Bakterien-Endotoxinen ist.

Verunreinigungen

Qualifizierte Verunreinigungen:

A, B, C

Andere bestimmbare Verunreinigungen:

D, E

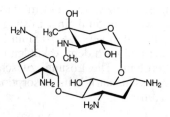

A. 2-Desoxy-4-*O*-[3-desoxy-4-*C*-methyl-3-(methylami=
   no)-β-L-arabinopyranosyl]-6-*O*-(2,6-diamino-
   2,3,4,6-tetradesoxy-α-D-*glycero*-hex-4-enopyrano=
   syl)-L-streptamin
   (Sisomicin)

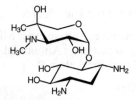

B. 2-Desoxy-4-*O*-[3-desoxy-4-*C*-methyl-3-(methylami=
   no)-β-L-arabinopyranosyl]-L-streptamin
   (Garamin)

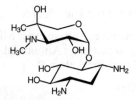

C. R = CH₃, R′ = OH:
   4-*O*-(6-Amino-6,7-didesoxy-D-*glycero*-α-D-*gluco*-
   heptopyranosyl)-2-desoxy-6-*O*-[3-desoxy-4-*C*-me=
   thyl-3-(methylamino)-β-L-arabinopyranosyl]-D-
   streptamin
   (Gentamicin B₁)

D. R = H, R' = NH$_2$:
2-Desoxy-4-*O*-[3-desoxy-4-*C*-methyl-3-(methylami=
no)-β-L-arabinopyranosyl]-6-*O*-(2,6-diamino-2,6-di=
desoxy-α-D-*gluco*-hexopyranosyl)-L-streptamin

E. 2-Desoxystreptamin

4.05/0718

Glibenclamid

Glibenclamidum

C$_{23}$H$_{28}$ClN$_3$O$_5$S $\qquad$ M_r 494,0

Definition

1-[[4-[2-[(5-Chlor-2-methoxybenzoyl)amino]ethyl]phe=
nyl]sulfonyl]-3-cyclohexylharnstoff

Gehalt: 99,0 bis 101,0 Prozent (getrocknete Substanz)

Eigenschaften

Aussehen: weißes bis fast weißes, kristallines Pulver

Löslichkeit: praktisch unlöslich in Wasser, wenig löslich
in Dichlormethan, schwer löslich in Ethanol und Methanol

Prüfung auf Identität

1: A, C
2: A, B, D, E

A. Schmelztemperatur (2.2.14): 169 bis 174 °C

B. 50,0 mg Substanz werden in Methanol *R*, falls erforderlich in einem Ultraschallbad, zu 50,0 ml gelöst.
10,0 ml Lösung werden mit 1,0 ml einer Lösung von
Salzsäure *R* (103 g · l^{-1}) versetzt und mit Methanol *R*
zu 100,0 ml verdünnt. Diese Lösung, zwischen 230
und 350 nm gemessen, zeigt ein Absorptionsmaximum (2.2.25) bei 300 nm und ein weniger ausgepräg-
tes Maximum bei 275 nm. Die spezifische Absorption
im Maximum bei 300 nm liegt zwischen 61 und 65,
die im Maximum bei 275 nm zwischen 27 und 32.

C. IR-Spektroskopie (2.2.24)

Probenvorbereitung: Presslinge aus Kaliumbromid *R*

Vergleich: Glibenclamid *CRS*

Wenn die Spektren unterschiedlich sind, werden
Substanz und Referenzsubstanz getrennt mit Methanol *R* befeuchtet, verrieben und bei 100 bis 105 °C getrocknet. Danach werden erneut Spektren aufgenommen.

D. Dünnschichtchromatographie (2.2.27)

Untersuchungslösung: 10 mg Substanz werden in einer Mischung gleicher Volumteile Dichlormethan *R*
und Methanol *R* zu 10 ml gelöst.

Referenzlösung: 10 mg Glibenclamid *CRS* werden in
einer Mischung gleicher Volumteile Dichlormethan *R*
und Methanol *R* zu 10 ml gelöst.

Platte: DC-Platte mit Kieselgel GF$_{254}$ *R*

Fließmittel: Ethanol 96 % *R*, Essigsäure 99 % *R*, Cyclohexan *R*, Dichlormethan *R* (5:5:45:45 *V/V/V/V*)

Auftragen: 10 μl

Laufstrecke: 10 cm

Trocknen: an der Luft

Detektion: im ultravioletten Licht bei 254 nm

Ergebnis: Der Hauptfleck im Chromatogramm der
Untersuchungslösung entspricht in Bezug auf Lage
und Größe dem Hauptfleck im Chromatogramm der
Referenzlösung.

E. 20 mg Substanz werden in 2 ml Schwefelsäure *R* gelöst. Die Lösung ist farblos und zeigt eine blaue Fluoreszenz im ultravioletten Licht bei 365 nm. Nach Zusatz von 0,1 g Chloralhydrat *R* entwickelt sich nach
etwa 5 min eine intensive Gelbfärbung, die nach etwa
20 min in Braun übergeht.

Prüfung auf Reinheit

Verwandte Substanzen: Flüssigchromatographie
(2.2.29)

Untersuchungslösung: 25,0 mg Substanz werden unmittelbar vor Gebrauch in Methanol *R* zu 10,0 ml gelöst.

Referenzlösung a: 5,0 mg Glibenclamid-Verunreinigung
A *CRS* und 5,0 mg Glibenclamid-Verunreinigung B *CRS*
werden in Methanol *R* zu 100,0 ml gelöst. 5,0 ml Lösung
werden mit Methanol *R* zu 20,0 ml verdünnt.

Referenzlösung b: 2,0 ml Untersuchungslösung werden
mit Methanol *R* zu 100,0 ml verdünnt. 5,0 ml dieser
Lösung werden mit Methanol *R* zu 50,0 ml verdünnt.

Referenzlösung c: 5 mg Gliclazid *CRS* werden in Methanol *R* gelöst. Die Lösung wird mit 2 ml Untersuchungslösung versetzt und mit Methanol *R* zu 100 ml verdünnt.
1 ml dieser Lösung wird mit Methanol *R* zu 10 ml verdünnt.

Die „Allgemeinen Vorschriften" gelten für alle Monographien und sonstigen Texte

G

Monographien

Säule
- Größe: $l = 0,10$ m, $\varnothing = 4,6$ mm
- Stationäre Phase: desaktiviertes, nachsilanisiertes, octadecylsilyliertes Kieselgel zur Chromatographie *R* (3 μm), sphärisch
- Temperatur: 35 °C

Mobile Phase
- Mobile Phase A: 20 ml einer Lösung von frisch destilliertem Triethylamin *R* (101,8 g · l⁻¹), das mit Phosphorsäure 85 % *R* auf einen pH-Wert von 3,0 eingestellt worden ist, und 50 ml Acetonitril *R* werden gemischt und mit Wasser *R* zu 1000 ml verdünnt.
- Mobile Phase B: Mobile Phase A, Wasser *R* und Acetonitril *R* (20:65:915 *V/V/V*)

Zeit (min)	Mobile Phase A (% *V/V*)	Mobile Phase B (% *V/V*)
0 – 15	45	55
15 – 30	45 → 5	55 → 95
30 – 40	5	95
40 – 41	5 → 45	95 → 55
41 – 55	45	55

Durchflussrate: 0,8 ml · min⁻¹

Detektion: Spektrometer bei 230 nm

Einspritzen: 10 μl

Relative Retention (bezogen auf Glibenclamid, t_R etwa 5 min)
- Verunreinigung A: etwa 0,5
- Verunreinigung B: etwa 0,6

Eignungsprüfung: Referenzlösung c
- Auflösung: mindestens 5,0 zwischen den Peaks von Glibenclamid und Gliclazid

Grenzwerte
- Verunreinigung A: nicht größer als die Fläche des entsprechenden Peaks im Chromatogramm der Referenzlösung a (0,5 Prozent)
- Verunreinigung B: nicht größer als die Fläche des entsprechenden Peaks im Chromatogramm der Referenzlösung a (0,5 Prozent)
- Jede weitere Verunreinigung: nicht größer als die Fläche des Hauptpeaks im Chromatogramm der Referenzlösung b (0,2 Prozent). Höchstens 2 dieser Peakflächen dürfen größer sein als das 0,5fache der Fläche des Hauptpeaks im Chromatogramm der Referenzlösung b (0,1 Prozent).
- Summe aller weiteren Verunreinigungen: nicht größer als das 2,5fache der Fläche des Hauptpeaks im Chromatogramm der Referenzlösung b (0,5 Prozent)
- Ohne Berücksichtigung bleiben: Peaks, deren Fläche kleiner ist als das 0,25fache der Fläche des Hauptpeaks im Chromatogramm der Referenzlösung b (0,05 Prozent)

Schwermetalle (2.4.8): höchstens 20 ppm

1,0 g Substanz muss der Grenzprüfung D entsprechen. Zur Herstellung der Referenzlösung werden 2 ml Blei-Lösung (10 ppm Pb) *R* verwendet.

Trocknungsverlust (2.2.32): höchstens 1,0 Prozent, mit 1,000 g Substanz durch Trocknen im Trockenschrank bei 100 bis 105 °C bestimmt

Sulfatasche (2.4.14): höchstens 0,1 Prozent, mit 1,0 g Substanz bestimmt

Gehaltsbestimmung

0,400 g Substanz, unter Erwärmen in 100 ml Ethanol 96 % *R* gelöst, werden nach Zusatz von 1,0 ml Phenolphthalein-Lösung *R* mit Natriumhydroxid-Lösung *R* (0,1 mol · l⁻¹) bis zum Umschlag nach Rosa titriert.

1 ml Natriumhydroxid-Lösung (0,1 mol · l⁻¹) entspricht 49,40 mg $C_{23}H_{28}ClN_3O_5S$.

Verunreinigungen

A. R = H:
5-Chlor-2-methoxy-*N*-[2-(4-sulfamoylphenyl)=ethyl]benzamid

B. R = CO–OCH₃:
Methyl[[4-[2-[(5-chlor-2-methoxybenzoyl)=amino]ethyl]phenyl]sulfonyl]carbamat

---

4.05/1635

Glucagon human
Glucagonum humanum

$C_{153}H_{225}N_{43}O_{49}S$ M_r 3483

Definition

Polypeptid, das die gleiche Struktur (29 Aminosäuren) wie das durch α-Zellen des menschlichen Pankreas gebildete Hormon besitzt und das die Blutzuckerkonzentration steigert, indem es den raschen Glycogenabbau in der Leber fördert.

Gehalt: 92,5 bis 105,0 Prozent (wasserfreie Substanz)

Herstellung

Glucagon human wird nach einer Methode hergestellt, die auf der DNA-Rekombinationstechnik (rDNA) beruht. Während der Produktentwicklung muss sichergestellt sein, dass durch das Herstellungsverfahren ein Produkt mit einer biologischen Aktivität von mindestens 1 I.E. je Milligramm gewonnen wird. Dabei ist die Bestimmung der Aktivität mit einer validierten, auf dem Prinzip der Hyperglykämie-Messung basierenden Methode durchzuführen.

Von Wirtszellen stammende Proteine: Der Grenzwert wird von der zuständigen Behörde festgelegt.

Von Wirtszellen und Vektoren stammende DNA: Der Grenzwert wird von der zuständigen Behörde festgelegt.

Eigenschaften

Aussehen: weißes bis fast weißes Pulver

Löslichkeit: praktisch unlöslich in Wasser und den meisten organischen Lösungsmitteln, löslich in verdünnten Mineralsäuren und verdünnten Alkalihydroxid-Lösungen

Prüfung auf Identität

A. Peptidmustercharakterisierung: Flüssigchromatographie (2.2.29)

Untersuchungslösung: Eine Lösung der Substanz (10 mg · ml^{-1}) in Salzsäure (0,01 mol · l^{-1}) wird hergestellt. 200 µl Lösung werden mit 800 µl Ammoniumcarbonat-Pufferlösung pH 10,3 (0,1 mol · l^{-1}) *R* gemischt (verdünnte Stammlösung). Eine Lösung von α-Chymotrypsin zur Peptidmustercharakterisierung *R* (2,0 mg · ml^{-1}) in Ammoniumcarbonat-Pufferlösung pH 10,3 (0,1 mol · l^{-1}) *R* wird frisch hergestellt. 25 µl dieser Lösung werden der verdünnten Stammlösung zugesetzt. Diese Untersuchungslösung wird in einer verschlossenen Probeflasche 2 h lang bei 37 °C gehalten. Die Probeflasche wird entnommen und die Reaktion sofort durch Zusatz von 120 µl Essigsäure 99 % *R* gestoppt.

Referenzlösung: gleichzeitig und unter gleichen Bedingungen wie für die Untersuchungslösung hergestellt, jedoch unter Verwendung von Glucagon human *CRS* an Stelle der Substanz

Säule
– Größe: *l* = 0,05 m, ∅ = 4 mm
– Stationäre Phase: octadecylsilyliertes Kieselgel zur Chromatographie *R* (5 µm)

Mobile Phase
– Mobile Phase A: 500 µl Trifluoressigsäure *R* werden mit 1000 ml Wasser *R* gemischt.

– Mobile Phase B: 500 µl Trifluoressigsäure *R* werden mit 600 ml wasserfreiem Ethanol *R* gemischt und mit 400 ml Wasser *R* versetzt.

Zeit (min)	Mobile Phase A (% V/V)	Mobile Phase B (% V/V)
0 – 35	100 → 53	0 → 47
35 – 45	53 → 0	47 → 100
45 – 46	0 → 100	100 → 0
46 – 75	100	0

Durchflussrate: 1,0 ml · min^{-1}

Detektion: Spektrometer bei 215 nm

Äquilibrieren: mindestens 15 min lang mit der mobilen Phase A

Einspritzen: 10 µl

Ergebnis: Das Profil des Chromatogramms der Untersuchungslösung entspricht dem der Referenzlösung.

B. Die bei der „Gehaltsbestimmung" erhaltenen Chromatogramme werden ausgewertet. Der Hauptpeak im Chromatogramm der Untersuchungslösung entspricht in Bezug auf die Retentionszeit dem Hauptpeak im Chromatogramm der Referenzlösung.

Prüfung auf Reinheit

Spezifische Absorption (2.2.25): 21 bis 25, im Maximum bei 276 nm bestimmt (wasserfreie Substanz)

2,5 mg Substanz werden in Salzsäure (0,01 mol · l^{-1}) zu 10,0 ml gelöst.

Desamidiertes Glucagon: Flüssigchromatographie (2.2.29) mit Hilfe des Verfahrens „Normalisierung"

Untersuchungslösung: Die Substanz wird in Salzsäure (0,01 mol · l^{-1}) zu einer Konzentration von 1,0 mg · ml^{-1} gelöst.

Lösung zur Bestimmung des Auflösungsvermögens: Die Substanz wird in Salzsäure (0,1 mol · l^{-1}) zu einer Konzentration von 1,0 mg · ml^{-1} gelöst. Die Lösung wird im Trockenschrank 2 h lang bei 60 °C aufbewahrt und unmittelbar nach der Zersetzung mit Natriumhydroxid-Lösung (1 mol · l^{-1}) auf einen pH-Wert von 2,5 eingestellt.

Säule
– Material: Glas
– Größe: *l* = 0,05 m, ∅ = 5 mm
– Stationäre Phase: Anionenaustauscher *R* 2

Mobile Phase
– Mobile Phase A: 1000 ml Trometamol-Salzsäure-Pufferlösung pH 8,3 *R* werden mit 1000 ml wasserfreiem Ethanol *R* gemischt.
– Mobile Phase B: 29,2 g Natriumchlorid *R* werden in 1000 ml Trometamol-Salzsäure-Pufferlösung pH 8,3 *R* gelöst. Die Lösung wird mit 1000 ml wasserfreiem Ethanol *R* versetzt.

G

Monographien

Zeit (min)	Mobile Phase A (% V/V)	Mobile Phase B (% V/V)
0 – 4	100	0
4 – 30	100 → 78	0 → 22
30 – 34	78 → 45	22 → 55
34 – 38	45 → 20	55 → 80
38 – 40	20 → 100	80 → 0
40 – 60	100	0

Durchflussrate: 0,6 ml · min^{-1}

Detektion: Spektrometer bei 230 nm

Äquilibrieren: mindestens 15 min lang mit der mobilen Phase A

Einspritzen: 60 µl

Eignungsprüfung: Lösung zur Bestimmung des Auflösungsvermögens
- Retentionszeit
  - Glucagon: etwa 10 min
  - 4 desamidierte Formen: zwischen 15 und 40 min
- Auflösung: Basislinien-Trennung der 4 desamidierten Formen und des Glucagons

Grenzwerte
- Summe der 4 desamidierten Formen: höchstens 0,5 Prozent, mit Hilfe der Flächen der Peaks, die zwischen 10 und 40 min auftreten, berechnet

Verwandte Proteine: Flüssigchromatographie (2.2.29) mit Hilfe des Verfahrens „Normalisierung"

Harnstoff-Lösung (2,8 mol · l^{-1}): 16,8 g Harnstoff *R* werden in Salzsäure (0,01 mol · l^{-1}) zu 100 ml gelöst.

Untersuchungslösung: Die Substanz wird in Salzsäure (0,01 mol · l^{-1}) zu einer Konzentration von 1,0 mg · ml^{-1} gelöst. *Die Lösung wird zwischen 2 und 8 °C aufbewahrt und innerhalb von 24 h verwendet.*

Referenzlösung: Der Inhalt einer Ampulle Glucagon human *CRS* wird in Salzsäure (0,01 mol · l^{-1}) zu einer Konzentration von 1,0 mg · ml^{-1} gelöst. *Die Lösung wird zwischen 2 und 8 °C aufbewahrt und innerhalb von 24 h verwendet.*

Lösung zur Bestimmung des Auflösungsvermögens: 10 mg Substanz werden in 10 ml Harnstoff-Lösung (2,8 mol · l^{-1}) gelöst. Die Lösung wird mit Natriumhydroxid-Lösung (1 mol · l^{-1}) auf einen pH-Wert von 7 eingestellt. Die dicht verschlossene Probeflasche wird 2 h lang bei etwa 50 °C aufbewahrt. Nach dem Abkühlen wird die Lösung mit Salzsäure (1 mol · l^{-1}) auf einen pH-Wert von 2,5 eingestellt. *Die Lösung wird zwischen 2 und 8 °C aufbewahrt und innerhalb von 2 h verwendet.*

Säule
- Größe: *l* = 0,25 m, Ø = 4,6 mm
- Stationäre Phase: octadecylsilyliertes Kieselgel zur Chromatographie *R* (5 µm) mit einer Porengröße von 30 nm
- Temperatur: 45 °C

Mobile Phase
- Mobile Phase A: 14,2 g wasserfreies Natriumsulfat *R* werden in 400 ml Wasser *R* gelöst. Nach Zusatz von 1,35 ml Phosphorsäure 85 % *R* wird die Lösung mit Ethanolamin *R* auf einen pH-Wert (2.2.3) von 2,5 eingestellt und mit 100 ml Acetonitril zur Chromatographie *R* versetzt.
- Mobile Phase B: Acetonitril zur Chromatographie *R*, Wasser *R* (40:60 *V/V*)

Zeit (min)	Mobile Phase A (% V/V)	Mobile Phase B (% V/V)
0 – 23	57	43
23 – 29	57 → 10	43 → 90
29 – 30	10	90
30 – 31	10 → 57	90 → 43
31 – 75	57	43

Durchflussrate: 1,0 ml · min^{-1}

Detektion: Spektrometer bei 214 nm

Einspritzen: 25 µl; Untersuchungslösung, Lösung zur Bestimmung des Auflösungsvermögens

Eignungsprüfung: Lösung zur Bestimmung des Auflösungsvermögens
- Retentionszeit
  - Glucagon: etwa 20 min
  - Carbamoylglucagon: etwa 22 min
- Auflösung: mindestens 1,3 zwischen den Peaks von Glucagon und Carbamoylglucagon
- Symmetriefaktor: 0,6 bis 1, bezogen auf den Glucagon-Peak

Grenzwerte
- Summe aller Verunreinigungen: höchstens 2,5 Prozent

Wasser (2.5.12): höchstens 10 Prozent, mit 20,0 mg Substanz bestimmt

Bakterien-Endotoxine (2.6.14): weniger als 10 I.E. Bakterien-Endotoxine je Milligramm Substanz

Gehaltsbestimmung

Flüssigchromatographie (2.2.29) wie bei der Prüfung „Verwandte Proteine" beschrieben, mit folgenden Änderungen:

Einspritzen: Untersuchungslösung, Referenzlösung

Der Gehalt an Glucagon human ($C_{153}H_{225}N_{43}O_{49}S$) wird mit Hilfe des angegebenen Gehalts an $C_{153}H_{225}N_{43}O_{49}S$ für Glucagon human *CRS* berechnet.

Lagerung

Dicht verschlossen, vor Licht geschützt, unterhalb von –15 °C

Beachten Sie den Hinweis auf „Allgemeine Monographien" zu Anfang des Bands auf Seite B

4.05/0496

Glycerol

Glycerolum

HO~~~OH mit OH (Strukturformel)

C₃H₈O₃ → $C_3H_8O_3$ M_r 92,1

Definition

Propan-1,2,3-triol

Gehalt: 98,0 bis 101,0 Prozent (*m/m*), bezogen auf die wasserfreie Substanz

Eigenschaften

Aussehen: farblose bis fast farblose, klare, sich fettig anfühlende, sirupartige, sehr hygroskopische Flüssigkeit

Löslichkeit: mischbar mit Wasser und Ethanol, schwer löslich in Aceton, praktisch unlöslich in fetten und ätherischen Ölen

Prüfung auf Identität

1: A, B
2: A, C, D

A. Die Substanz entspricht der Prüfung „Brechungsindex" (siehe „Prüfung auf Reinheit").

B. IR-Spektroskopie (2.2.24)

   Probenvorbereitung: 5 ml Substanz werden mit 1 ml Wasser *R* versetzt und gründlich gemischt.

   Vergleich: Glycerol-85 %-Referenzspektrum der Ph. Eur.

C. 1 ml Substanz wird mit 0,5 ml Salpetersäure *R* gemischt. Die Mischung wird mit 0,5 ml Kaliumdichromat-Lösung *R* überschichtet. An der Grenzschicht der beiden Flüssigkeiten entsteht ein blauer Ring, der 10 min lang bestehen bleibt, ohne dass die Farbe in die untere Schicht diffundiert.

D. Wird 1 ml Substanz in einer Abdampfschale mit 2 g Kaliumhydrogensulfat *R* erhitzt, entstehen Dämpfe (Acrolein), die ein mit Neßlers Reagenz *R* getränktes Filterpapier schwärzen.

Prüfung auf Reinheit

Prüflösung: 100,0 g Substanz werden mit kohlendioxidfreiem Wasser *R* zu 200,0 ml verdünnt.

Aussehen der Lösung: Die Prüflösung muss klar (2.2.1) sein. 10 ml Prüflösung werden mit Wasser *R* zu 25 ml verdünnt. Die Lösung muss farblos (2.2.2, Methode II) sein.

Sauer oder alkalisch reagierende Substanzen: 50 ml Prüflösung werden mit 0,5 ml Phenolphthalein-Lösung *R* versetzt. Die Lösung muss farblos sein. Bis zum Umschlag nach Rosa dürfen höchstens 0,2 ml Natriumhydroxid-Lösung (0,1 mol · l⁻¹) verbraucht werden.

Brechungsindex (2.2.6): 1,470 bis 1,475

Aldehyde: höchstens 10 ppm

7,5 ml Prüflösung werden in einem Erlenmeyerkolben mit Schliffstopfen mit 7,5 ml Wasser *R* und 1,0 ml Pararosaniliniumchlorid-Reagenz *R* versetzt. Der Kolben wird verschlossen und 1 h lang bei 25 ± 1 °C stehen gelassen. Die Absorption (2.2.25) der Lösung, bei 552 nm gemessen, darf nicht größer sein als die einer gleichzeitig und unter gleichen Bedingungen hergestellten Referenzlösung mit 7,5 ml Formaldehyd-Lösung (5 ppm CH₂O) *R* und 7,5 ml Wasser *R*. Die Prüfung darf nur ausgewertet werden, wenn die Referenzlösung rosa gefärbt ist.

Ester: Die bei der Prüfung „Sauer oder alkalisch reagierende Substanzen" erhaltene Lösung wird mit 10,0 ml Natriumhydroxid-Lösung (0,1 mol · l⁻¹) versetzt. Die Mischung wird 5 min lang zum Rückfluss erhitzt, abgekühlt und nach Zusatz von 0,5 ml Phenolphthalein-Lösung *R* mit Salzsäure (0,1 mol · l⁻¹) titriert. Bis zum Farbumschlag müssen mindestens 8,0 ml Salzsäure (0,1 mol · l⁻¹) verbraucht werden.

Verunreinigung A, verwandte Substanzen: Gaschromatographie (2.2.28)

Untersuchungslösung: 10,0 ml Prüflösung werden mit Wasser *R* zu 100,0 ml verdünnt.

Referenzlösung a: 1,000 g Diethylenglycol *R* wird in Wasser *R* zu 100,0 ml gelöst.

Referenzlösung b: 1,0 ml Referenzlösung a wird mit der Untersuchungslösung zu 10,0 ml verdünnt. 1,0 ml dieser Lösung wird mit der Untersuchungslösung zu 20,0 ml verdünnt.

Referenzlösung c: 1,0 ml Untersuchungslösung und 5,0 ml Referenzlösung a werden gemischt. Die Mischung wird mit Wasser *R* zu 100,0 ml verdünnt. 1,0 ml dieser Lösung wird mit Wasser *R* zu 10,0 ml verdünnt.

Referenzlösung d: 5,0 ml Referenzlösung a werden mit Wasser *R* zu 100,0 ml verdünnt.

Säule
– Größe: $l = 30$ m, $\varnothing = 0,53$ mm
– Stationäre Phase: 6 Prozent Polycyanopropylphenylsiloxan und 94 Prozent Polydimethylsiloxan

Trägergas: Helium zur Chromatographie *R*

Splitverhältnis: 1:10

Lineare Durchflussgeschwindigkeit: 38 cm · s⁻¹

Die „Allgemeinen Vorschriften" gelten für alle Monographien und sonstigen Texte

Temperatur

	Zeit (min)	Temperatur (°C)
Säule	0	100
	0 – 16	100 → 220
	16 – 20	220
Probeneinlass		220
Detektor		250

Detektion: Flammenionisation

Einspritzen: 0,5 µl

Reihenfolge der Elution: Verunreinigung A, Glycerol

Eignungsprüfung: Referenzlösung c
– Auflösung: mindestens 7,0 zwischen den Peaks von Verunreinigung A und Glycerol

Grenzwerte
– Verunreinigung A: nicht größer als das 0,5fache der Fläche des entsprechenden Peaks im Chromatogramm der Referenzlösung b (0,1 Prozent)
– Jede weitere Verunreinigung mit einer geringeren Retentionszeit als die des Glycerols: nicht größer als das 0,5fache der Fläche des Peaks der Verunreinigung A im Chromatogramm der Referenzlösung b (0,1 Prozent)
– Summe aller Verunreinigungen mit größeren Retentionszeiten als die des Glycerols: nicht größer als das 2,5fache der Fläche des Peaks der Verunreinigung A im Chromatogramm der Referenzlösung b (0,5 Prozent)
– Ohne Berücksichtigung bleiben: Peaks, deren Fläche kleiner ist als das 0,05fache der Peakfläche der Verunreinigung A im Chromatogramm der Referenzlösung d (0,05 Prozent)

Halogenverbindungen: höchstens 35 ppm

10 ml Prüflösung werden mit 1 ml verdünnter Natriumhydroxid-Lösung *R*, 5 ml Wasser *R* und 50 mg halogenfreiem Raney-Nickel *R* versetzt. Die Mischung wird 10 min lang im Wasserbad erhitzt und nach dem Erkalten filtriert. Kolben und Filter werden mit Wasser *R* gewaschen, bis 25 ml Filtrat erhalten sind. 5 ml Filtrat werden mit 4 ml Ethanol 96 % *R*, 2,5 ml Wasser *R*, 0,5 ml Salpetersäure *R* und 0,05 ml Silbernitrat-Lösung *R* 2 versetzt und gemischt. Nach 2 min darf die Lösung nicht stärker opaleszieren als eine gleichzeitig hergestellte Referenzlösung aus 7,0 ml Chlorid-Lösung (5 ppm Cl) *R*, 4 ml Ethanol 96 % *R*, 0,5 ml Wasser *R*, 0,5 ml Salpetersäure *R* und 0,05 ml Silbernitrat-Lösung *R* 2.

Zucker: 10 ml Prüflösung werden 5 min lang mit 1 ml verdünnter Schwefelsäure *R* im Wasserbad erhitzt. Nach Zusatz von 3 ml carbonatfreier verdünnter Natriumhydroxid-Lösung *R* (hergestellt wie carbonatfreie Natriumhydroxid-Lösung unter „Natriumhydroxid-Lösung (1 mol · l^{-1})"; siehe 4.2.2) wird die Lösung gemischt und tropfenweise mit 1 ml frisch hergestellter Kupfer(II)-sulfat-Lösung *R* versetzt. Diese Lösung muss klar und blau sein. Nach 5 min langem Erhitzen im Wasserbad muss sie blau bleiben und kein Niederschlag darf entstanden sein.

Chlorid (2.4.4): höchstens 10 ppm

1 ml Prüflösung, mit Wasser *R* zu 15 ml verdünnt, muss der Grenzprüfung auf Chlorid entsprechen. Zur Herstellung der Referenzlösung wird 1 ml Chlorid-Lösung (5 ppm Cl) *R* mit Wasser *R* zu 15 ml verdünnt.

Schwermetalle (2.4.8): höchstens 5 ppm

8 ml Prüflösung werden mit Wasser *R* zu 20 ml verdünnt. 12 ml dieser Lösung müssen der Grenzprüfung A entsprechen. Zur Herstellung der Referenzlösung wird die Blei-Lösung (1 ppm Pb) *R* verwendet.

Wasser (2.5.12): höchstens 2,0 Prozent, mit 1,000 g Substanz bestimmt

Sulfatasche (2.4.14): höchstens 0,01 Prozent

5,0 g Substanz werden zum Sieden erhitzt und geglüht.

Gehaltsbestimmung

75 mg Substanz werden gründlich mit 45 ml Wasser *R* gemischt. Die Mischung wird mit 25,0 ml einer Mischung von 1 Volumteil Schwefelsäure (0,1 mol · l^{-1}) und 20 Volumteilen Natriumperiodat-Lösung (0,1 mol · l^{-1}) versetzt und 15 min lang unter Lichtschutz stehen gelassen. Nach Zusatz von 5,0 ml einer Lösung von Ethylenglycol *R* (500 g · l^{-1}) wird diese Mischung 20 min lang unter Lichtschutz stehen gelassen und mit Natriumhydroxid-Lösung (0,1 mol · l^{-1}) unter Zusatz von 0,5 ml Phenolphthalein-Lösung *R* titriert. Ein Blindversuch wird durchgeführt.

1 ml Natriumhydroxid-Lösung (0,1 mol · l^{-1}) entspricht 9,21 mg $C_3H_8O_3$.

Lagerung

Dicht verschlossen

Verunreinigungen

A. 2,2'-Oxydiethanol (Diethylenglycol)

B. Ethan-1,2-diol (Ethylenglycol)

C. Propylenglycol

Beachten Sie den Hinweis auf „Allgemeine Monographien" zu Anfang des Bands auf Seite B

4.05/0497

Glycerol 85 %

Glycerolum
(85 per centum)

Definition

Wässrige Lösung von Propan-1,2,3-triol

Gehalt: 83,5 bis 88,5 Prozent (*m/m*) Propan-1,2,3-triol ($C_3H_8O_3$; M_r 92,1)

Eigenschaften

Aussehen: farblose bis fast farblose, klare, sich fettig anfühlende, sirupartige, sehr hygroskopische Flüssigkeit

Löslichkeit: mischbar mit Wasser und Ethanol, schwer löslich in Aceton, praktisch unlöslich in fetten und ätherischen Ölen

Prüfung auf Identität

1: A, B
2: A, C, D

A. Die Substanz entspricht der Prüfung „Brechungsindex" (siehe „Prüfung auf Reinheit").

B. IR-Spektroskopie (2.2.24)

   Vergleich: Glycerol-85 %-Referenzspektrum der Ph. Eur.

C. 1 ml Substanz wird mit 0,5 ml Salpetersäure *R* gemischt. Die Mischung wird mit 0,5 ml Kaliumdichromat-Lösung *R* überschichtet. An der Grenzschicht der beiden Flüssigkeiten entsteht ein blauer Ring, der 10 min lang bestehen bleibt, ohne dass die Farbe in die untere Schicht diffundiert.

D. Wird 1 ml Substanz in einer Abdampfschale mit 2 g Kaliumhydrogensulfat *R* erhitzt, entstehen Dämpfe (Acrolein), die ein mit Neßlers Reagenz *R* getränktes Filterpapier schwärzen.

Prüfung auf Reinheit

Prüflösung: 117,6 g Substanz werden mit kohlendioxidfreiem Wasser *R* zu 200,0 ml verdünnt.

Aussehen der Lösung: Die Prüflösung muss klar (2.2.1) sein. 10 ml Prüflösung werden mit Wasser *R* zu 25 ml verdünnt. Die Lösung muss farblos (2.2.2, Methode II) sein.

Sauer oder alkalisch reagierende Substanzen: 50 ml Prüflösung werden mit 0,5 ml Phenolphthalein-Lösung *R* versetzt. Die Lösung muss farblos sein. Bis zum Umschlag nach Rosa dürfen höchstens 0,2 ml Natriumhydroxid-Lösung (0,1 mol · l^{-1}) verbraucht werden.

Brechungsindex (2.2.6): 1,449 bis 1,455

Aldehyde: höchstens 10 ppm

7,5 ml Prüflösung werden in einem Erlenmeyerkolben mit Schliffstopfen mit 7,5 ml Wasser *R* und 1,0 ml Pararosaniliniumchlorid-Reagenz *R* versetzt. Der Kolben wird verschlossen und 1 h lang bei 25 ± 1 °C stehen gelassen. Die Absorption (2.2.25) der Lösung, bei 552 nm gemessen, darf nicht größer sein als die einer gleichzeitig und unter gleichen Bedingungen hergestellten Referenzlösung mit 7,5 ml Formaldehyd-Lösung (5 ppm CH$_2$O) *R* und 7,5 ml Wasser *R*. Die Prüfung darf nur ausgewertet werden, wenn die Referenzlösung rosa gefärbt ist.

Ester: Die bei der Prüfung „Sauer oder alkalisch reagierende Substanzen" erhaltene Lösung wird mit 10,0 ml Natriumhydroxid-Lösung (0,1 mol · l^{-1}) versetzt. Die Mischung wird 5 min lang zum Rückfluss erhitzt, abgekühlt und nach Zusatz von 0,5 ml Phenolphthalein-Lösung *R* mit Salzsäure (0,1 mol · l^{-1}) titriert. Bis zum Farbumschlag müssen mindestens 8,0 ml Salzsäure (0,1 mol · l^{-1}) verbraucht werden.

Verunreinigung A, verwandte Substanzen: Gaschromatographie (2.2.28)

Untersuchungslösung: 10,0 ml Prüflösung werden mit Wasser *R* zu 100,0 ml verdünnt.

Referenzlösung a: 1,000 g Diethylenglycol *R* wird in Wasser *R* zu 100,0 ml gelöst.

Referenzlösung b: 1,0 ml Referenzlösung a wird mit der Untersuchungslösung zu 10,0 ml verdünnt. 1,0 ml dieser Lösung wird mit der Untersuchungslösung zu 20,0 ml verdünnt.

Referenzlösung c: 1,0 ml Untersuchungslösung und 5,0 ml Referenzlösung a werden gemischt. Die Mischung wird mit Wasser *R* zu 100,0 ml verdünnt. 1,0 ml dieser Lösung wird mit Wasser *R* zu 10,0 ml verdünnt.

Referenzlösung d: 5,0 ml Referenzlösung a werden mit Wasser *R* zu 100,0 ml verdünnt.

Säule
– Größe: *l* = 30 m, ⌀ = 0,53 mm
– Stationäre Phase: 6 Prozent Polycyanopropylphenylsiloxan und 94 Prozent Polydimethylsiloxan

Trägergas: Helium zur Chromatographie *R*

Splitverhältnis: 1:10

Lineare Durchflussgeschwindigkeit: 38 cm · s^{-1}

Die „Allgemeinen Vorschriften" gelten für alle Monographien und sonstigen Texte

G

Monographien

Temperatur

	Zeit (min)	Temperatur (°C)
Säule	0	100
	0 – 16	100 → 220
	16 – 20	220
Probeneinlass		220
Detektor		250

Detektion: Flammenionisation

Einspritzen: 0,5 µl

Reihenfolge der Elution: Verunreinigung A, Glycerol

Eignungsprüfung: Referenzlösung c
– Auflösung: mindestens 7,0 zwischen den Peaks von Verunreinigung A und Glycerol

Grenzwerte
– Verunreinigung A: nicht größer als das 0,5fache der Fläche des entsprechenden Peaks im Chromatogramm der Referenzlösung b (0,1 Prozent)
– Jede weitere Verunreinigung mit einer geringeren Retentionszeit als die des Glycerols: nicht größer als das 0,5fache der Fläche des Peaks der Verunreinigung A im Chromatogramm der Referenzlösung b (0,1 Prozent)
– Summe aller Verunreinigungen mit größeren Retentionszeiten als die des Glycerols: nicht größer als das 2,5fache der Fläche des Peaks der Verunreinigung A im Chromatogramm der Referenzlösung b (0,5 Prozent)
– Ohne Berücksichtigung bleiben: Peaks, deren Fläche kleiner ist als das 0,05fache der Peakfläche der Verunreinigung A im Chromatogramm der Referenzlösung d (0,05 Prozent)

Halogenverbindungen: höchstens 30 ppm

10 ml Prüflösung werden mit 1 ml verdünnter Natriumhydroxid-Lösung *R*, 5 ml Wasser *R* und 50 mg halogenfreiem Raney-Nickel *R* versetzt. Die Mischung wird 10 min lang im Wasserbad erhitzt und nach dem Erkalten filtriert. Kolben und Filter werden mit Wasser *R* gewaschen, bis 25 ml Filtrat erhalten sind. 5 ml Filtrat werden mit 4 ml Ethanol 96 % *R*, 2,5 ml Wasser *R*, 0,5 ml Salpetersäure *R* und 0,05 ml Silbernitrat-Lösung *R* 2 versetzt und gemischt. Nach 2 min darf die Lösung nicht stärker opaleszieren als eine gleichzeitig hergestellte Referenzlösung aus 7,0 ml Chlorid-Lösung (5 ppm Cl) *R*, 4 ml Ethanol 96 % *R*, 0,5 ml Wasser *R*, 0,5 ml Salpetersäure *R* und 0,05 ml Silbernitrat-Lösung *R* 2.

Zucker: 10 ml Prüflösung werden 5 min lang mit 1 ml verdünnter Schwefelsäure *R* im Wasserbad erhitzt. Nach Zusatz von 3 ml carbonatfreier verdünnter Natriumhydroxid-Lösung *R* (hergestellt wie carbonatfreie Natriumhydroxid-Lösung unter „Natriumhydroxid-Lösung (1 mol · l⁻¹)"; siehe 4.2.2) wird die Lösung gemischt und tropfenweise mit 1 ml frisch hergestellter Kupfer(II)-sulfat-Lösung *R* versetzt. Diese Lösung muss klar und blau sein. Nach 5 min langem Erhitzen im Wasserbad muss sie blau bleiben und kein Niederschlag darf entstanden sein.

Chlorid (2.4.4): höchstens 10 ppm

1 ml Prüflösung, mit Wasser *R* zu 15 ml verdünnt, muss der Grenzprüfung auf Chlorid entsprechen. Zur Herstellung der Referenzlösung wird 1 ml Chlorid-Lösung (5 ppm Cl) *R* mit Wasser *R* zu 15 ml verdünnt.

Schwermetalle (2.4.8): höchstens 5 ppm

8 ml Prüflösung werden mit Wasser *R* zu 20 ml verdünnt. 12 ml dieser Lösung müssen der Grenzprüfung A entsprechen. Zur Herstellung der Referenzlösung wird die Blei-Lösung (1 ppm Pb) *R* verwendet.

Wasser (2.5.12): 12,0 bis 16,0 Prozent, mit 0,200 g Substanz bestimmt

Sulfatasche (2.4.14): höchstens 0,01 Prozent

5,0 g Substanz werden zum Sieden erhitzt und geglüht.

Gehaltsbestimmung

75 mg Substanz werden gründlich mit 45 ml Wasser *R* gemischt. Die Mischung wird mit 25,0 ml einer Mischung von 1 Volumteil Schwefelsäure (0,1 mol · l⁻¹) und 20 Volumteilen Natriumperiodat-Lösung (0,1 mol · l⁻¹) versetzt und 15 min lang unter Lichtschutz stehen gelassen. Nach Zusatz von 5,0 ml einer Lösung von Ethylenglycol *R* (500 g · l⁻¹) wird diese Mischung 20 min lang unter Lichtschutz stehen gelassen und mit Natriumhydroxid-Lösung (0,1 mol · l⁻¹) unter Zusatz von 0,5 ml Phenolphthalein-Lösung *R* titriert. Ein Blindversuch wird durchgeführt.

1 ml Natriumhydroxid-Lösung (0,1 mol · l⁻¹) entspricht 9,21 mg $C_3H_8O_3$.

Lagerung

Dicht verschlossen

Verunreinigungen

A. 2,2′-Oxydiethanol (Diethylenglycol)

B. Ethan-1,2-diol (Ethylenglycol)

C. Propylenglycol

4.05/0615

Guaifenesin

Guaifenesinum

$C_{10}H_{14}O_4$ M_r 198,2

Definition

(2RS)-3-(2-Methoxyphenoxy)propan-1,2-diol

Gehalt: 98,0 bis 102,0 Prozent (getrocknete Substanz)

Eigenschaften

Aussehen: weißes bis fast weißes, kristallines Pulver

Löslichkeit: wenig löslich in Wasser, löslich in Ethanol

Prüfung auf Identität

1: B
2: A, C

A. Schmelztemperatur (2.2.14): 79 bis 83 °C

B. IR-Spektroskopie (2.2.24)

Vergleich: Guaifenesin CRS

C. Dünnschichtchromatographie (2.2.27)

Untersuchungslösung: 30 mg Substanz werden in Methanol R zu 10 ml gelöst.

Referenzlösung: 30 mg Guaifenesin CRS werden in Methanol R zu 10 ml gelöst.

Platte: DC-Platte mit Kieselgel G R

Fließmittel: Dichlormethan R, Propanol R (20:80 V/V)

Auftragen: 5 µl

Laufstrecke: 2/3 der Platte

Trocknen: an der Luft

Detektion: Die Platte wird mit einer Mischung gleicher Volumteile einer Lösung von Kaliumhexacyanoferrat(III) R (10 g · l⁻¹), einer Lösung von Eisen(III)-chlorid R (200 g · l⁻¹) und Ethanol 96 % R besprüht.

Ergebnis: Der Hauptfleck im Chromatogramm der Untersuchungslösung entspricht in Bezug auf Lage, Farbe und Größe dem Hauptfleck im Chromatogramm der Referenzlösung.

Prüfung auf Reinheit

Prüflösung: 1,0 g Substanz wird, falls erforderlich unter Erwärmen, in kohlendioxidfreiem Wasser R zu 50 ml gelöst.

Aussehen der Lösung: Die Prüflösung muss klar (2.2.1) und farblos (2.2.2, Methode II) sein.

Sauer oder alkalisch reagierende Substanzen: 10 ml Prüflösung werden mit 0,05 ml Phenolphthalein-Lösung R 1 versetzt. Bis zum Umschlag dürfen höchstens 0,1 ml Natriumhydroxid-Lösung (0,01 mol · l⁻¹) verbraucht werden. 10 ml Prüflösung werden mit 0,15 ml Methylrot-Lösung R versetzt. Bis zum Farbumschlag nach Rot dürfen höchstens 0,1 ml Salzsäure (0,01 mol · l⁻¹) verbraucht werden.

Verwandte Substanzen: Flüssigchromatographie (2.2.29)

Untersuchungslösung: 0,100 g Substanz werden in Acetonitril R zu 50,0 ml gelöst.

Referenzlösung a: 1,0 ml Untersuchungslösung wird mit Acetonitril R zu 20,0 ml verdünnt. 1,0 ml dieser Lösung wird mit Acetonitril R zu 10,0 ml verdünnt.

Referenzlösung b: 10,0 mg Guajakol R werden in Acetonitril R zu 50,0 ml gelöst. 0,5 ml Lösung werden mit Acetonitril R zu 50,0 ml verdünnt.

Referenzlösung c: 50,0 mg Guajakol R werden in Acetonitril R zu 50,0 ml gelöst. 5,0 ml Lösung werden mit der Untersuchungslösung zu 10,0 ml verdünnt.

Säule
– Größe: l = 0,25 m, Ø = 4,6 mm
– Stationäre Phase: octadecylsilyliertes Kieselgel zur Chromatographie R (5 µm)

Mobile Phase
– Mobile Phase A: Essigsäure 99 % R, Wasser R (10:990 V/V)
– Mobile Phase B: Acetonitril R

Zeit (min)	Mobile Phase A (% V/V)	Mobile Phase B (% V/V)
0 – 32	80 → 50	20 → 50
32 – 33	50 → 80	50 → 20
33 – 40	80	20

Durchflussrate: 1 ml · min⁻¹

Detektion: Spektrometer bei 276 nm

Einspritzen: 10 µl

Relative Retention (bezogen auf Guaifenesin, t_R etwa 8 min)
– Verunreinigung B: etwa 0,9
– Verunreinigung A: etwa 1,4
– Verunreinigung C: etwa 3,1
– Verunreinigung D: etwa 3,7

Eignungsprüfung: Referenzlösung c
– Auflösung: mindestens 3,0 zwischen den Peaks von Guaifenesin und Verunreinigung A

G

Monographien

Grenzwerte
- Verunreinigung A: nicht größer als die Fläche des Hauptpeaks im Chromatogramm der Referenzlösung b (0,1 Prozent)
- Verunreinigung B: nicht größer als das 2fache der Fläche des Hauptpeaks im Chromatogramm der Referenzlösung a (1,0 Prozent)
- Jede weitere Verunreinigung: nicht größer als die Fläche des Hauptpeaks im Chromatogramm der Referenzlösung a (0,5 Prozent)
- Summe aller Verunreinigungen (außer Verunreinigung B): nicht größer als das 2fache der Fläche des Hauptpeaks im Chromatogramm der Referenzlösung a (1,0 Prozent)
- Ohne Berücksichtigung bleiben: Peaks, deren Fläche kleiner ist als das 0,1fache der Fläche des Hauptpeaks im Chromatogramm der Referenzlösung a (0,05 Prozent)

Chlorid, Monochlorhydrin: höchstens 250 ppm

10 ml Prüflösung werden mit 2 ml verdünnter Natriumhydroxid-Lösung *R* versetzt. Die Mischung wird 5 min lang im Wasserbad erhitzt, abgekühlt und mit 3 ml verdünnter Salpetersäure *R* versetzt. Diese Lösung muss der Grenzprüfung auf Chlorid (2.4.4) entsprechen.

Schwermetalle (2.4.8): höchstens 25 ppm

2,0 g Substanz werden in einer Mischung von 1 Volumteil Wasser *R* und 9 Volumteilen Ethanol 96 % *R* zu 25 ml gelöst. 12 ml Lösung müssen der Grenzprüfung B entsprechen. Zur Herstellung der Referenzlösung wird eine Blei-Lösung (2 ppm Pb) verwendet, die durch Verdünnen der Blei-Lösung (100 ppm Pb) *R* mit einer Mischung von 1 Volumteil Wasser *R* und 9 Volumteilen Ethanol 96 % *R* hergestellt wird.

Trocknungsverlust (2.2.32): höchstens 0,5 Prozent, mit 1,000 g Substanz durch 3 h langes Trocknen im Vakuum bei 60 °C bestimmt

Sulfatasche (2.4.14): höchstens 0,1 Prozent, mit 1,0 g Substanz bestimmt

Gehaltsbestimmung

0,500 g (*m* g) Substanz werden mit 10,0 ml einer frisch hergestellten Mischung von 1 Volumteil Acetanhydrid *R* und 7 Volumteilen Pyridin *R* versetzt und 45 min lang zum Rückfluss erhitzt. Die Mischung wird nach dem Abkühlen mit 25 ml Wasser *R* und 0,25 ml Phenolphthalein-Lösung *R* versetzt und mit Natriumhydroxid-Lösung (1 mol · l^{-1}) titriert (n_1 ml). Ein Blindversuch wird durchgeführt (n_2 ml).

Der Gehalt an $C_{10}H_{14}O_4$ wird nach folgender Formel berechnet:

$$\frac{19,82\,(n_2 - n_1)}{2m}$$

Verunreinigungen

A. R = H:
   2-Methoxyphenol
   (Guajakol)

B. R = CH(CH$_2$OH)$_2$:
   2-(2-Methoxyphenoxy)propan-1,3-diol
   (B-Isomer)

C. 1,1'-Oxybis[3-(2-methoxyphenoxy)propan-2-ol]
   (Bisether)

D. 1,3-Bis(2-methoxyphenoxy)propan-2-ol

H

H

4.05/0828

Niedermolekulare Heparine

Heparina massae molecularis minoris

Definition

Niedermolekulare Heparine sind Salze sulfatierter Glucosaminoglycane mit einer mittleren Molekülmasse von weniger als 8000, bei denen mindestens 60 Prozent (*m/m*) der Substanz eine Molekülmasse von weniger als 8000 haben. Die erhaltenen niedermolekularen Heparine weisen am reduzierenden oder nicht reduzierenden Ende der Polysaccharidketten unterschiedliche chemische Strukturen auf.

Die Aktivität muss mindestens 70 I.E. Anti-Faktor-Xa-Aktivität je Milligramm betragen, berechnet auf die getrocknete Substanz. Das Verhältnis der Anti-Faktor-Xa-Aktivität zur Anti-Faktor-IIa-Aktivität muss mindestens 1,5 betragen, nach dem unter „Wertbestimmung" beschriebenen Verfahren bestimmt.

Herstellung

Die Substanz wird unter Bedingungen hergestellt, die eine möglichst geringe mikrobielle Kontamination gewährleisten.

Die Substanz wird durch Fraktionierung oder Depolymerisierung von Heparin natürlichen Ursprungs gewonnen, das je nach Fall der Monographie **Heparin-Natrium (Heparinum natricum)** zur parenteralen Anwendung oder **Heparin-Calcium (Heparinum calcicum)** zur parenteralen Anwendung entspricht, außer in begründeten und zugelassenen Fällen. Für jeden Typ von niedermolekularem Heparin muss die Chargenkonformität gewährleistet sein, indem nachgewiesen wird, dass beispielsweise die mittlere Molekülmasse und der prozentuale Anteil (*m/m*) der Substanz, der innerhalb eines definierten Molekülmassebereichs von weniger als 8000 liegt, mindestens 75 und höchstens 125 Prozent des zur Spezifizierung des Typs angegebenen Mittelwerts betragen. Die gleichen Grenzwerte gelten auch für das Verhältnis von Anti-Faktor-Xa-Aktivität zu Anti-Faktor-IIa-Aktivität.

Protein- und Nucleotid-Verunreinigungen des Ausgangsmaterials: 40 mg des Ausgangsmaterials vor der Fraktionierung werden in Wasser *R* zu 10 ml gelöst. Die Absorption (2.2.25), bei 260 nm gemessen, darf höchstens 0,20 und die bei 280 nm gemessene höchstens 0,15 betragen.

Eigenschaften

Aussehen: weißes bis fast weißes, hygroskopisches Pulver

Löslichkeit: leicht löslich in Wasser

Prüfung auf Identität

A. ^{13}C-Kernresonanzspektroskopie (2.2.33) unter Verwendung eines 75-MHz-Fourier-Transform-Spektrometers

Untersuchungslösung: 0,200 g Substanz werden in einer Mischung von 0,2 ml (D$_2$)Wasser *R* und 0,8 ml Wasser *R* gelöst.

Referenzlösung: 0,200 g des geeigneten niedermolekularen Heparins CRS werden in einer Mischung von 0,2 ml (D$_2$)Wasser *R* und 0,8 ml Wasser *R* gelöst.

Die ^{13}C-Spektren werden bei 40 °C unter Verwendung von Zellen mit 5 mm Durchmesser aufgezeichnet. (D$_4$)Methanol *R* wird als Interner Standard bei $\delta = 50,0$ ppm verwendet.

Ergebnis: Das Spektrum der Untersuchungslösung entspricht dem der Referenzlösung, die das geeignete niedermolekulare Heparin CRS enthält.

B. Das Verhältnis der Anti-Faktor-Xa-Aktivität zur Anti-Faktor-IIa-Aktivität, wie unter „Wertbestimmung" bestimmt, muss mindestens 1,5 betragen.

C. Ausschlusschromatographie (2.2.30)

Untersuchungslösung: 20 mg Substanz werden in 2 ml der mobilen Phase gelöst.

Referenzlösung: 20 mg niedermolekulare Heparine zur Kalibrierung CRS werden in 2 ml der mobilen Phase gelöst.

Säule
- Größe: $l = 0,30$ m, $\varnothing = 7,5$ mm
- Stationäre Phase: geeignetes, poröses Kieselgel zur Ausschlusschromatographie (5 µm), sphärisch, mit einem Fraktionierungsbereich für Proteine von etwa 15 000 bis 100 000
- Anzahl theoretischer Böden: mindestens 20 000 je Meter

Mobile Phase: eine Lösung von wasserfreiem Natriumsulfat *R* (28,4 g · l^{-1}), mit verdünnter Schwefelsäure *R* auf einen pH-Wert von 5,0 eingestellt

Durchflussrate: 0,5 ml · min^{-1}

Detektion: Differenzial-Refraktometer (RI-Detektor)

Einspritzen: 25 µl

Kalibrierung des Systems: Zur Detektion wird ein RI-Detektor mit einem Spektrometer, das auf eine Wellenlänge von 234 nm eingestellt ist, in Reihe geschaltet. Der UV-Detektor wird mit dem Säulenauslauf und der RI-Detektor mit dem Ausgang des UV-Detektors verbunden.

Die Zeitverschiebung zwischen beiden Detektoren muss genau gemessen werden, damit die erhaltenen

H

Monographien

Chromatogramme genau aufeinander abgestimmt werden können. Die bei der Kalibrierung verwendeten Retentionszeiten sind die, welche vom RI-Detektor erhalten werden.

Der für die Berechnung der Molekülmasse aus dem RI/UV-Verhältnis verwendete Normalisierungsfaktor wird wie folgt erhalten: Durch numerische Integration wird die Gesamtfläche unter der UV_{234}-Kurve (ΣUV_{234}) und der RI-Kurve (ΣRI) in dem interessierenden Bereich berechnet, wobei Salz- und Lösungsmittelpeaks am Ende des Chromatogramms nicht berücksichtigt werden. Das Verhältnis r der Flächen der RI- und der UV_{234}-Kurve wird mit nachfolgender Formel berechnet:

$$\frac{\Sigma RI}{\Sigma UV_{234}}$$

Der Faktor f wird nach folgender Formel berechnet:

$$\frac{M_{na}}{r}$$

M_{na} = der in der Packungsbeilage der niedermolekularen Heparine zur Kalibrierung CRS angegebene Wert für die mittlere Molekülmasse

Unter der Voraussetzung, dass die UV_{234}- und die RI-Kurve aufeinander abgestimmt sind, wird die Molekülmasse in jedem Punkt mit Hilfe folgender Formel berechnet:

$$f\frac{RI}{UV_{234}}$$

Die resultierende Tabelle mit Retentionszeiten und Molekülmassen kann zur Ableitung eines Kalibrierverfahrens für das Chromatographiesystem verwendet werden, indem die Daten mit Hilfe eines geeigneten mathematischen Verfahrens miteinander in Beziehung gesetzt werden. Ein Polynom dritten Grades wird empfohlen. *Die Extrapolation der angepassten Kalibrierkurve zu höheren Molekülmassen ist nicht zulässig.*

25 µl Untersuchungslösung werden eingespritzt und das Chromatogramm wird über einen Zeitraum, der die vollständige Eluierung der Substanz- und Lösungsmittelpeaks gewährleistet, aufgezeichnet.

Die mittlere Molekülmasse ist definiert als:

$$\frac{\Sigma(RI_i M_i)}{\Sigma RI_i}$$

RI_i = Menge der Substanz, die in der Fraktion i eluiert wird
M_i = Molekülmasse, die der Fraktion i entspricht

Die mittlere Molekülmasse ist nicht größer als 8000. Mindestens 60 Prozent (*m/m*) der Gesamtmasse der Substanz haben eine Molekülmasse von weniger als 8000. Zusätzlich dürfen die Parameter der Molekülmasse der bestimmten Substanz um höchstens 25 Prozent von denen der entsprechenden Referenzsubstanz abweichen.

D. Die Substanz gibt entsprechend der Herstellung die Identitätsreaktion a auf Natrium oder die Identitätsreaktionen auf Calcium (2.3.1).

Prüfung auf Reinheit

pH-Wert (2.2.3): 5,5 bis 8,0

0,1 g Substanz werden in kohlendioxidfreiem Wasser *R* zu 10 ml gelöst.

Stickstoff (2.5.9): 1,5 bis 2,5 Prozent (getrocknete Substanz)

Calcium (2.5.11): 9,5 bis 11,5 Prozent (getrocknete Substanz), wenn die Substanz aus Heparin hergestellt wird, das der Monographie **Heparin-Calcium** entspricht.
0,200 g Substanz werden verwendet.

Natrium (2.2.23, Methode I): 9,5 bis 12,5 Prozent (getrocknete Substanz), wenn die Substanz aus Heparin hergestellt wird, das der Monographie **Heparin-Natrium** entspricht

Atomabsorptionsspektroskopie

Untersuchungslösung: 50 mg Substanz werden in Salzsäure (0,1 mol · l⁻¹), die 1,27 mg Caesiumchlorid *R* je Milliliter enthält, zu 100,0 ml gelöst.

Referenzlösungen: Durch Verdünnen der Natrium-Lösung (200 ppm Na) *R* mit Salzsäure (0,1 mol · l⁻¹), die 1,27 mg Caesiumchlorid *R* je Milliliter enthält, werden Referenzlösungen hergestellt, die 25, 50 und 75 ppm Na enthalten.

Strahlungsquelle: Natrium-Hohlkathodenlampe

Wellenlänge: 330,3 nm

Atomisierungseinrichtung: Flamme geeigneter Zusammensetzung (zum Beispiel 11 Liter Luft und 2 Liter Acetylen je Minute)

Molverhältnis von Sulfat- zu Carboxylat-Ionen (2.2.38): mindestens 1,8

Die zur Titration verwendete Substanz muss frei von ionisierbaren Verunreinigungen, insbesondere von Salzen, sein.

Etwa 0,100 g Substanz werden genau in einen kleinen Rundkolben eingewogen; dabei werden die erforderlichen Maßnahmen eingehalten, um die mit Hygroskopizität zusammenhängenden Probleme zu vermeiden.
Die Substanz wird in etwa 20 ml 2fach aus einer Glasapparatur destilliertem Wasser *R* aufgenommen und auf 4 °C abgekühlt. 2,0 ml Lösung werden auf eine vorgekühlte Säule von etwa 0,10 m Länge und 10 mm Durchmesser gebracht, die mit Kationenaustauscher *R* gepackt ist. Mit 2fach aus einer Glasapparatur destilliertem Wasser *R* wird die Säule nachgewaschen, bis im Titrationsgefäß ein Endvolumen von etwa 10 bis 15 ml erreicht ist. (*Das Titrationsgefäß muss gerade groß genug sein, um die Elektroden des Konduktometers, einen kleinen Rühr-*

kern und ein feines, biegsames Röhrchen als Auslauf einer 2-ml-Bürette aufzunehmen.) Die Lösung wird mit einem Magnetrührer gerührt. Sobald die Anzeige des Konduktometers konstant ist, wird sie notiert. Die Lösung wird mit Natriumhydroxid-Lösung (0,05 mol · l⁻¹), die in Anteilen von etwa 50 µl zugesetzt wird, titriert. Der Bürettenstand und die Anzeige des Konduktometers werden einige Sekunden nach jedem Zusatz aufgezeichnet, bis der Endpunkt erreicht ist.

Für jeden Messwert wird die Anzahl der Milliäquivalente zugesetztes Natriumhydroxid aus dem Volumen und der Konzentration der Natriumhydroxid-Lösung berechnet. Die Werte der Leitfähigkeit werden in einem Diagramm auf der y-Achse gegen die Werte der Milliäquivalente Natriumhydroxid auf der x-Achse aufgetragen. Das Diagramm hat 3 annähernd lineare Abschnitte: einen anfänglichen steilen Abfall, einen mittleren leichten Anstieg und einen abschließenden steilen Anstieg. Für diese 3 Abschnitte werden die am besten angepassten Geraden ermittelt. An den Schnittpunkten der ersten mit der zweiten und der zweiten mit der dritten Geraden werden Senkrechte auf die x-Achse gefällt, um die Milliäquivalente Natriumhydroxid, die von der Probe an diesen Punkten verbraucht wurden, zu ermitteln. Der Schnittpunkt der ersten mit der zweiten Geraden ergibt die Anzahl der von den Sulfat-Gruppen verbrauchten Milliäquivalente Natriumhydroxid, der Schnittpunkt der zweiten mit der dritten Geraden die Anzahl der von den Sulfat- und Carboxylat-Gruppen gemeinsam verbrauchten Milliäquivalente. Die Differenz beider Mengen ergibt die Anzahl der von den Carboxylat-Gruppen verbrauchten Milliäquivalente.

Schwermetalle (2.4.8): höchstens 30 ppm

0,5 g Substanz müssen der Grenzprüfung C entsprechen. Zur Herstellung der Referenzlösung werden 1,5 ml Blei-Lösung (10 ppm Pb) *R* verwendet.

Trocknungsverlust (2.2.32): höchstens 10,0 Prozent, mit 1,000 g Substanz durch 3 h langes Trocknen über Phosphor(V)-oxid *R* bei 60 °C unterhalb von 670 Pa bestimmt

Sterilität (2.6.1): Niedermolekulare Heparine zur Herstellung von Parenteralia, die dabei keinem weiteren geeigneten Sterilisationsverfahren unterworfen werden, müssen der Prüfung entsprechen.

Bakterien-Endotoxine (2.6.14): weniger als 0,01 I.E. Bakterien-Endotoxine je Internationaler Einheit Anti-Faktor-Xa-Aktivität zur Herstellung von Parenteralia, die dabei keinem weiteren geeigneten Verfahren zur Beseitigung von Bakterien-Endotoxinen unterworfen werden

Der Zusatz von 2-wertigen Kationen kann erforderlich sein, um die Validierungskriterien zu erfüllen.

Wertbestimmung

Die Bestimmung der gerinnungshemmenden Aktivität von niedermolekularen Heparinen erfolgt *in vitro* mit Hilfe zweier Verfahren, die die Fähigkeit ermitteln, die

Hemmung des Blutgerinnungsfaktors Xa (Anti-Xa-Prüfung) und des Thrombins, des Blutgerinnungsfaktors IIa (Anti-IIa-Prüfung), durch Antithrombin III zu beschleunigen.

Die Internationalen Einheiten für Anti-Xa- und Anti-IIa-Aktivität sind die in einer angegebenen Menge des Internationalen Standards für niedermolekulare Heparine enthaltenen Aktivitäten.

Niedermolekulares Heparin zur Wertbestimmung *BRS,* das mit Hilfe der folgenden 2 Bestimmungen in Internationalen Einheiten gegen den Internationalen Standard eingestellt ist, wird als Standardzubereitung verwendet.

Anti-Faktor-Xa-Aktivität

Referenz- und Untersuchungslösungen

Von der Substanz und der Standardzubereitung werden je 4 unabhängige Reihen von je 4 Verdünnungen in natriumchloridhaltiger Trometamol-Pufferlösung pH 7,4 *R* hergestellt. Der Konzentrationsbereich sollte zwischen 0,025 und 0,2 I.E. Anti-Faktor-Xa-Aktivität je Milliliter liegen und die Verdünnungen sollten so gewählt sein, dass eine Gerade erhalten wird, wenn die Ergebnisse als Absorption gegen den Logarithmus der Konzentration aufgetragen werden.

Verfahren

Von 16 Röhrchen werden jeweils 2 mit T_1, T_2, T_3 und T_4 für die Verdünnungen der Substanz und mit S_1, S_2, S_3 und S_4 für die Verdünnungen der Standardzubereitung beschriftet. Jedem Röhrchen werden 50 µl Antithrombin-III-Lösung *R* 1 und 50 µl der geeigneten Verdünnung der Substanz beziehungsweise der Standardzubereitung zugesetzt. Nach jedem Zusatz wird der Ansatz so gemischt, dass keine Blasen entstehen. Die Röhrchen werden in der Reihenfolge S_1, S_2, S_3, S_4, T_1, T_2, T_3, T_4, T_1, T_2, T_3, T_4, S_1, S_2, S_3 und S_4 bearbeitet und 1 min lang bei 37 °C temperiert (Wasserbad oder Heizblock). Jedes Röhrchen wird mit 100 µl Blutgerinnungsfaktor-Xa-Lösung *R* versetzt und genau 1 min lang inkubiert, bevor 250 µl Chromophorsubstrat *R* 1 zugesetzt werden. Nach genau 4 min wird die Reaktion mit 375 µl Essigsäure *R* abgebrochen. Die Mischungen werden in Halbmikroküvetten gegeben und die Absorption (2.2.25) wird bei 405 nm unter Verwendung eines geeigneten Geräts gemessen. Der Blindwert der amidolytischen Aktivität wird bei Beginn und am Ende der Bestimmung auf die gleiche Weise ermittelt, wobei natriumchloridhaltige Trometamol-Pufferlösung pH 7,4 *R* an Stelle der Referenz- beziehungsweise Untersuchungslösungen verwendet wird. Die 2 Blindwerte dürfen sich nicht signifikant unterscheiden. Die Regression der Absorption gegen den Logarithmus der Konzentrationen der Lösungen der Substanz beziehungsweise der Standardzubereitung wird errechnet und die Anti-Faktor-Xa-Aktivität der Substanz in Internationalen Einheiten je Milliliter unter Verwendung der üblichen statistischen Methoden, die bei der Auswertung paralleler Regressionsgeraden angewendet werden, berechnet.

Die „Allgemeinen Vorschriften" gelten für alle Monographien und sonstigen Texte

Anti-Faktor-IIa-Aktivität

Referenz- und Untersuchungslösungen

Von der Substanz und der Standardzubereitung werden je 4 unabhängige Reihen von je 4 Verdünnungen in natriumchloridhaltiger Trometamol-Pufferlösung pH 7,4 R hergestellt. Der Konzentrationsbereich sollte zwischen 0,015 und 0,075 I.E. Anti-Faktor-IIa-Aktivität je Milliliter liegen und die Verdünnungen sollten so gewählt sein, dass eine Gerade erhalten wird, wenn die Ergebnisse als Absorption gegen den Logarithmus der Konzentration aufgetragen werden.

Verfahren

Von 16 Röhrchen werden jeweils 2 mit T_1, T_2, T_3 und T_4 für die Verdünnungen der Substanz und mit S_1, S_2, S_3 und S_4 für die Verdünnungen der Standardzubereitung beschriftet. Jedem Röhrchen werden 50 µl Antithrombin-III-Lösung R 2 und 50 µl der geeigneten Verdünnung der Substanz beziehungsweise der Standardzubereitung zugesetzt. Nach jedem Zusatz wird der Ansatz so gemischt, dass keine Blasen entstehen. Die Röhrchen werden in der Reihenfolge S_1, S_2, S_3, S_4, T_1, T_2, T_3, T_4, T_1, T_2, T_3, T_4, S_1, S_2, S_3 und S_4 bearbeitet und 1 min lang bei 37 °C temperiert (Wasserbad oder Heizblock). Jedes Röhrchen wird mit 100 µl Thrombin-vom-Menschen-Lösung R versetzt und genau 1 min lang inkubiert, bevor 250 µl Chromophorsubstrat R 2 zugesetzt werden. Nach genau 4 min wird die Reaktion mit 375 µl Essigsäure R abgebrochen. Die Mischungen werden in Halbmikroküvetten gegeben und die Absorption (2.2.25) wird bei 405 nm unter Verwendung eines geeigneten Geräts gemessen. Der Blindwert der amidolytischen Aktivität wird bei Beginn und am Ende der Bestimmung auf die gleiche Weise ermittelt, wobei natriumchloridhaltige Trometamol-Pufferlösung pH 7,4 R an Stelle der Referenz- beziehungsweise Untersuchungslösungen verwendet wird. Die Blindwerte dürfen sich nicht signifikant unterscheiden. Die Regression der Absorption gegen den Logarithmus der Konzentrationen der Lösungen der Substanz beziehungsweise der Standardzubereitung wird errechnet und die Anti-Faktor-IIa-Aktivität der Substanz in Internationalen Einheiten je Milliliter unter Verwendung der üblichen statistischen Methoden, die bei der Auswertung paralleler Regressionsgeraden angewendet werden, berechnet.

Lagerung

Im dicht verschlossenen Behältnis mit Sicherheitsverschluss

Falls die Substanz steril und frei von Bakterien-Endotoxinen ist, im sterilen und pyrogenfreien Behältnis

Beschriftung

Die Beschriftung gibt an,

- Anzahl der Internationalen Einheiten Anti-Faktor-Xa-Aktivität je Milligramm
- Anzahl der Internationalen Einheiten Anti-Faktor-IIa-Aktivität je Milligramm
- mittlere Molekülmasse und prozentualer Anteil (*m/m*) der Substanz, der innerhalb eines definierten Molekülmassebereichs liegt
- falls zutreffend, dass die Substanz steril ist
- falls zutreffend, dass die Substanz frei von Bakterien-Endotoxinen ist
- falls zutreffend, dass das Natriumsalz vorliegt
- falls zutreffend, dass das Calciumsalz vorliegt.

J

4.05/1438

Johanniskraut

Hyperici herba

Definition

Johanniskraut besteht aus den blühenden, getrockneten, ganzen oder geschnittenen Triebspitzen von *Hypericum perforatum* L. Die Droge enthält mindestens 0,08 Prozent Gesamt-Hypericine, berechnet als Hypericin ($C_{30}H_{16}O_8$; M_r 504,4) und bezogen auf die getrocknete Droge.

Eigenschaften

Die Droge weist die unter „Prüfung auf Identität, A und B" beschriebenen makroskopischen und mikroskopischen Merkmale auf.

Prüfung auf Identität

A. Der verzweigte, kahle Stängel weist 2 mehr oder weniger hervortretende Längsleisten auf. Die Laubblätter sind gegenständig, sitzend, ohne Nebenblätter, länglich oval und 15 bis 30 mm lang. An den Blatträndern befinden sich Drüsen, die als schwarze Punkte erscheinen, und auf der gesamten Blattoberfläche sitzen viele kleine, stark lichtdurchlässige Exkretionsdrüsen, die im durchscheinenden Licht sichtbar sind. Die regelmäßigen Blüten bilden an den Stängelspitzen doldentraubenartige Büschel. Sie bestehen jeweils aus 5 grünen, spitzen Kelchblättern mit schwarzen Exkretionsdrüsen an den Rändern, 5 orangegelben Kronblättern, gleichfalls mit schwarzen Exkretionsdrüsen an den Rändern, zahlreichen orangegelben Staubblättern, die in 3 Bündeln stehen, sowie 3 Fruchtknoten mit herausragenden roten Griffeln.

B. Die Droge wird pulverisiert (355). Das Pulver ist grünlich gelb. Die Prüfung erfolgt unter dem Mikroskop, wobei Chloralhydrat-Lösung *R* verwendet wird. Das Pulver zeigt folgende Merkmale: Bruchstücke der Epidermis aus polygonalen Zellen, deren Wände perlschnurartig verdickt sind, mit paracytischen oder anomocytischen Spaltöffnungen (2.8.3); ferner Fragmente der Laub- und Kelchblätter mit großen Ölbehältern und roten Pigmentzellen; dünnwandige, längliche Zellen der Kronblattepidermis mit geraden oder welligen, antiklinen Wänden; Tracheiden und tracheidale Gefäße mit getüpfelten Wänden und Gruppen dickwandiger Fasern; Bruchstücke eines rechteckigen, verholzten und getüpfelten Parenchyms; Faserschichten der Antheren und längliche, dünnwandige Zellen der Filamente mit gestreifter Kutikula; viele Pollen-

körner mit 3 Keimporen und einer glatten Exine, einzeln oder in dichten Gruppen, sowie Calciumoxalatdrusen.

C. Die Prüfung erfolgt mit Hilfe der Dünnschichtchromatographie (2.2.27) unter Verwendung einer DC-Platte mit Kieselgel *R*.

Untersuchungslösung: 0,5 g pulverisierte Droge (500) und 10 ml Methanol *R* werden unter Rühren 10 min lang im Wasserbad von 60 °C erhitzt und anschließend abfiltriert.

Referenzlösung: 5 mg Rutosid *R* und 5 mg Hyperosid *R* werden in Methanol *R* zu 5 ml gelöst.

Auf die Platte werden 10 µl Untersuchungslösung und 5 µl Referenzlösung jeweils 10 mm breit bandförmig aufgetragen. Die Chromatographie erfolgt mit einer Mischung von 6 Volumteilen wasserfreier Ameisensäure *R*, 9 Volumteilen Wasser *R* und 90 Volumteilen Ethylacetat *R* über eine Laufstrecke von 10 cm. Nach 10 min langem Trocknen bei 100 bis 105 °C wird die Platte mit einer Lösung von Diphenylboryloxyethylamin *R* ($10 \text{ g} \cdot \text{l}^{-1}$) in Methanol *R* und anschließend mit einer Lösung von Macrogol 400 *R* ($50 \text{ g} \cdot \text{l}^{-1}$) in Methanol *R* besprüht. Die Auswertung erfolgt nach etwa 30 min im ultravioletten Licht bei 365 nm. Das Chromatogramm der Referenzlösung zeigt im unteren Drittel die gelborange fluoreszierende Zone von Rutosid und darüber die gelborange fluoreszierende Zone von Hyperosid. Das Chromatogramm der Untersuchungslösung zeigt im unteren Drittel die rötlich orange fluoreszierenden Zonen des Rutosids und Hyperosids, im unteren Teil des oberen Drittels die Zone des Pseudohypericins und über dieser die des Hypericins, beide rot fluoreszierend. Weitere gelb oder blau fluoreszierende Zonen sind sichtbar.

Prüfung auf Reinheit

Fremde Bestandteile (2.8.2): höchstens 3 Prozent Stängelanteile mit einem Durchmesser, der größer als 5 mm ist, und höchstens 2 Prozent andere fremde Bestandteile

Trocknungsverlust (2.2.32): höchstens 10,0 Prozent, mit 1,000 g pulverisierter Droge (500) durch 2 h langes Trocknen im Trockenschrank bei 100 bis 105 °C bestimmt

Asche (2.4.16): höchstens 7,0 Prozent

Gehaltsbestimmung

Untersuchungslösung: In einen 100-ml-Rundkolben werden 0,800 g pulverisierte Droge (500), 60 ml einer Mischung von 20 Volumteilen Wasser *R* und 80 Volumteilen Tetrahydrofuran *R* sowie ein Magnetrührer gegeben. Die Mischung wird 30 min lang im Wasserbad von

J

Monographien

Die „Allgemeinen Vorschriften" gelten für alle Monographien und sonstigen Texte

70 °C unter Rückflusskühlung erhitzt. Nach dem Zentrifugieren (2 min lang bei 700 g) wird die überstehende Flüssigkeit in einen 250-ml-Kolben dekantiert. Der Rückstand wird in 60 ml einer Mischung von 20 Volumteilen Wasser R und 80 Volumteilen Tetrahydrofuran R aufgenommen, nochmals 30 min lang wie beschrieben unter Rückflusskühlung erhitzt, zentrifugiert (2 min lang bei 700 g) und die überstehende Flüssigkeit dekantiert. Die vereinigten Auszüge werden zur Trockne eingedampft. Der Rückstand wird mit Hilfe von Ultraschall in 15 ml Methanol R aufgenommen, unter Nachspülen des 250-ml-Kolbens mit Methanol R in einen 25-ml-Messkolben überführt und mit Methanol R zu 25,0 ml verdünnt. Nach nochmaligem Zentrifugieren werden 10 ml Lösung durch eine Spritze mit Filter (0,2 µm) filtriert. Die ersten 2 ml des Filtrats werden verworfen; 5,0 ml Filtrat werden in einem Messkolben mit Methanol R zu 25,0 ml verdünnt.

Kompensationsflüssigkeit: Methanol R

Die Absorption (2.2.25) der Untersuchungslösung wird bei 590 nm gegen die Kompensationsflüssigkeit gemessen.

Der Prozentgehalt an Gesamt-Hypericinen wird als Hypericin nach folgender Formel berechnet:

$$\frac{A \cdot 125}{m \cdot 870}$$

wobei eine spezifische Absorption des Hypericins $A_{1\,cm}^{1\%} = 870$ zugrunde gelegt wird.

A = gemessene Absorption der Untersuchungslösung bei 590 nm

m = Einwaage der Droge in Gramm

Lagerung

Vor Licht geschützt

K

4.05/1544

Kamillenfluidextrakt

Matricariae extractum fluidum

Definition

Kamillenfluidextrakt wird aus **Kamillenblüten (Matricariae flos)** hergestellt und enthält mindestens 0,30 Prozent blaues, ätherisches Öl.

Herstellung

Der Fluidextrakt wird aus der Droge und einer Mischung von 2,5 Teilen einer 10-prozentigen Lösung (*m/m*) von Ammoniak (NH_3), 47,5 Teilen Wasser und 50 Teilen Ethanol nach einem für Fluidextrakte geeigneten Verfahren hergestellt.

Eigenschaften

Klare, bräunliche Flüssigkeit mit einem intensiven, charakteristischen Geruch und einem charakteristischen, bitteren Geschmack; mischbar unter Trübung mit Wasser und Ethanol, löslich in Ethanol 50 % (*V/V*)

Prüfung auf Identität

A. Die Prüfung erfolgt mit Hilfe der Dünnschichtchromatographie (2.2.27) unter Verwendung einer DC-Platte mit Kieselgel F_{254} *R*.

Untersuchungslösung: In einem Scheidetrichter werden 10 ml Fluidextrakt 2-mal mit je 10 ml Pentan *R* ausgeschüttelt. Die vereinigten Pentanauszüge werden über 2 g wasserfreiem Natriumsulfat *R* getrocknet und filtriert. Das Filtrat wird auf dem Wasserbad zur Trockne eingedampft und der Rückstand in 0,5 ml Toluol *R* gelöst.

Referenzlösung: 4 mg Guajazulen *R*, 20 mg Levomenol *R* und 20 mg Bornylacetat *R* werden in 10 ml Toluol *R* gelöst.

Auf die Platte werden 10 µl jeder Lösung bandförmig aufgetragen. Die Chromatographie erfolgt mit einer Mischung von 5 Volumteilen Ethylacetat *R* und 95 Volumteilen Toluol *R* über eine Laufstrecke von 10 cm. Die Platte wird an der Luft trocknen gelassen und zunächst im ultravioletten Licht bei 254 nm ausgewertet. Das Chromatogramm der Untersuchungslösung zeigt mehrere Fluoreszenz mindernde Zonen, darunter 2 Hauptzonen im mittleren Drittel (En-In-Dicycloether). Im ultravioletten Licht bei 365 nm zeigt das Chromatogramm der Untersuchungslösung

im mittleren Teil eine intensive, blau fluoreszierende Zone (Herniarin). Die Platte wird mit Anisaldehyd-Reagenz *R* besprüht und unter Beobachtung im Tageslicht 5 bis 10 min lang bei 100 bis 105 °C erhitzt. Das Chromatogramm der Referenzlösung zeigt im unteren Drittel eine rötlich violette bis bläulich violette Zone (Levomenol), im mittleren Drittel eine gelblich braune bis graugrüne Zone (Bornylacetat) und im oberen Drittel eine rote bis rötlich violette Zone (Guajazulen). Das Chromatogramm der Untersuchungslösung zeigt im unteren Drittel gelblich braune bis grünlich gelbe und violette Zonen sowie eine rötlich violette bis bläulich violette Zone in Höhe der Levomenol-Zone im Chromatogramm der Referenzlösung (Levomenol); in Höhe der Bornylacetat-Zone im Chromatogramm der Referenzlösung eine bräunliche Zone (En-In-Dicycloether); in Höhe der Guajazulen-Zone im Chromatogramm der Referenzlösung eine rote oder rötlich violette Zone (Chamazulen). Unmittelbar darüber befinden sich eine oder 2 blaue bis bläulich violette Zonen. Weitere schwache Zonen können im Chromatogramm der Untersuchungslösung vorhanden sein.

B. Die Prüfung erfolgt mit Hilfe der Dünnschichtchromatographie (2.2.27) unter Verwendung einer DC-Platte mit Kieselgel *R*.

Untersuchungslösung: der Fluidextrakt

Referenzlösung: 1,0 mg Chlorogensäure *R*, 2,5 mg Hyperosid *R* und 2,5 mg Rutosid *R* werden in 10 ml Methanol *R* gelöst.

Auf die Platte werden 10 µl jeder Lösung bandförmig aufgetragen. Die Chromatographie erfolgt mit einer Mischung von 7,5 Volumteilen wasserfreier Ameisensäure *R*, 7,5 Volumteilen Essigsäure 99 % *R*, 18 Volumteilen Wasser *R* und 67 Volumteilen Ethylacetat *R* über eine Laufstrecke von 15 cm. Nach dem Trocknen bei 100 bis 105 °C wird die noch warme Platte mit einer Lösung von Diphenylboryloxyethylamin *R* (10 g · l^{-1}) in Methanol *R* und anschließend mit einer Lösung von Macrogol 400 *R* (50 g · l^{-1}) in Methanol *R* besprüht. Die Platte wird etwa 30 min lang an der Luft trocknen gelassen und danach im ultravioletten Licht bei 365 nm ausgewertet. Das Chromatogramm der Referenzlösung zeigt im mittleren Bereich Chlorogensäure als hellblau fluoreszierende Zone sowie darunter Rutosid und darüber Hyperosid als gelblich braun fluoreszierende Zonen. Das Chromatogramm der Untersuchungslösung zeigt eine gelblich braun fluoreszierende Zone, die der Rutosid-Zone im Chromatogramm der Referenzlösung entspricht, eine hellblau fluoreszierende Zone, die der Chlorogensäure-Zone im Chromatogramm der Referenzlösung entspricht, und etwa in Höhe der Hyperosid-Zone im Chromatogramm der Referenzlösung eine gelblich braun fluoreszierende Zone. Das Chromatogramm der Untersuchungslösung zeigt außerdem über dieser gelblich braun fluoreszierenden Zone eine grün fluoreszierende Zone, oberhalb dieser Zone mehrere bläulich oder grünlich fluoreszierende Zonen sowie nahe der Fließmittelfront eine gelblich fluoreszierende Zone.

K

Monographien

Prüfung auf Reinheit

Ethanolgehalt (2.9.10): 38 bis 53 Prozent (*V/V*)

Trockenrückstand (2.8.16): mindestens 12,0 Prozent

Gehaltsbestimmung

20,0 g Fluidextrakt werden in einem 1000-ml-Rundkolben mit 300 ml Wasser *R* versetzt und so lange destilliert, bis 200 ml Destillat in ein Auffanggefäß übergegangen sind. In einem Scheidetrichter werden 65 g Natriumchlorid *R* im Destillat gelöst. Die Lösung wird 3-mal mit je 30 ml Pentan *R* ausgeschüttelt, mit denen zuvor der bei der Destillation benutzte Kühler und das Auffanggefäß gespült wurden. Die vereinigten Pentanauszüge werden über 2 g wasserfreiem Natriumsulfat *R* getrocknet und in einen im Exsikkator 3 h lang getrockneten und gewogenen 100-ml-Rundkolben filtriert. Natriumsulfat und Filter werden 2-mal mit je 20 ml Pentan *R* gewaschen. Das Lösungsmittel wird in einem Wasserbad von 45 °C abdestilliert. Der letzte Rest Pentan wird durch einen Luftstrom 3 min lang abgeblasen. Der Kolben wird 3 h lang im Exsikkator getrocknet und anschließend gewogen. Das zurückbleibende Öl muss blau sein (Chamazulen).

4.05/1836

Kamillenöl

Matricariae aetheroleum

Definition

Kamillenöl ist das aus frischen oder getrockneten Blütenköpfchen oder blühenden Triebspitzen von *Matricaria recutita* L. (*Chamomilla recutita* L. Rauschert) durch Wasserdampfdestillation gewonnene, blaue, ätherische Öl. 2 Typen von Kamillenöl, der eine reich an Bisabololoxiden, der andere reich an Levomenol, werden unterschieden.

Eigenschaften

Aussehen: klare, intensiv blaue, viskose Flüssigkeit mit einem intensiven, charakteristischen Geruch

Prüfung auf Identität

1: B
2: A

A. Dünnschichtchromatographie (2.2.27)

Untersuchungslösung: 20 µl Öl werden in 1,0 ml Toluol *R* gelöst.

Referenzlösung: 2 mg Guajazulen *R*, 5 µl Levomenol *R* und 10 mg Bornylacetat *R* werden in 5,0 ml Toluol *R* gelöst.

Platte: DC-Platte mit Kieselgel *R*

Fließmittel: Ethylacetat *R*, Toluol *R* (5:95 *V/V*)

Auftragen: 10 µl; bandförmig

Laufstrecke: 10 cm

Trocknen: an der Luft

Detektion A: im Tageslicht

Ergebnis A: Die Zonenfolge in den Chromatogrammen von Referenzlösung und Untersuchungslösung ist aus den nachstehenden Angaben ersichtlich.

Oberer Plattenrand	
Guajazulen: eine blaue Zone	eine blaue Zone (Chamazulen)
———	———
———	———
Referenzlösung	**Untersuchungslösung**

Detektion B: Die Platte wird mit Anisaldehyd-Reagenz *R* besprüht, 5 bis 10 min lang bei 100 bis 105 °C erhitzt und sofort im Tageslicht ausgewertet.

Ergebnis B: Die Zonenfolge in den Chromatogrammen von Referenzlösung und Untersuchungslösung ist aus den nachstehenden Angaben ersichtlich. Im Chromatogramm der Untersuchungslösung können noch gelblich braune bis grünlich gelbe Zonen (unteres Drittel), violette Zonen (unteres Drittel) und weitere schwache Zonen vorhanden sein.

Oberer Plattenrand	
	1 oder 2 blaue bis bläulich violette Zonen
Guajazulen: eine rote bis rötlich violette Zone	eine rote bis rötlich violette Zone (Chamazulen)
Bornylacetat: eine gelblich braune bis graugrüne Zone	eine braune Zone (En-In-Dicycloether)
Levomenol: eine rötlich violette bis bläulich violette Zone	eine rötlich violette bis bläulich violette Zone (Levomenol) eine bräunliche Zone
Referenzlösung	**Untersuchungslösung**

B. Die Chromatogramme der Prüfung „Chromatographisches Profil" werden ausgewertet.

Ergebnis: Die charakteristischen Peaks von Levomenol und Chamazulen im Chromatogramm der Untersuchungslösung entsprechen in Bezug auf ihre Retentionszeiten den Peaks im Chromatogramm der Referenzlösung.

Beachten Sie den Hinweis auf „Allgemeine Monographien" zu Anfang des Bands auf Seite B

Das folgende Chromatogramm dient zur Information.

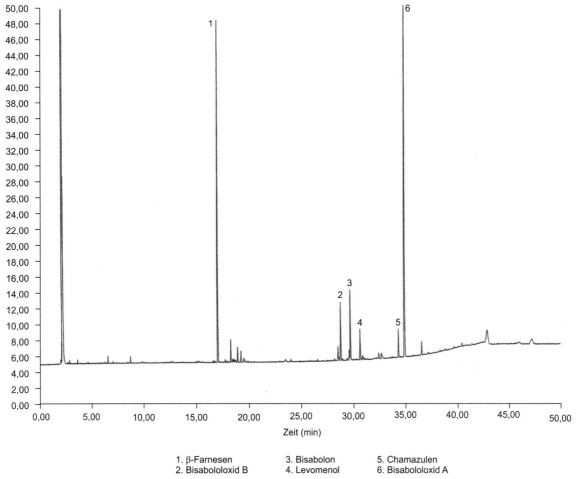

1. β-Farnesen   3. Bisabolon   5. Chamazulen
2. Bisabololoxid B   4. Levomenol   6. Bisabololoxid A

Abb. 1836-1: Chromatogramm von Kamillenöl, reich an Bisabololoxiden

Prüfung auf Reinheit

Chromatographisches Profil: Gaschromatographie (2.2.28), mit Hilfe des Verfahrens „Normalisierung"

Untersuchungslösung: 20 µl Öl werden in Cyclohexan *R* zu 5,0 ml gelöst.

Referenzlösung: 20 µl Levomenol *R*, 5 mg Chamazulen *R* und 6 mg Guajazulen *R* werden in Cyclohexan *R* zu 5,0 ml gelöst.

Säule
– Material: Quarzglas
– Größe: *l* = 30 m (eine Filmdicke von 1 µm kann verwendet werden) bis 60 m (eine Filmdicke von 0,2 µm kann verwendet werden); ∅ = 0,25 bis 0,53 mm
  Falls eine Säule verwendet wird, die länger als 30 m ist, kann eine Änderung des Temperaturprogramms erforderlich sein.
– Stationäre Phase: Macrogol 20 000 *R*

Trägergas: Helium zur Chromatographie *R*

Durchflussrate: 1 bis 2 ml · min⁻¹

Splitverhältnis: 1:100

Temperatur

	Zeit (min)	Temperatur (°C)
Säule	0 – 40	70 → 230
	40 – 50	230
Probeneinlass		250
Detektor		250

Detektion: Flammenionisation

Einspritzen: 1,0 µl

Reihenfolge der Elution: Die Substanzen werden in der gleichen Reihenfolge wie bei der Herstellung der Referenzlösung angegeben eluiert. Die Retentionszeiten dieser Substanzen werden aufgezeichnet.

Relative Retention (bezogen auf Chamazulen, t_R etwa 34,4 min)
– β-Farnesen: etwa 0,5
– Bisabololoxid B: etwa 0,8
– Bisabolon: etwa 0,87
– Levomenol: etwa 0,9
– Bisabololoxid A: etwa 1,02

Eignungsprüfung: Referenzlösung
– Auflösung: mindestens 1,5 zwischen den Peaks von Chamazulen und Guajazulen

Die „Allgemeinen Vorschriften" gelten für alle Monographien und sonstigen Texte

Das folgende Chromatogramm dient zur Information.

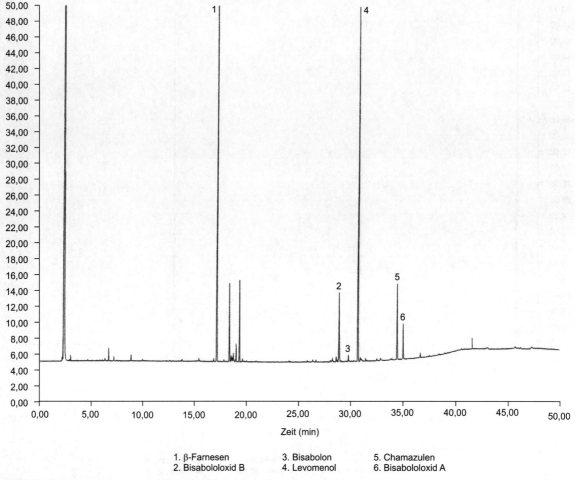

1. β-Farnesen   3. Bisabolon   5. Chamazulen
2. Bisabololoxid B   4. Levomenol   6. Bisabololoxid A

Abb. 1836-2: Chromatogramm von Kamillenöl, reich an Levomenol

Mit Hilfe der aus dem Chromatogramm der Referenzlösung ermittelten Retentionszeiten werden Levomenol und Chamazulen im Chromatogramm der Untersuchungslösung lokalisiert. Zur Lokalisation der Bisabololoxide (Bisabololoxid B, Bisabolon und Bisabololoxid A) werden die Abbildungen 1836-1 und 1836-2 herangezogen (der Cyclohexan-Peak wird nicht berücksichtigt). Im Chromatogramm der Untersuchungslösung darf kein Peak mit der Retentionszeit von Guajazulen auftreten.

Der Prozentgehalt der Bestandteile wird ermittelt. Die Prozentgehalte müssen innerhalb folgender Grenzwerte liegen:

	Kamillenöl, reich an Bisabololoxiden (%)	Kamillenöl, reich an Levomenol (%)
Bisabololoxide	29 – 81	
Levomenol		10 – 65
Chamazulen	≥ 1,0	≥ 1,0
Gesamtgehalt an Bisabololoxiden und Levomenol		≥ 20

Lagerung

Vor Licht geschützt, in dicht verschlossenen, dem Verbrauch angemessenen, möglichst vollständig gefüllten Behältnissen, bei höchstens 25 °C

Beschriftung

Die Beschriftung gibt an, welcher Typ von Kamillenöl vorliegt (reich an Bisabololoxiden oder reich an Levomenol).

4.05/1592
Ketotifenhydrogenfumarat

Ketotifeni hydrogenofumaras

$C_{23}H_{23}NO_5S$ M_r 425,5

Definition

4-(1-Methylpiperidin-4-yliden)-4,9-dihydro-10*H*-ben=zo[4,5]cyclohepta[1,2-*b*]thiophen-10-on-hydrogen-(*E*)-butendioat

Gehalt: 98,5 bis 101,0 Prozent (getrocknete Substanz)

Eigenschaften

Aussehen: weißes bis bräunlich gelbes, feines, kristallines Pulver

Löslichkeit: wenig löslich in Wasser, schwer löslich in Methanol, sehr schwer löslich in Acetonitril

Prüfung auf Identität

A. IR-Spektroskopie (2.2.24)

Vergleich: Ketotifenhydrogenfumarat-Referenzspektrum der Ph. Eur.

B. Dünnschichtchromatographie (2.2.27)

Untersuchungslösung: 40 mg Substanz werden in Methanol *R* zu 10 ml gelöst.

Referenzlösung: 11 mg Fumarsäure *CRS* werden in Methanol *R* zu 10 ml gelöst.

Platte: beschichtet mit Cellulose zur Chromatographie F$_{254}$ *R*

Fließmittel: Wasser *R*, wasserfreie Ameisensäure *R*, Diisopropylether *R* (3:7:90 *V/V/V*)

Auftragen: 5 µl

Laufstrecke: 17 cm

Trocknen: im Warmluftstrom

Detektion: im ultravioletten Licht bei 254 nm

Die Platte wird mit einer Lösung von Kaliumpermanganat *R* (5 g · l⁻¹) in einer 1,4-prozentigen Lösung (*V/V*) von Schwefelsäure *R* leicht besprüht und im Tageslicht in Durchsicht betrachtet.

Ergebnis: Der Fumarsäure-Fleck im Chromatogramm der Untersuchungslösung entspricht in Bezug auf Lage, Farbe und Intensität dem Hauptfleck im Chromatogramm der Referenzlösung.

Prüfung auf Reinheit

Aussehen der Lösung: Die Lösung muss klar (2.2.1) und darf nicht stärker gefärbt sein als die Farbvergleichslösung G$_4$, BG$_4$ oder B$_4$ (2.2.2, Methode II).

0,2 g Substanz werden in Methanol *R* zu 10 ml gelöst.

Verwandte Substanzen: Flüssigchromatographie (2.2.29)

Untersuchungslösung: 30,0 mg Substanz werden in einer Mischung gleicher Volumteile Methanol *R* und Wasser *R* zu 100,0 ml gelöst.

Referenzlösung a: 1,0 ml Untersuchungslösung wird mit einer Mischung gleicher Volumteile Methanol *R* und Wasser *R* zu 50,0 ml verdünnt. 1,0 ml dieser Lösung wird mit einer Mischung gleicher Volumteile Methanol *R* und Wasser *R* zu 10,0 ml verdünnt.

Referenzlösung b: 3,0 mg Ketotifen-Verunreinigung G *CRS* werden in 10 ml Methanol *R* gelöst. Die Lösung wird mit Wasser *R* zu 20,0 ml verdünnt. *Die Lösung muss vor Licht geschützt werden.*

Referenzlösung c: 1,5 ml Referenzlösung b werden mit 1,0 ml Untersuchungslösung versetzt und mit einer Mischung gleicher Volumteile Methanol *R* und Wasser *R* zu 10,0 ml verdünnt. *Die Lösung muss vor Licht geschützt werden.*

Referenzlösung d: 0,5 ml Referenzlösung b werden mit einer Mischung gleicher Volumteile Methanol *R* und Wasser *R* zu 50,0 ml verdünnt. *Die Lösung muss vor Licht geschützt werden.*

Säule
- Größe: $l = 0,15$ m, $\varnothing = 4,0$ mm
- Stationäre Phase: octadecylsilyliertes Kieselgel zur Chromatographie *R* (3 µm)
- Temperatur: 40 °C

Mobile Phase
- Mobile Phase A: 175 µl Triethylamin *R* und 500 ml Wasser *R* werden gemischt.
- Mobile Phase B: 175 µl Triethylamin *R* und 500 ml Methanol *R* werden gemischt.

Zeit (min)	Mobile Phase A (% *V/V*)	Mobile Phase B (% *V/V*)
0 – 12	40	60
12 – 20	40 → 10	60 → 90
20 – 25	10	90
25 – 26	10 → 40	90 → 60
26 – 31	40	60

Durchflussrate: 1,0 ml · min⁻¹

Detektion: Spektrometer bei 297 nm

Einspritzen: 20 µl; Untersuchungslösung, Referenzlösungen a, c und d

K

Monographien

Die „Allgemeinen Vorschriften" gelten für alle Monographien und sonstigen Texte

4762 Ketotifenhydrogenfumarat

Relative Retention (bezogen auf Ketotifen)
- Verunreinigung D: etwa 0,31
- Verunreinigung C: etwa 0,61
- Verunreinigung G: etwa 0,86
- Verunreinigung E: etwa 1,18
- Verunreinigung F: etwa 1,36
- Verunreinigung B: etwa 1,72
- Verunreinigung A: etwa 2,15

Eignungsprüfung
- Auflösung: mindestens 1,5 zwischen den Peaks von Verunreinigung G und Ketotifen im Chromatogramm der Referenzlösung c
- Signal-Rausch-Verhältnis: mindestens 70 für den Hauptpeak im Chromatogramm der Referenzlösung d

Grenzwerte
- Korrekturfaktor: Für die Berechnung der Gehalte wird die Peakfläche von Verunreinigung G mit Faktor 1,36 multipliziert.
- Verunreinigung G: nicht größer als die Fläche des Hauptpeaks im Chromatogramm der Referenzlösung a (0,2 Prozent)
- Jede Verunreinigung: nicht größer als die Fläche des Hauptpeaks im Chromatogramm der Referenzlösung a (0,2 Prozent)
- Summe aller Verunreinigungen: nicht größer als das 2,5fache der Fläche des Hauptpeaks im Chromatogramm der Referenzlösung a (0,5 Prozent)
- Ohne Berücksichtigung bleiben: Peaks, deren Fläche kleiner ist als das 0,25fache der Fläche des Hauptpeaks im Chromatogramm der Referenzlösung a (0,05 Prozent)

Trocknungsverlust (2.2.32): höchstens 0,5 Prozent, mit 1,000 g Substanz durch 4 h langes Trocknen im Trockenschrank bei 100 bis 105 °C bestimmt

Sulfatasche (2.4.14): höchstens 0,1 Prozent, mit 1,0 g Substanz bestimmt

Gehaltsbestimmung

0,350 g Substanz, in einer Mischung von 30 ml wasserfreier Essigsäure *R* und 30 ml Acetanhydrid *R* gelöst, werden mit Perchlorsäure (0,1 mol · l^{-1}) titriert. Der Endpunkt wird mit Hilfe der Potentiometrie (2.2.20) bestimmt.

1 ml Perchlorsäure (0,1 mol · l^{-1}) entspricht 42,55 mg $C_{23}H_{23}NO_5S$.

Verunreinigungen

A. 4-(4*H*-Benzo[4,5]cyclohepta[1,2-*b*]thiophen-4-yliden)-1-methylpiperidin

B. (4*RS*)-10-Methoxy-4-(1-methylpiperidin-4-yl)-4*H*-benzo[4,5]cyclohepta[1,2-*b*]thiophen-4-ol

C. (4*RS*)-4-Hydroxy-4-(1-methylpiperidin-4-yl)-4,9-dihydro-10*H*-benzo[4,5]cyclohepta[1,2-*b*]thiophen-10-on

D. 4-[(a*RaS*)-1-Methylpiperidin-4-yliden]-4,9-dihydro-10*H*-benzo[4,5]cyclohepta[1,2-*b*]thiophen-10-on-*N*-oxid
(Ketotifen-*N*-oxid)

E. 10-(1-Methylpiperidin-4-yliden)-5,10-dihydro-4*H*-benzo[5,6]cyclohepta[1,2-*b*]thiophen-4-on

F. X = H$_2$:
4-(1-Methylpiperidin-4-yliden)-4,10-dihydro-9*H*-benzo[4,5]cyclohepta[1,2-*b*]thiophen-9-on

G. X = O:
4-(1-Methylpiperidin-4-yliden)-4*H*-benzo[4,5]cyclohepta[1,2-*b*]thiophen-9,10-dion

Beachten Sie den Hinweis auf „Allgemeine Monographien" zu Anfang des Bands auf Seite B

Ph. Eur. 4. Ausgabe, 5. Nachtrag

L

J

4.05/0401

Levothyroxin-Natrium

Levothyroxinum natricum

$C_{15}H_{10}I_4NNaO_4 \cdot x\, H_2O$ M_r 799
(wasserfreie Substanz)

Definition

Levothyroxin-Natrium enthält mindestens 97,0 und höchstens 102,0 Prozent Natrium-(2S)-2-amino-3-[4-(4-hydroxy-3,5-diiodphenoxy)-3,5-diiodphenyl]propanoat, berechnet auf die getrocknete Substanz. Die Substanz enthält wechselnde Mengen Kristallwasser.

Eigenschaften

Fast weißes bis schwach bräunlich gelbes Pulver oder feines, kristallines Pulver; sehr schwer löslich in Wasser, schwer löslich in Ethanol, praktisch unlöslich in Ether

Die Substanz löst sich in verdünnten Alkalihydroxid-Lösungen.

Prüfung auf Identität

1: A, B, E
2: A, C, D, E

A. Die Substanz entspricht der Prüfung „Spezifische Drehung" (siehe „Prüfung auf Reinheit").

B. Die Prüfung erfolgt mit Hilfe der IR-Spektroskopie (2.2.24) durch Vergleich des Spektrums der Substanz mit dem von Levothyroxin-Natrium CRS.

C. Die Prüfung erfolgt mit Hilfe der Dünnschichtchromatographie (2.2.27) unter Verwendung einer Schicht von Kieselgel G R.

Untersuchungslösung: 5 mg Substanz werden in einer Mischung von 5 Volumteilen konzentrierter Ammoniak-Lösung R und 70 Volumteilen Methanol R zu 5 ml gelöst.

Referenzlösung a: 5 mg Levothyroxin-Natrium CRS werden in einer Mischung von 5 Volumteilen konzentrierter Ammoniak-Lösung R und 70 Volumteilen Methanol R zu 5 ml gelöst.

Referenzlösung b: 5 mg Liothyronin-Natrium CRS werden in einer Mischung von 5 Volumteilen konzentrierter Ammoniak-Lösung R und 70 Volumteilen Methanol R zu 5 ml gelöst. 1 ml Lösung wird mit 1 ml Untersuchungslösung gemischt.

Auf die Platte werden 5 µl jeder Lösung aufgetragen. Die Chromatographie erfolgt mit einer Mischung von 20 Volumteilen konzentrierter Ammoniak-Lösung R, 35 Volumteilen 2-Propanol R und 55 Volumteilen Ethylacetat R über eine Laufstrecke von 15 cm. Die Platte wird an der Luft trocknen gelassen, mit Ninhydrin-Lösung R besprüht und bei 100 bis 105 °C so lange erhitzt, bis Flecke erscheinen. Die Auswertung erfolgt im Tageslicht. Der Hauptfleck im Chromatogramm der Untersuchungslösung entspricht in Bezug auf Lage, Farbe und Größe dem Hauptfleck im Chromatogramm der Referenzlösung a. Die Prüfung darf nur ausgewertet werden, wenn das Chromatogramm der Referenzlösung b deutlich voneinander getrennt 2 Flecke zeigt.

D. Etwa 50 mg Substanz werden in einer Porzellanschale mit einigen Tropfen Schwefelsäure R versetzt. Beim Erhitzen entstehen violette Dämpfe.

E. 200 mg Substanz werden mit 2 ml verdünnter Schwefelsäure R zunächst im Wasserbad, dann vorsichtig über freier Flamme erhitzt, wobei die Temperatur allmählich auf etwa 600 °C gesteigert wird. Wenn fast alle schwarzen Partikel verschwunden sind, wird der Rückstand in 2 ml Wasser R gelöst. Die Lösung gibt die Identitätsreaktion a auf Natrium (2.3.1).

Prüfung auf Reinheit

Prüflösung: 0,500 g Substanz werden in 23 ml einer schwach siedenden Mischung von 1 Volumteil Salzsäure ($1\ mol \cdot l^{-1}$) und 4 Volumteilen Ethanol 96 % R gelöst. Nach dem Abkühlen wird mit der gleichen Lösungsmittelmischung zu 25,0 ml verdünnt.

Aussehen der Lösung: Die frisch hergestellte Prüflösung darf nicht stärker gefärbt sein als die Farbvergleichslösung BG_3 (2.2.2, Methode II).

Spezifische Drehung (2.2.7): Die spezifische Drehung, an der Prüflösung bestimmt, muss zwischen +16 und +20 liegen, berechnet auf die getrocknete Substanz.

Liothyronin, andere verwandte Substanzen: Die bei der „Gehaltsbestimmung" erhaltenen Chromatogramme werden ausgewertet. Im Chromatogramm der Untersuchungslösung a darf die dem Liothyronin entsprechende Peakfläche nicht größer sein als die Fläche des Hauptpeaks im Chromatogramm der Referenzlösung b (1,0 Prozent). Im Chromatogramm der Untersuchungslösung a darf die Summe aller Peakflächen, mit Ausnahme der des Hauptpeaks und der des Liothyronin-Peaks, nicht größer sein als die Fläche des Hauptpeaks im Chromatogramm der Referenzlösung a (1,0 Prozent). Peaks, deren Fläche kleiner ist als die des Peaks im Chromatogramm der Referenzlösung d, werden nicht berücksichtigt.

L

Monographien

Die „Allgemeinen Vorschriften" gelten für alle Monographien und sonstigen Texte

Trocknungsverlust (2.2.32): 6,0 bis 12,0 Prozent, mit 0,100 g Substanz durch Trocknen im Trockenschrank bei 100 bis 105 °C bestimmt

Gehaltsbestimmung

Die Bestimmung erfolgt mit Hilfe der Flüssigchromatographie (2.2.29). *Die Lösungen sind unter Lichtschutz aufzubewahren.*

Untersuchungslösung a: 20,0 mg Substanz werden in methanolischer Natriumhydroxid-Lösung *R* zu 100,0 ml gelöst.

Untersuchungslösung b: 2,0 ml Untersuchungslösung a werden mit methanolischer Natriumhydroxid-Lösung *R* zu 200 ml verdünnt.

Referenzlösung a: 20,0 mg Levothyroxin *CRS* werden in methanolischer Natriumhydroxid-Lösung *R* zu 100,0 ml gelöst. 2,0 ml Lösung werden mit methanolischer Natriumhydroxid-Lösung *R* zu 200 ml verdünnt.

Referenzlösung b: 5 mg Liothyronin-Natrium *CRS* werden in methanolischer Natriumhydroxid-Lösung *R* zu 50,0 ml gelöst. 10,0 ml Lösung werden mit methanolischer Natriumhydroxid-Lösung *R* zu 50 ml verdünnt. 10,0 ml dieser Lösung werden mit methanolischer Natriumhydroxid-Lösung *R* zu 100 ml verdünnt.

Referenzlösung c: Gleiche Volumteile Referenzlösung a und Referenzlösung b werden gemischt.

Referenzlösung d: 1 ml Referenzlösung a wird mit methanolischer Natriumhydroxid-Lösung *R* zu 10 ml verdünnt.

Die Chromatographie kann durchgeführt werden mit
- einer Säule von 0,25 m Länge und 4 mm innerem Durchmesser, gepackt mit cyanopropylsilyliertem Kieselgel zur Chromatographie *R* (5 bis 10 µm)
- einer Mischung von 1 Volumteil Phosphorsäure 85 % *R*, 300 Volumteilen Acetonitril *R* und 700 Volumteilen Wasser *R* als mobile Phase bei einer Durchflussrate von 1 ml je Minute
- einem Spektrometer als Detektor bei einer Wellenlänge von 225 nm
- einer Probenschleife.

50 µl jeder Lösung werden eingespritzt. Die Chromatographie erfolgt über eine Dauer, die der 3,5fachen Retentionszeit des Hauptpeaks entspricht. Die Prüfung darf nur ausgewertet werden, wenn die Auflösung zwischen den Peaks von Levothyroxin und Liothyronin im Chromatogramm der Referenzlösung c mindestens 4 und das Signal-Rausch-Verhältnis des Hauptpeaks im Chromatogramm der Referenzlösung d mindestens 5 beträgt.

Der Prozentgehalt an $C_{15}H_{10}I_4NNaO_4$ wird nach folgender Formel errechnet:

$$\frac{S_u}{0,972\ S_r} \cdot C_r$$

S_u = Peakfläche von Levothyroxin im Chromatogramm der Untersuchungslösung b

S_r = Peakfläche von Levothyroxin im Chromatogramm der Referenzlösung a

C_r = angegebener Gehalt an $C_{15}H_{11}I_4NO_4$ in Levothyroxin *CRS*

Lagerung

Dicht verschlossen, vor Licht geschützt, zwischen 2 und 8 °C

Ph. Eur. 4. Ausgabe, 5. Nachtrag

M

M

4.05/1444

Macrogole

Macrogola

Definition

Macrogole sind Gemische von Polymeren mit der allgemeinen Formel $H-(OCH_2-CH_2)_n-OH$, wobei n die mittlere Anzahl an Oxyethylen-Gruppen angibt. Der Macrogol-Typ wird durch eine Zahl definiert, die die mittlere relative Molekülmasse angibt. Ein geeigneter Stabilisator kann zugesetzt sein.

Eigenschaften

Macrogol-typ	Aussehen	Löslichkeit
300 400 600	klare, viskose, farblose bis fast farblose, hygroskopische Flüssigkeit	mischbar mit Wasser, sehr leicht löslich in Aceton, Dichlormethan und Ethanol, praktisch unlöslich in fetten Ölen und Mineralölen
1000	weiße bis fast weiße, hygroskopische, feste Substanz von wachs- oder paraffinartigem Aussehen	sehr leicht löslich in Wasser, leicht löslich in Dichlormethan und Ethanol, praktisch unlöslich in fetten Ölen und Mineralölen
1500	weiße bis fast weiße, feste Substanz von wachs- oder paraffinartigem Aussehen	sehr leicht löslich in Wasser und Dichlormethan, leicht löslich in Ethanol, praktisch unlöslich in fetten Ölen und Mineralölen
3000 3350	weiße bis fast weiße, feste Substanz von wachs- oder paraffinartigem Aussehen	sehr leicht löslich in Wasser und Dichlormethan, sehr schwer löslich in Ethanol, praktisch unlöslich in fetten Ölen und Mineralölen
4000 6000 8000	weiße bis fast weiße, feste Substanz von wachs- oder paraffinartigem Aussehen	sehr leicht löslich in Wasser und Dichlormethan, praktisch unlöslich in Ethanol, fetten Ölen und Mineralölen
20 000 35 000	weiße bis fast weiße, feste Substanz von wachs- oder paraffinartigem Aussehen	sehr leicht löslich in Wasser, löslich in Dichlormethan, praktisch unlöslich in Ethanol, fetten Ölen und Mineralölen

Prüfung auf Identität

A. Die Substanz entspricht der Prüfung „Viskosität" (siehe „Prüfung auf Reinheit").

B. 1 g Substanz wird in einem Reagenzglas, das mit einem durchbohrten Stopfen und einem gebogenen Auslassrohr versehen ist, mit 0,5 ml Schwefelsäure R erhitzt, bis sich weiße Dämpfe entwickeln. Die Dämpfe werden durch das gebogene Rohr in 1 ml Quecksilber(II)-chlorid-Lösung R geleitet. Ein reichlicher weißer, kristalliner Niederschlag entsteht.

C. 0,1 g Substanz werden mit 0,1 g Kaliumthiocyanat R und 0,1 g Cobalt(II)-nitrat R versetzt und mit Hilfe eines Glasstabs sorgfältig gemischt. Die Mischung wird nach Zusatz von 5 ml Dichlormethan R geschüttelt. Die flüssige Phase färbt sich blau.

Prüfung auf Reinheit

Aussehen der Lösung: Die Lösung muss klar (2.2.1) und darf nicht stärker gefärbt sein als die Farbvergleichslösung BG_6 (2.2.2, Methode II).

12,5 g Substanz werden in Wasser R zu 50 ml gelöst.

Sauer oder alkalisch reagierende Substanzen: 5,0 g Substanz werden in 50 ml kohlendioxidfreiem Wasser R gelöst. Die Lösung wird mit 0,15 ml Bromthymolblau-Lösung R 1 versetzt. Sie muss gelb oder grün gefärbt sein. Bis zum Farbumschlag nach Blau dürfen höchstens 0,1 ml Natriumhydroxid-Lösung (0,1 mol · l^{-1}) verbraucht werden.

Viskosität (2.2.9): Die Viskosität wird mit der in Tab. 1444-1 angegebenen Dichte berechnet.

Tabelle 1444-1

Macrogol-typ	Kinematische Viskosität (mm^2 · s^{-1})	Dynamische Viskosität (mPa · s)	Dichte* (g · ml^{-1})
300	71 – 94	80 – 105	1,120
400	94 – 116	105 – 130	1,120
600	13,9 – 18,5	15 – 20	1,080
1 000	20,4 – 27,7	22 – 30	1,080
1 500	31 – 46	34 – 50	1,080
3 000	69 – 93	75 – 100	1,080
3 350	76 – 110	83 – 120	1,080
4 000	102 – 158	110 – 170	1,080
6 000	185 – 250	200 – 270	1,080
8 000	240 – 472	260 – 510	1,080
20 000	2 500 – 3 200	2 700 – 3 500	1,080
35 000	10 000 – 13 000	11 000 – 14 000	1,080

* Dichte der Substanz für Macrogol 300 und 400; Dichte der 50-prozentigen Lösung (m/m) für die anderen Macrogole

Für Macrogole mit einer relativen Molekülmasse über 400 wird die Viskosität mit einer 50-prozentigen Lösung (m/m) der Substanz bestimmt.

Erstarrungstemperatur (2.2.18): siehe Tab. 1444-2

M

Monographien

Tabelle 1444-2

Macrogoltyp	Erstarrungstemperatur (°C)
600	15 – 25
1 000	35 – 40
1 500	42 – 48
3 000	50 – 56
3 350	53 – 57
4 000	53 – 59
6 000	55 – 61
8 000	55 – 62
20 000	mindestens 57
35 000	mindestens 57

Hydroxylzahl: m g Substanz (siehe Tab. 1444-3) werden in einen trockenen Erlenmeyerkolben mit Rückflusskühler gebracht. Nach Zusatz von 25,0 ml Phthalsäureanhydrid-Lösung R wird die Mischung bis zur Lösung umgeschwenkt und 60 min lang auf einer Heizplatte zum Rückfluss erhitzt. Nach dem Erkalten wird der Kühler mit 25 ml Pyridin R und danach mit 25 ml Wasser R gespült. Nach Zusatz von 1,5 ml Phenolphthalein-Lösung R wird die Lösung mit Natriumhydroxid-Lösung $(1 \text{ mol} \cdot l^{-1})$ bis zum Auftreten einer schwachen Rosafärbung titriert (n_1 ml). Ein Blindversuch wird durchgeführt (n_2 ml).

Die Hydroxylzahl wird nach folgender Formel berechnet:

$$\frac{56,1 \cdot (n_2 - n_1)}{m}$$

Tabelle 1444-3

Macrogoltyp	Hydroxylzahl	m (g)
300	340 – 394	1,5
400	264 – 300	1,9
600	178 – 197	3,5
1 000	107 – 118	5,0
1 500	70 – 80	7,0
3 000	34 – 42	12,0
3 350	30 – 38	12,0
4 000	25 – 32	14,0
6 000	16 – 22	18,0
8 000	12 – 16	24,0
20 000	–	–
35 000	–	–

Für Macrogole mit einer relativen Molekülmasse über 1000 wird, falls der Wassergehalt über 0,5 Prozent beträgt, eine Probe von geeigneter Masse 2 h lang bei 100 bis 105 °C getrocknet und die Hydroxylzahl an der getrockneten Probe bestimmt.

Reduzierende Substanzen: 1 g Substanz wird in 1 ml einer Lösung von Resorcin R $(10 \text{ g} \cdot l^{-1})$, falls erforderlich unter Erwärmen, gelöst. Die Lösung wird mit 2 ml Salzsäure R versetzt. Nach 5 min darf die Lösung nicht stärker gefärbt sein als die Farbvergleichslösung R_3 (2.2.2, Methode I).

Formaldehyd: höchstens 30 ppm

Untersuchungslösung: 1,00 g Substanz wird mit 0,25 ml Chromotropsäure-Natrium-Lösung R versetzt. Die Lösung wird in einer Eis-Wasser-Mischung abgekühlt, mit 5,0 ml Schwefelsäure R versetzt und nach 15 min langem Stehenlassen langsam mit Wasser R zu 10 ml verdünnt.

Referenzlösung: 0,860 g Formaldehyd-Lösung R werden mit Wasser R zu 100 ml verdünnt. 1,0 ml Lösung wird mit Wasser R zu 100 ml verdünnt. In einem 10-ml-Messkolben wird 1,00 ml dieser Lösung mit 0,25 ml Chromotropsäure-Natrium-Lösung R gemischt, in einer Eis-Wasser-Mischung abgekühlt, mit 5,0 ml Schwefelsäure R versetzt und nach 15 min langem Stehenlassen langsam mit Wasser R zu 10 ml verdünnt.

Kompensationsflüssigkeit: In einem 10-ml-Messkolben wird 1,00 ml Wasser R mit 0,25 ml Chromotropsäure-Natrium-Lösung R gemischt, in einer Eis-Wasser-Mischung abgekühlt und mit 5,0 ml Schwefelsäure R versetzt. Die Lösung wird langsam mit Wasser R zu 10 ml verdünnt.

Bei 567 nm darf die Absorption (2.2.25) der Untersuchungslösung, gegen die Kompensationsflüssigkeit gemessen, nicht größer sein als die der Referenzlösung.

Falls der Gebrauch von Macrogolen mit einem höheren Gehalt an Formaldehyd unerwünschte Wirkungen haben könnte, kann die zuständige Behörde einen Grenzwert von höchstens 15 ppm Formaldehyd vorschreiben.

Ethylenglycol, Diethylenglycol: *Die Prüfung wird nur für Macrogole mit einer relativen Molekülmasse unter 1000 durchgeführt.*

Gaschromatographie (2.2.28)

Untersuchungslösung: 5,00 g Substanz werden in Aceton R zu 100,0 ml gelöst.

Referenzlösung: 0,10 g Ethylenglycol R und 0,50 g Diethylenglycol R werden in Aceton R zu 100,0 ml gelöst. 1,0 ml Lösung wird mit Aceton R zu 10,0 ml verdünnt.

Säule
– Material: Glas
– Größe: $l = 1,8$ m, $\varnothing = 2$ mm
– Stationäre Phase: silanisiertes Kieselgur zur Gaschromatographie R, imprägniert mit 5 Prozent (m/m) Macrogol 20 000 R

Trägergas: Stickstoff zur Chromatographie R

Durchflussrate: 30 ml $\cdot$ min^{-1}

Temperatur
– Säule: Falls erforderlich wird die Säule durch etwa 15 h langes Erhitzen bei 200 °C konditioniert. Die Anfangstemperatur der Säule wird so eingestellt, dass die Retentionszeit für Diethylenglycol 14 bis 16 min beträgt. Die Temperatur der Säule wird um 2 °C je Minute von etwa 30 °C bis maximal 170 °C erhöht.
– Probeneinlass und Detektor: 250 °C

Detektion: Flammenionisation

Einspritzen: 2 µl

Jede Lösung wird 5-mal eingespritzt, um die Wiederholpräzision zu überprüfen.

Beachten Sie den Hinweis auf „Allgemeine Monographien" zu Anfang des Bands auf Seite B

Grenzwerte: höchstens 0,4 Prozent, berechnet als Summe der Gehalte an Ethylenglycol und Diethylenglycol

Ethylenoxid, Dioxan (2.4.25): höchstens 1 ppm Ethylenoxid und höchstens 10 ppm Dioxan

Schwermetalle (2.4.8): höchstens 20 ppm

2,0 g Substanz werden in Wasser *R* zu 20 ml gelöst. 12 ml Lösung müssen der Grenzprüfung A entsprechen. Zur Herstellung der Referenzlösung wird die Blei-Lösung (2 ppm Pb) *R* verwendet.

Wasser (2.5.12): höchstens 2,0 Prozent für Macrogole mit einer relativen Molekülmasse von höchstens 1000 und höchstens 1,0 Prozent für Macrogole mit einer relativen Molekülmasse über 1000, mit 2,00 g Substanz bestimmt

Sulfatasche (2.4.14): höchstens 0,2 Prozent, mit 1,0 g Substanz bestimmt

Lagerung

Dicht verschlossen

Beschriftung

Die Beschriftung gibt an
- Macrogoltyp
- Name und Konzentration jedes zugesetzten Stabilisators
- Gehalt an Formaldehyd.

4.05/1699

Mesalazin

Mesalazinum

$C_7H_7NO_3$ M_r 153,1

Definition

5-Amino-2-hydroxybenzoesäure

Gehalt: 98,5 bis 101,0 Prozent (getrocknete Substanz)

Eigenschaften

Aussehen: Pulver oder Kristalle, fast weiß bis hellgrau oder hellrosa gefärbt

Löslichkeit: sehr schwer löslich in Wasser, praktisch unlöslich in Ethanol

Die Substanz löst sich in verdünnten Alkalihydroxid-Lösungen und verdünnter Salzsäure.

Prüfung auf Identität

1: B
2: A, C

A. 50,0 mg Substanz werden in 10 ml einer Lösung von Salzsäure *R* (10,3 g · l^{-1}) gelöst. Die Lösung wird mit einer Lösung von Salzsäure *R* (10,3 g · l^{-1}) zu 100,0 ml verdünnt. 5,0 ml dieser Lösung werden mit einer Lösung von Salzsäure *R* (10,3 g · l^{-1}) zu 200,0 ml verdünnt. Diese Lösung, zwischen 210 und 250 nm gemessen, zeigt ein Absorptionsmaximum (2.2.25) bei etwa 230 nm. Die spezifische Absorption, im Maximum gemessen, liegt zwischen 430 und 450.

B. IR-Spektroskopie (2.2.24)

Probenvorbereitung: Presslinge

Vergleich: Mesalazin *CRS*

C. Dünnschichtchromatographie (2.2.27)

Untersuchungslösung: 50 mg Substanz werden in 10 ml einer Mischung gleicher Volumteile Essigsäure 99 % *R* und Wasser *R* gelöst. Die Lösung wird mit Methanol *R* zu 20,0 ml verdünnt.

Referenzlösung: 50 mg Mesalazin *CRS* werden in 10 ml einer Mischung gleicher Volumteile Essigsäure 99 % *R* und Wasser *R* gelöst. Die Lösung wird mit Methanol *R* zu 20,0 ml verdünnt.

Platte: Platte mit einem geeigneten Kieselgel

Fließmittel: Essigsäure 99 % *R*, Methanol *R*, Isobutylmethylketon *R* (10:40:50 *V/V/V*)

Auftragen: 5 µl

Laufstrecke: 10 cm

Trocknen: an der Luft

Detektion: im ultravioletten Licht bei 365 nm

Ergebnis: Der Hauptfleck im Chromatogramm der Untersuchungslösung entspricht in Bezug auf Lage, Farbe und Größe dem Hauptfleck im Chromatogramm der Referenzlösung.

Prüfung auf Reinheit

Aussehen der Lösung: Die Lösung muss klar (2.2.1) sein. Die Absorption (2.2.25) der Lösung wird sofort bei 440 und 650 nm gemessen. Die Absorption darf höchstens 0,15 bei 440 nm und 0,10 bei 650 nm betragen.

Die Temperatur der Lösungen wird während der Herstellung und der Messung bei 40 °C gehalten. 0,5 g Substanz werden in Salzsäure (1 mol · l^{-1}) zu 20 ml gelöst.

Die „Allgemeinen Vorschriften" gelten für alle Monographien und sonstigen Texte

Reduzierende Substanzen: 0,10 g Substanz werden in verdünnter Salzsäure *R* zu 25 ml gelöst. Nach Zusatz von 0,2 ml Stärke-Lösung *R* und 0,25 ml Iod-Lösung (0,01 mol · l⁻¹) wird die Lösung 2 min lang stehen gelassen. Die Lösung muss blau oder violettbraun gefärbt sein.

Verwandte Substanzen: Flüssigchromatographie (2.2.29)

Die Lösungen und mobilen Phasen müssen vor Verwendung frisch hergestellt werden.

Untersuchungslösung: 50,0 mg Substanz werden in der mobilen Phase A zu 50,0 ml gelöst.

Referenzlösung a: 1,0 ml Untersuchungslösung wird mit der mobilen Phase A zu 100,0 ml verdünnt.

Referenzlösung b: 5,0 mg 3-Aminobenzoesäure *R* werden in der mobilen Phase A zu 100,0 ml gelöst. 1,0 ml Lösung wird mit der Untersuchungslösung zu 25,0 ml verdünnt.

Referenzlösung c: 5,0 mg 3-Aminobenzoesäure *R* werden in der mobilen Phase A zu 100,0 ml gelöst. 1,0 ml Lösung wird mit der mobilen Phase A zu 50,0 ml verdünnt.

Referenzlösung d: 10,0 mg 3-Aminophenol *R* werden in der mobilen Phase A zu 100,0 ml gelöst. 1,0 ml Lösung wird mit der mobilen Phase A zu 50,0 ml verdünnt.

Referenzlösung e: 5,0 mg 2,5-Dihydroxybenzoesäure *R* werden in der mobilen Phase A zu 100,0 ml gelöst. 1,0 ml Lösung wird mit der mobilen Phase A zu 50,0 ml verdünnt.

Referenzlösung f: 15,0 mg Salicylsäure *R* werden in der mobilen Phase A zu 100,0 ml gelöst. 1,0 ml Lösung wird mit der mobilen Phase A zu 50,0 ml verdünnt.

Blindlösung: mobile Phase A

Säule
- Größe: $l = 0,25$ m, $\varnothing = 4,6$ mm
- Stationäre Phase: desaktiviertes, octylsilyliertes Kieselgel zur Chromatographie *R* (5 µm), sphärisch

Mobile Phase
- Mobile Phase A: 2,2 g Perchlorsäure *R* und 1,0 g Phosphorsäure 85 % *R* werden in Wasser *R* zu 1000,0 ml gelöst.
- Mobile Phase B: 1,7 g Perchlorsäure *R* und 1,0 g Phosphorsäure 85 % *R* werden in Acetonitril *R* zu 1000,0 ml gelöst.

Zeit (min)	Mobile Phase A (% V/V)	Mobile Phase B (% V/V)
0 – 7	100	0
7 – 25	100 → 40	0 → 60
25 – 30	40 → 100	60 → 0
30 – 40	100	0

Durchflussrate: 1,25 ml · min⁻¹

Detektion: Spektrometer bei 220 nm

Einspritzen: 10 µl

Relative Retention (bezogen auf Mesalazin, t_R etwa 5 min)
- Verunreinigung B: etwa 0,8
- Verunreinigung D: etwa 1,2
- Verunreinigung G: etwa 3,1
- Verunreinigung H: etwa 3,9

Eignungsprüfung: Referenzlösung b
- Peak-Tal-Verhältnis: mindestens 1,5, wobei H_p die Höhe des Peaks der Verunreinigung D über der Basislinie und H_v die Höhe des niedrigsten Punkts der Kurve über der Basislinie zwischen den Peaks von Verunreinigung D und Mesalazin darstellt

Grenzwerte
- Verunreinigung B: nicht größer als die Fläche des Hauptpeaks im Chromatogramm der Referenzlösung d (0,2 Prozent)
- Verunreinigung D: nicht größer als die Fläche des Hauptpeaks im Chromatogramm der Referenzlösung c (0,1 Prozent)
- Verunreinigung G: nicht größer als die Fläche des Hauptpeaks im Chromatogramm der Referenzlösung e (0,1 Prozent)
- Verunreinigung H: nicht größer als die Fläche des Hauptpeaks im Chromatogramm der Referenzlösung f (0,3 Prozent)
- Jede weitere Verunreinigung: nicht größer als das 0,1fache der Fläche des Hauptpeaks im Chromatogramm der Referenzlösung a (0,1 Prozent)
- Summe aller Verunreinigungen: nicht größer als die Fläche des Hauptpeaks im Chromatogramm der Referenzlösung a (1,0 Prozent)
- Ohne Berücksichtigung bleiben: Peaks, deren Fläche kleiner ist als das 0,05fache der Fläche des Hauptpeaks im Chromatogramm der Referenzlösung a (0,05 Prozent); Peaks der Blindlösung

Verunreinigung A, Verunreinigung C: Flüssigchromatographie (2.2.29)

Die mobilen Phasen müssen vor Verwendung frisch hergestellt werden.

Untersuchungslösung: 50,0 mg Substanz werden in der mobilen Phase A zu 50,0 ml gelöst.

Referenzlösung a: 5,0 mg 2-Aminophenol *R* werden in der mobilen Phase A zu 100,0 ml gelöst. 10,0 ml Lösung werden mit der mobilen Phase A zu 100,0 ml verdünnt.

Referenzlösung b: 5,0 mg 4-Aminophenol *R* werden in der mobilen Phase A zu 250,0 ml gelöst. 1,0 ml Lösung wird mit 1,0 ml Referenzlösung a versetzt und mit der mobilen Phase A zu 100,0 ml verdünnt.

Referenzlösung c: 1,0 ml Untersuchungslösung wird mit der mobilen Phase A zu 200,0 ml verdünnt. 5,0 ml dieser Lösung werden mit 5,0 ml Referenzlösung a versetzt.

Säule
- Größe: $l = 0,25$ m, $\varnothing = 4,6$ mm
- Stationäre Phase: nachsilanisiertes, octadecylsilyliertes Kieselgel zur Chromatographie *R* (3 µm), sphärisch

Beachten Sie den Hinweis auf „Allgemeine Monographien" zu Anfang des Bands auf Seite B

Das folgende Chromatogramm dient zur Information.

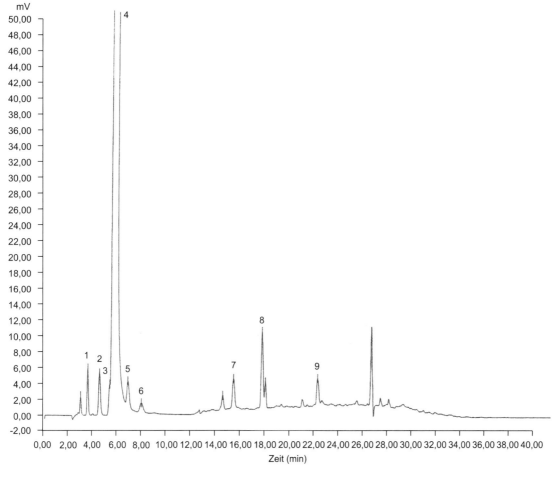

Abb. 1699-1: Chromatogramm für die Prüfung „Verwandte Substanzen" von Mesalazin

1. Verunreinigung A	4. Mesalazin	7. Verunreinigung E
2. Verunreinigung B	5. Verunreinigung D	8. Verunreinigung G
3. Verunreinigung C	6. Verunreinigung F	9. Verunreinigung H

Mobile Phase
- Mobile Phase A: 2,2 g Perchlorsäure *R* und 1,0 g Phosphorsäure 85 % *R* werden in Wasser *R* zu 1000,0 ml gelöst.
- Mobile Phase B: 1,7 g Perchlorsäure *R* und 1,0 g Phosphorsäure 85 % *R* werden in Acetonitril *R* zu 1000,0 ml gelöst.

Zeit (min)	Mobile Phase A (% V/V)	Mobile Phase B (% V/V)
0 – 8	100	0
8 – 25	100 → 40	0 → 60
25 – 30	40 → 100	60 → 0
30 – 40	100	0

Durchflussrate: 1,0 ml · min⁻¹

Detektion: Spektrometer bei 220 nm

Einspritzen: 20 µl; Untersuchungslösung, Referenzlösungen b und c

Relative Retention (bezogen auf Mesalazin, t_R etwa 9 min)
- Verunreinigung A: etwa 0,5
- Verunreinigung C: etwa 0,9

Eignungsprüfung: Referenzlösung c
- Auflösung: mindestens 3 zwischen den Peaks von Verunreinigung C und Mesalazin

Grenzwerte
- Verunreinigung A: nicht größer als die Fläche des entsprechenden Peaks im Chromatogramm der Referenzlösung b (200 ppm)
- Verunreinigung C: nicht größer als das 4fache der Fläche des entsprechenden Peaks im Chromatogramm der Referenzlösung b (200 ppm)

Verunreinigung K: Flüssigchromatographie (2.2.29)

Untersuchungslösung: 40,0 mg Substanz werden in der mobilen Phase zu 20,0 ml gelöst.

Referenzlösung: 27,8 mg Anilinhydrochlorid *R* werden in der mobilen Phase zu 100,0 ml gelöst. 0,20 ml Lösung werden mit der mobilen Phase zu 20,0 ml verdünnt. 0,20 ml dieser Lösung werden mit der mobilen Phase zu 20,0 ml verdünnt.

Säule
- Größe: *l* = 0,25 m, ⌀ = 4 mm
- Stationäre Phase: octadecylsilyliertes Kieselgel zur Chromatographie *R* (5 µm), sphärisch
- Temperatur: 40 °C

M

Monographien

Mobile Phase: 15 Volumteile Methanol *R* und 85 Volumteile einer Lösung, die Kaliumdihydrogenphosphat *R* (1,41 g · l⁻¹) und Natriummonohydrogenphosphat-Dihydrat *R* (0,47 g · l⁻¹) enthält und die zuvor mit einer Lösung von Natriumhydroxid *R* (42 g · l⁻¹) auf einen pH-Wert von 8,0 eingestellt wurde, werden gemischt.

Durchflussrate: 1,0 ml · min⁻¹

Detektion: Spektrometer bei 205 nm

Einspritzen: 50 µl

Retentionszeit: Verunreinigung K etwa 15 min

Eignungsprüfung: Referenzlösung
– Signal-Rausch-Verhältnis: mindestens 10 für den Hauptpeak

Grenzwerte
– Verunreinigung K: nicht größer als die Fläche des entsprechenden Peaks im Chromatogramm der Referenzlösung (10 ppm)

Chlorid: höchstens 0,1 Prozent

1,50 g Substanz, in 50 ml wasserfreier Ameisensäure *R* gelöst, werden nach Zusatz von 100 ml Wasser *R* und 5 ml Salpetersäure (2 mol · l⁻¹) mit Silbernitrat-Lösung (0,005 mol · l⁻¹) titriert. Der Endpunkt wird mit Hilfe der Potentiometrie (2.2.20) bestimmt.

1 ml Silbernitrat-Lösung (0,005 mol · l⁻¹) entspricht 0,1773 mg Cl.

Sulfat (2.4.13): höchstens 200 ppm

1,0 g Substanz wird 1 min lang mit 20 ml destilliertem Wasser *R* geschüttelt. Die Mischung wird filtriert. 15 ml Filtrat müssen der Grenzprüfung auf Sulfat entsprechen.

Schwermetalle (2.4.8): höchstens 20 ppm

1,0 g Substanz muss der Grenzprüfung F entsprechen. Zur Herstellung der Referenzlösung werden 2 ml Blei-Lösung (10 ppm Pb) *R* verwendet.

Trocknungsverlust (2.2.32): höchstens 0,5 Prozent, mit 1,000 g Substanz durch Trocknen im Trockenschrank bei 100 bis 105 °C bestimmt

Sulfatasche (2.4.14): höchstens 0,2 Prozent, mit 1,0 g Substanz bestimmt

Gehaltsbestimmung

50,0 mg Substanz werden in 100 ml siedendem Wasser *R* gelöst. Die Lösung wird schnell auf Zimmertemperatur abgekühlt und mit Natriumhydroxid-Lösung (0,1 mol · l⁻¹) titriert. Der Endpunkt wird mit Hilfe der Potentiometrie (2.2.20) bestimmt.

1 ml Natriumhydroxid-Lösung (0,1 mol · l⁻¹) entspricht 15,31 mg $C_7H_7NO_3$.

Lagerung

Dicht verschlossen, vor Licht geschützt

Verunreinigungen

A. R1 = R2 = H, R3 = NH_2:
4-Aminophenol

B. R1 = R3 = H, R2 = NH_2:
3-Aminophenol

C. R1 = NH_2, R2 = R3 = H:
2-Aminophenol

D. R1 = R3 = R4 = H, R2 = NH_2:
3-Aminobenzoesäure

E. R1 = OH, R2 = R4 = H, R3 = NH_2:
4-Amino-2-hydroxybenzoesäure
(4-Aminosalicylsäure)

F. R1 = OH, R2 = NH_2, R3 = R4 = H:
3-Amino-2-hydroxybenzoesäure
(3-Aminosalicylsäure)

G. R1 = R4 = OH, R2 = R3 = H:
2,5-Dihydroxybenzoesäure

H. R1 = OH, R2 = R3 = R4 = H:
2-Hydroxybenzoesäure
(Salicylsäure)

I. R1 = OH, R2 = R3 = H, R4 = $N=N–C_6H_5$:
2-Hydroxy-5-(phenyldiazenyl)benzoesäure
(Phenylazosalicylsäure)

J. R1 = OH, R2 = R4 = NH_2, R3 = H:
3,5-Diamino-2-hydroxybenzoesäure
(3,5-Diaminosalicylsäure)

L. R1 = Cl, R2 = R3 = R4 = H:
2-Chlorbenzoesäure

M. R1 = Cl, R2 = R3 = H, R4 = NO_2:
2-Chlor-5-nitrobenzoesäure

N. R1 = OH, R2 = R3 = H, R4 = NO_2:
2-Hydroxy-5-nitrobenzoesäure
(5-Nitrosalicylsäure)

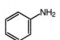

K. Anilin

4.05/1675

N-Methylpyrrolidon

N-Methylpyrrolidonum

C_5H_9NO M_r 99,1

Definition

1-Methylpyrrolidin-2-on

Eigenschaften

Aussehen: klare, farblose Flüssigkeit

Löslichkeit: mischbar mit Wasser und Ethanol

Siedetemperatur: etwa 204 °C

Relative Dichte: etwa 1,034

Brechungsindex: etwa 1,469

Prüfung auf Identität

IR-Spektroskopie (2.2.24)

Probenvorbereitung: Filme

Vergleich: *N*-Methylpyrrolidon-Referenzspektrum der Ph. Eur.

Prüfung auf Reinheit

Aussehen: Die Substanz muss klar (2.2.1) und farblos (2.2.2, Methode II) sein.

Alkalisch reagierende Substanzen: 50 ml Substanz werden in 50 ml Wasser *R*, das zuvor mit 0,5 ml Bromthymolblau-Lösung *R* 1 und Kaliumhydroxid-Lösung (0,02 mol · l⁻¹) oder Salzsäure (0,02 mol · l⁻¹) bis zur Gelbfärbung versetzt wurde, gelöst. Die Lösung wird mit Salzsäure (0,02 mol · l⁻¹) bis zur ursprünglichen Färbung titriert. Der Verbrauch an Salzsäure (0,02 mol · l⁻¹) darf höchstens 8,0 ml betragen.

Verwandte Substanzen: Gaschromatographie (2.2.28) mit Hilfe des Verfahrens „Normalisierung"

Untersuchungslösung: die Substanz

Referenzlösung: 1 ml Substanz wird mit 1 ml 2-Pyrrolidon *R* versetzt. Die Mischung wird mit Dichlormethan *R* zu 20 ml verdünnt.

Säule
– Material: Quarzglas
– Größe: *l* = 30 m, ∅ = 0,32 mm
– Stationäre Phase: Polydimethylsiloxan *R* (5 µm)

Trägergas: Stickstoff zur Chromatographie *R*

Lineare Geschwindigkeit: 20 cm · s⁻¹

Splitverhältnis: 1:100

Temperatur

	Zeit (min)	Temperatur (°C)
Säule	0	100
	0 – 23,3	100 → 170
	23,3 – 53	170
Probeneinlass		280
Detektor		280

Detektion: Flammenionisation

Einspritzen: 1 µl

Eignungsprüfung: Referenzlösung
– Auflösung: mindestens 2,0 zwischen den Peaks von *N*-Methylpyrrolidon und Verunreinigung G

Grenzwerte
– Jede Verunreinigung: höchstens 0,1 Prozent
– Summe aller Verunreinigungen: höchstens 0,3 Prozent
– Ohne Berücksichtigung bleiben: Peaks, deren Fläche kleiner ist als 0,02 Prozent

Schwermetalle (2.4.8): höchstens 10 ppm

4,0 g Substanz werden in Wasser *R* zu 20,0 ml gelöst. 12 ml Lösung müssen der Grenzprüfung A entsprechen. Zur Herstellung der Referenzlösung wird die Blei-Lösung (2 ppm Pb) *R* verwendet.

Wasser (2.5.32): höchstens 0,1 Prozent, mit 1,000 g Substanz bestimmt

Lagerung

Vor Licht geschützt

Verunreinigungen

A. $H_3C–NH_2$:
Methanamin
(Methylamin)

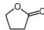

B. Dihydrofuran-2(3*H*)-on
(γ-Butyrolacton)

Die „Allgemeinen Vorschriften" gelten für alle Monographien und sonstigen Texte

M

Monographien

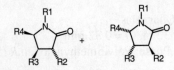

C. R1 = R2 = CH$_3$, R3 = R4 = H:
   (3*RS*)-1,3-Dimethylpyrrolidin-2-on

D. R1 = R3 = CH$_3$, R2 = R4 = H:
   (4*RS*)-1,4-Dimethylpyrrolidin-2-on

E. R1 = R4 = CH$_3$, R2 = R3 = H:
   (5*RS*)-1,5-Dimethylpyrrolidin-2-on

G. Pyrrolidin-2-on
   (2-Pyrrolidon)

F. HO–[CH$_2$]$_4$–OH:
   Butan-1,4-diol

H. 1-Methylpyrrolidin-2,5-dion
   (*N*-Methylsuccinimid)

I. Propylenglycol

N

4.05/0730

Naphazolinhydrochlorid

Naphazolini hydrochloridum

$C_{14}H_{15}ClN_2$ M_r 246,7

Definition

2-(Naphthalin-1-ylmethyl)-4,5-dihydro-1*H*-imidazol-hydrochlorid

Gehalt: 99,0 bis 101,0 Prozent (getrocknete Substanz)

Eigenschaften

Aussehen: weißes bis fast weißes, kristallines Pulver

Löslichkeit: leicht löslich in Wasser, löslich in Ethanol

Schmelztemperatur: etwa 259 °C, unter Zersetzung

Prüfung auf Identität

1: B
2: A, C

A. 50,0 mg Substanz werden in Salzsäure (0,01 mol · l⁻¹) zu 250,0 ml gelöst. 25,0 ml Lösung werden mit Salzsäure (0,01 mol · l⁻¹) zu 100,0 ml verdünnt. Diese Lösung, zwischen 230 und 350 nm gemessen, zeigt Absorptionsmaxima (2.2.25) bei 270, 280, 287 und 291 nm. Die Verhältnisse der Absorptionen in den Maxima bei 270, 287 und 291 nm zu der Absorption im Maximum bei 280 nm liegen zwischen 0,82 und 0,86, zwischen 0,67 und 0,70 beziehungsweise zwischen 0,65 und 0,69.

B. IR-Spektroskopie (2.2.24)

Vergleich: Naphazolinhydrochlorid-Referenzspektrum der Ph. Eur.

C. Die Substanz gibt die Identitätsreaktion a auf Chlorid (2.3.1).

Prüfung auf Reinheit

Prüflösung: 0,5 g Substanz werden in kohlendioxidfreiem Wasser *R* zu 50 ml gelöst.

Aussehen der Lösung: Die Prüflösung muss klar (2.2.1) und farblos (2.2.2, Methode II) sein.

Sauer oder alkalisch reagierende Substanzen: 20 ml Prüflösung werden mit 0,2 ml Natriumhydroxid-Lösung (0,01 mol · l⁻¹) und 0,1 ml Methylrot-Lösung *R* versetzt. Die Lösung muss gelb gefärbt sein. Bis zum Farbumschlag nach Rot dürfen höchstens 0,6 ml Salzsäure (0,01 mol · l⁻¹) verbraucht werden.

Verwandte Substanzen: Flüssigchromatographie (2.2.29)

Untersuchungslösung: 50,0 mg Substanz werden in der mobilen Phase zu 100,0 ml gelöst.

Referenzlösung a: 5 mg 1-Naphthylessigsäure *R* werden in der mobilen Phase gelöst. Die Lösung wird mit 5 ml Untersuchungslösung versetzt und mit der mobilen Phase zu 100 ml verdünnt.

Referenzlösung b: 5,0 mg Naphazolin-Verunreinigung A *CRS* werden in der mobilen Phase zu 100,0 ml gelöst. 1,0 ml Lösung wird mit der mobilen Phase zu 100,0 ml verdünnt.

Referenzlösung c: 1,0 ml Untersuchungslösung wird mit der mobilen Phase zu 10,0 ml verdünnt. 1,0 ml dieser Lösung wird mit der mobilen Phase zu 100,0 ml verdünnt.

Säule
– Größe: *l* = 0,25 m, ⌀ = 4,0 mm
– Stationäre Phase: desaktiviertes, nachsilanisiertes, octylsilyliertes Kieselgel zur Chromatographie *R* (4 µm) mit einer Porengröße von 6 nm

Mobile Phase: 1,1 g Natriumoctansulfonat *R* werden in einer Mischung von 5 ml Essigsäure 99 % *R*, 300 ml Acetonitril *R* und 700 ml Wasser *R* gelöst.

Durchflussrate: 1 ml · min⁻¹

Detektion: Spektrometer bei 280 nm

Einspritzen: 20 µl

Chromatographiedauer: 3fache Retentionszeit von Naphazolin

Retentionszeit: Naphazolin etwa 14 min

Eignungsprüfung: Referenzlösung a
– Auflösung: mindestens 5,0 zwischen den Peaks von Naphazolin und Verunreinigung B

Grenzwerte
– Verunreinigung A: nicht größer als die Fläche des Hauptpeaks im Chromatogramm der Referenzlösung b (0,1 Prozent)
– Jede weitere Verunreinigung: nicht größer als die Fläche des Hauptpeaks im Chromatogramm der Referenzlösung c (0,1 Prozent)
– Summe aller Verunreinigungen: nicht größer als das 5fache der Fläche des Hauptpeaks im Chromatogramm der Referenzlösung c (0,5 Prozent)
– Ohne Berücksichtigung bleiben: Peaks, deren Fläche kleiner ist als das 0,5fache der Fläche des Hauptpeaks im Chromatogramm der Referenzlösung c (0,05 Prozent)

Trocknungsverlust (2.2.32): höchstens 0,5 Prozent, mit 1,000 g Substanz durch Trocknen im Trockenschrank bei 100 bis 105 °C bestimmt

Sulfatasche (2.4.14): höchstens 0,1 Prozent, mit 1,0 g Substanz bestimmt

Gehaltsbestimmung

0,200 g Substanz, in einer Mischung von 5,0 ml Salzsäure (0,01 mol · l⁻¹) und 50 ml Ethanol 96 % R gelöst, werden mit Natriumhydroxid-Lösung (0,1 mol · l⁻¹) titriert. Der Endpunkt wird mit Hilfe der Potentiometrie (2.2.20) bestimmt. Das zwischen den beiden Wendepunkten zugesetzte Volumen wird abgelesen.

1 ml Natriumhydroxid-Lösung (0,1 mol · l⁻¹) entspricht 24,67 mg $C_{14}H_{15}ClN_2$.

Lagerung

Vor Licht geschützt

Verunreinigungen

Qualifizierte Verunreinigungen:

A

Andere bestimmbare Verunreinigungen:

B, C, D

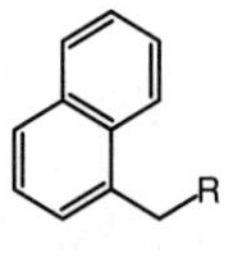

A. R = CO–NH–[CH₂]₂–NH₂:
   N-(2-Aminoethyl)-2-(naphthalin-1-yl)acetamid
   (Naphthylacetylethylendiamin)

B. R = CO₂H:
   (Naphthalin-1-yl)essigsäure
   (1-Naphthylessigsäure)

C. R = CN:
   (Naphthalin-1-yl)acetonitril
   (1-Naphthylacetonitril)

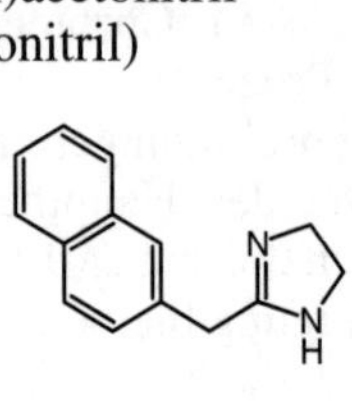

D. 2-(Naphthalin-2-ylmethyl)-4,5-dihydro-1*H*-imidazol
   (β-Naphazolin)

4.05/0147

Naphazolinnitrat

Naphazolini nitras

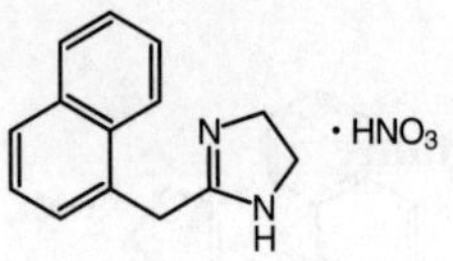

$C_{14}H_{15}N_3O_3$ M_r 273,3

Definition

2-(Naphthalin-1-ylmethyl)-4,5-dihydro-1*H*-imidazol-nitrat

Gehalt: 99,0 bis 101,0 Prozent (getrocknete Substanz)

Eigenschaften

Aussehen: weißes bis fast weißes, kristallines Pulver

Löslichkeit: wenig löslich in Wasser, löslich in Ethanol

Prüfung auf Identität

1: C
2: A, B, D

A. Schmelztemperatur (2.2.14): 167 bis 170 °C

B. 50,0 mg Substanz werden in Salzsäure (0,01 mol · l⁻¹) zu 250,0 ml gelöst. 25,0 ml Lösung werden mit Salzsäure (0,01 mol · l⁻¹) zu 100,0 ml verdünnt. Diese Lösung, zwischen 230 und 350 nm gemessen, zeigt Absorptionsmaxima (2.2.25) bei 270, 280, 287 und 291 nm. Die Verhältnisse der Absorptionen in den Maxima bei 270, 287 und 291 nm zu der Absorption im Maximum bei 280 nm liegen zwischen 0,82 und 0,86, zwischen 0,67 und 0,70 beziehungsweise zwischen 0,65 und 0,69.

C. IR-Spektroskopie (2.2.24)

Vergleich: Naphazolinnitrat-Referenzspektrum der Ph. Eur.

D. 45 mg Substanz werden in 2 ml Wasser R gelöst. Nach Zusatz von 1 ml Schwefelsäure R wird die Lösung vorsichtig geschüttelt und nach dem Erkalten tropfenweise, an den Wänden des Gefäßes herablaufend, mit 1 ml Eisen(II)-sulfat-Lösung R 2 versetzt. An der Phasengrenze entwickelt sich eine braune Färbung.

Beachten Sie den Hinweis auf „Allgemeine Monographien" zu Anfang des Bands auf Seite B

Prüfung auf Reinheit

Prüflösung: 0,5 g Substanz werden in kohlendioxidfreiem Wasser *R* unter Erwärmen zu 50 ml gelöst.

Aussehen der Lösung: Die Prüflösung muss klar (2.2.1) und farblos (2.2.2, Methode II) sein.

pH-Wert (2.2.3): 5,0 bis 6,5, an der Prüflösung bestimmt

Verwandte Substanzen: Flüssigchromatographie (2.2.29)

Untersuchungslösung: 50,0 mg Substanz werden in der mobilen Phase zu 100,0 ml gelöst.

Referenzlösung a: 5 mg 1-Naphthylessigsäure *R* werden in der mobilen Phase gelöst. Die Lösung wird mit 5 ml Untersuchungslösung versetzt und mit der mobilen Phase zu 100 ml verdünnt.

Referenzlösung b: 5,0 mg Naphazolin-Verunreinigung A *CRS* werden in der mobilen Phase zu 100,0 ml gelöst. 5,0 ml Lösung werden mit der mobilen Phase zu 100,0 ml verdünnt.

Referenzlösung c: 2,0 ml Untersuchungslösung werden mit der mobilen Phase zu 10,0 ml verdünnt. 1,0 ml dieser Lösung wird mit der mobilen Phase zu 100,0 ml verdünnt.

Säule
– Größe: $l = 0,25$ m, $\varnothing = 4,0$ mm
– Stationäre Phase: desaktiviertes, nachsilanisiertes, octylsilyliertes Kieselgel zur Chromatographie *R* (4 μm) mit einer Porengröße von 6 nm

Mobile Phase: 1,1 g Natriumoctansulfonat *R* werden in einer Mischung von 5 ml Essigsäure 99 % *R*, 300 ml Acetonitril *R* und 700 ml Wasser *R* gelöst.

Durchflussrate: 1 ml · min⁻¹

Detektion: Spektrometer bei 280 nm

Einspritzen: 20 μl

Chromatographiedauer: 3fache Retentionszeit von Naphazolin

Retentionszeit: Naphazolin etwa 14 min

Eignungsprüfung: Referenzlösung a
– Auflösung: mindestens 5,0 zwischen den Peaks von Naphazolin und Verunreinigung B

Grenzwerte
– Verunreinigung A: nicht größer als die Fläche des Hauptpeaks im Chromatogramm der Referenzlösung b (0,5 Prozent)
– Jede weitere Verunreinigung: nicht größer als das 0,5fache der Fläche des Hauptpeaks im Chromatogramm der Referenzlösung c (0,1 Prozent)
– Summe aller Verunreinigungen: nicht größer als das 5fache der Fläche des Hauptpeaks im Chromatogramm der Referenzlösung c (1,0 Prozent)
– Ohne Berücksichtigung bleiben: Peaks, deren Fläche kleiner ist als das 0,25fache der Fläche des Hauptpeaks im Chromatogramm der Referenzlösung c (0,05 Prozent); der Peak des Nitrat-Ions

Chlorid (2.4.4): höchstens 330 ppm

15 ml Prüflösung müssen der Grenzprüfung auf Chlorid entsprechen.

Trocknungsverlust (2.2.32): höchstens 0,5 Prozent, mit 1,000 g Substanz durch Trocknen im Trockenschrank bei 100 bis 105 °C bestimmt.

Sulfatasche (2.4.14): höchstens 0,1 Prozent, mit 1,0 g Substanz bestimmt

Gehaltsbestimmung

0,200 g Substanz, in 30 ml wasserfreier Essigsäure *R* gelöst, werden mit Perchlorsäure (0,1 mol · l⁻¹) titriert. Der Endpunkt wird mit Hilfe der Potentiometrie (2.2.20) bestimmt.

1 ml Perchlorsäure (0,1 mol · l⁻¹) entspricht 27,33 mg $C_{14}H_{15}N_3O_3$.

Lagerung

Vor Licht geschützt

Verunreinigungen

Qualifizierte Verunreinigungen:
A

Andere bestimmbare Verunreinigungen:
B, C, D

A. R = CO–NH–[CH₂]₂–NH₂:
N-(2-Aminoethyl)-2-(naphthalin-1-yl)acetamid
(Naphthylacetylethylendiamin)

B. R = CO₂H:
(Naphthalin-1-yl)essigsäure
(1-Naphthylessigsäure)

C. R = CN:
(Naphthalin-1-yl)acetonitril
(1-Naphthylacetonitril)

D. 2-(Naphthalin-2-ylmethyl)-4,5-dihydro-1*H*-imidazol
(β-Naphazolin)

4.05/1998

Nicergolin

Nicergolinum

$C_{24}H_{26}BrN_3O_3$ $\qquad\qquad$ M_r 484,4

Definition

[(6aR,9R,10aS)-10a-Methoxy-4,7-dimethyl-4,6,6a,7,8,
9,10,10a-octahydroindolo[4,3-fg]chinolin-9-yl]methyl-
5-brompyridin-3-carboxylat

Gehalt: 99,0 bis 101,0 Prozent (wasser- und lösungsmittelfreie Substanz)

Eigenschaften

Aussehen: weißes bis gelbliches, feines bis körniges Pulver

Löslichkeit: praktisch unlöslich in Wasser, leicht löslich
in Dichlormethan, löslich in Ethanol

Die Substanz zeigt Polymorphie.

Prüfung auf Identität

1: A, C
2: A, B, D

A. Spezifische Drehung (2.2.7): +4,8 bis +5,8 (wasserfreie Substanz)

0,50 g Substanz werden in Ethanol 96 % R zu 10,0 ml
gelöst.

B. 50,0 mg Substanz werden in Ethanol 96 % R zu
100,0 ml gelöst. 5,0 ml Lösung werden mit Ethanol
96 % R zu 50,0 ml verdünnt. Diese Lösung, zwischen
220 und 350 nm gemessen, zeigt ein Absorptionsmaximum (2.2.25) bei 288 nm und ein Absorptionsmini-
mum bei 251 nm. Die spezifische Absorption, im Maximum bei 288 nm gemessen, liegt zwischen 175 und
185 (wasserfreie Substanz).

C. IR-Spektroskopie (2.2.24)

Probenvorbereitung: Presslinge

Vergleich: Nicergolin-Referenzspektrum der Ph. Eur.

Wenn die Spektren unterschiedlich sind, wird die
Substanz in Ethanol 96 % R gelöst, die Lösung zur
Trockne eingedampft und mit dem Rückstand erneut
ein Spektrum aufgenommen.

D. Werden 2 mg Substanz in 2 ml Schwefelsäure R gelöst, entsteht eine blaue Färbung.

Prüfung auf Reinheit

Aussehen der Lösung: Die Lösung darf nicht stärker
opaleszieren als die Referenzsuspension II (2.2.1) und
nicht stärker gefärbt sein als die Stufe 5 der am besten geeigneten Farbvergleichslösung (2.2.2, Methode II).

0,5 g Substanz werden in Ethanol 96 % R zu 10 ml gelöst.

Verwandte Substanzen: Flüssigchromatographie
(2.2.29)

Untersuchungslösung: 25,0 mg Substanz werden in Acetonitril R zu 25,0 ml gelöst.

Referenzlösung a: 1,0 ml Untersuchungslösung wird mit
Acetonitril R zu 100,0 ml verdünnt. 10,0 ml dieser
Lösung werden mit Acetonitril R zu 50,0 ml verdünnt.

Referenzlösung b: 25,0 mg Substanz und 10,0 mg Nicergolin-Verunreinigung A *CRS* werden in Acetonitril R zu
25,0 ml gelöst. 1,0 ml Lösung wird mit Acetonitril R zu
100,0 ml verdünnt.

Säule
– Größe: $l = 0,25$ m, $\varnothing = 4,6$ mm
– Stationäre Phase: octadecylsilyliertes Kieselgel zur
Chromatographie R (5 µm)

Mobile Phase: 30 Volumteile Acetonitril R, 35 Volumteile Methanol R und 35 Volumteile einer frisch hergestellten Lösung von Kaliumdihydrogenphosphat R
(6,8 g · l^{-1}), die zuvor mit Triethylamin R auf einen pH-
Wert von 7,0 eingestellt wurde, werden gemischt.

Durchflussrate: 1,0 ml · min^{-1}

Detektion: Spektrometer bei 288 nm

Einspritzen: 20 µl

Chromatographiedauer: 2fache Retentionszeit von Nicergolin

Relative Retention (bezogen auf Nicergolin, t_R etwa
25 min)
– Verunreinigung B: 0,5

Eignungsprüfung: Referenzlösung b
– Auflösung: mindestens 1,5 zwischen den Peaks von
Nicergolin und Verunreinigung A

Grenzwerte
– Verunreinigung B: nicht größer als das 4fache der Fläche des Hauptpeaks im Chromatogramm der Referenzlösung a (0,8 Prozent)
– Jede weitere Verunreinigung: nicht größer als das
2,5fache der Fläche des Hauptpeaks im Chromatogramm der Referenzlösung a (0,5 Prozent) und nicht
mehr als 2 dieser Peakflächen dürfen größer sein als
die Fläche des Hauptpeaks im Chromatogramm der
Referenzlösung a (0,2 Prozent)
– Summe aller Verunreinigungen: nicht größer als das
7,5fache der Fläche des Hauptpeaks im Chromatogramm der Referenzlösung a (1,5 Prozent)

Beachten Sie den Hinweis auf „Allgemeine Monographien" zu Anfang des Bands auf Seite B

– Ohne Berücksichtigung bleiben: Peaks, deren Fläche kleiner ist als das 0,25fache der Fläche des Hauptpeaks im Chromatogramm der Referenzlösung a (0,05 Prozent)

Wasser (2.5.32): höchstens 0,5 Prozent, mit 0,100 g Substanz bestimmt

Sulfatasche (2.4.14): höchstens 0,1 Prozent, mit 1,0 g Substanz bestimmt

Gehaltsbestimmung

0,400 g Substanz, in 50 ml Aceton *R* gelöst, werden mit Perchlorsäure (0,1 mol · l^{-1}) titriert. Der Endpunkt wird mit Hilfe der Potentiometrie (2.2.20) bestimmt. Das bis zum ersten Wendepunkt zugesetzte Volumen wird abgelesen.

1 ml Perchlorsäure (0,1 mol · l^{-1}) entspricht 48,44 mg $C_{24}H_{26}BrN_3O_3$.

Verunreinigungen

A. R1 = CH$_3$, R2 = OCH$_3$, R3 = Cl:
[(6a*R*,9*R*,10a*S*)-10a-Methoxy-4,7-dimethyl-4,6,6a,7, 8,9,10,10a-octahydroindolo[4,3-*fg*]chinolin-9-yl]me= thyl-5-chlorpyridin-3-carboxylat

B. R1 = H, R2 = OCH$_3$, R3 = Br:
[(6a*R*,9*R*,10a*S*)-10a-Methoxy-7-methyl-4,6,6a,7,8,9, 10,10a-octahydroindolo[4,3-*fg*]chinolin-9-yl]me= thyl-5-brompyridin-3-carboxylat

E. R1 = CH$_3$, R2 = OH, R3 = Br:
[(6a*R*,9*R*,10a*S*)-10a-Hydroxy-4,7-dimethyl-4,6,6a,7, 8,9,10,10a-octahydroindolo[4,3-*fg*]chinolin-9-yl]me= thyl-5-brompyridin-3-carboxylat

G. R1 = CH$_3$, R2 = H, R3 = Br:
[(6a*R*,9*R*,10a*R*)-4,7-Dimethyl-4,6,6a,7,8,9,10,10a-octahydroindolo[4,3-*fg*]chinolin-9-yl]methyl-5-brompyridin-3-carboxylat

C. [(6a*R*,9*R*,10a*S*)-10a-Methoxy-4,7-dimethyl-4,6,6a,7, 8,9,10,10a-octahydroindolo[4,3-*fg*]chinolin-9-yl]me= thanol

D. 5-Brompyridin-3-carbonsäure

F. [(6a*R*,9*S*,10a*S*)-10a-Methoxy-4,7-dimethyl-4,6,6a,7, 8,9,10,10a-octahydroindolo[4,3-*fg*]chinolin-9-yl]me= thyl-5-brompyridin-3-carboxylat

Octyldodecanol

Octyldodecanolum

4.05/1136

Definition

Kondensationsprodukt von gesättigten, flüssigen Fettalkoholen

Gehalt: mindestens 90 Prozent (2RS)-2-Octyldodecan-1-ol ($C_{20}H_{42}O$; M_r 298,6)

Der Rest besteht hauptsächlich aus verwandten Alkoholen.

Eigenschaften

Aussehen: klare, farblose bis gelbliche, ölige Flüssigkeit

Löslichkeit: praktisch unlöslich in Wasser, mischbar mit Ethanol

Relative Dichte: etwa 0,840

Brechungsindex: etwa 1,455

Prüfung auf Identität

A. Die Substanz entspricht der Prüfung „Hydroxylzahl" (siehe „Prüfung auf Reinheit").

B. Dünnschichtchromatographie (2.2.27)

Untersuchungslösung: 0,20 g Substanz werden in Toluol *R* zu 20 ml gelöst.

Referenzlösung: 0,20 g Octyldodecanol *CRS* werden in Toluol *R* zu 20 ml gelöst.

Platte: Platte mit einem geeigneten Kieselgel

Fließmittel: Ethylacetat *R*, Toluol *R* (5:95 *V/V*)

Auftragen: 2 µl

Laufstrecke: 12 cm

Trocknen: an der Luft

Detektion: Die Platte wird mit etwa 7 ml einer Mischung von 1 Volumteil einer Lösung von Vanillin *R* (25 g · l⁻¹) in Ethanol 96 % *R* und 4 Volumteilen Schwefelsäure *R* besprüht und 5 bis 10 min lang bei 130 °C erhitzt.

Ergebnis: Der Hauptfleck im Chromatogramm der Untersuchungslösung entspricht in Bezug auf Lage, Farbe und Größe dem Hauptfleck im Chromatogramm der Referenzlösung.

Prüfung auf Reinheit

Sauer oder alkalisch reagierende Substanzen: 5,0 g Substanz werden 1 min lang mit einer Mischung von 0,1 ml Bromthymolblau-Lösung *R* 1, 2 ml Heptan *R* und 10 ml Wasser *R* gründlich gemischt. Ist die wässrige Phase blau gefärbt, dürfen bis zum Farbumschlag nach Gelb höchstens 0,15 ml Salzsäure (0,01 mol · l⁻¹) verbraucht werden. Ist die wässrige Phase gelb gefärbt, wird die Lösung mit 0,45 ml Natriumhydroxid-Lösung (0,1 mol · l⁻¹) versetzt und kräftig geschüttelt. Nach dem Stehenlassen bis zur vollständigen Phasentrennung muss die wässrige Phase blau gefärbt sein.

Optische Drehung (2.2.7): −0,10 bis +0,10°

2,50 g Substanz werden in Ethanol 96 % *R* zu 25 ml gelöst.

Hydroxylzahl (2.5.3, Methode A): 175 bis 190

Iodzahl (2.5.4): höchstens 8,0

Peroxidzahl (2.5.5): höchstens 5,0

Verseifungszahl (2.5.6): höchstens 5,0

Schwermetalle (2.4.8): höchstens 10 ppm

2,0 g Substanz müssen der Grenzprüfung C entsprechen. Zur Herstellung der Referenzlösung werden 2 ml Blei-Lösung (10 ppm Pb) *R* verwendet.

Wasser (2.5.12): höchstens 0,5 Prozent, mit 2,00 g Substanz bestimmt

Sulfatasche (2.4.14): höchstens 0,1 Prozent, mit 1,0 g Substanz bestimmt

Gehaltsbestimmung

Gaschromatographie (2.2.28)

Interner-Standard-Lösung: 0,4 g Tetradecan *R* werden in Hexan *R* zu 100,0 ml gelöst.

Untersuchungslösung: 0,100 g Substanz werden in Interner-Standard-Lösung zu 10,0 ml gelöst.

Referenzlösung: 0,100 g Octyldodecanol *CRS* werden in Interner-Standard-Lösung zu 10,0 ml gelöst.

Säule
– Material: rostfreier Stahl
– Größe: *l* = 60 m, ∅ = 0,25 mm
– Stationäre Phase: Poly(dimethyl)(diphenyl)(divinyl)-siloxan *R* (Filmdicke 0,25 µm)

Trägergas: Helium zur Chromatographie *R*

Durchflussrate: 0,68 ml · min⁻¹

Die „Allgemeinen Vorschriften" gelten für alle Monographien und sonstigen Texte

Temperatur

	Zeit (min)	Temperatur (°C)
	0 – 2	180
Säule	2 – 22	180 → 280
	22 – 52	280
Probeneinlass		290
Detektor		300

Detektion: Flammenionisation

Einspritzen: 1 µl

Der Gehalt an $C_{20}H_{42}O$ in der Substanz wird berechnet.

Lagerung

Vor Licht geschützt

P

P

4.05/1252

Parnaparin-Natrium

Parnaparinum natricum

n = 1 bis 21, R = H oder SO_3Na, R' = SO_3Na oder $COCH_3$
R2 = H und R3 = COONa oder R2 = COONa und R3 = H

Definition

Parnaparin-Natrium ist das Natriumsalz eines niedermolekularen Heparins, das durch radikalkatalysierte Depolymerisierung von Heparin aus der Intestinalschleimhaut von Rindern oder Schweinen mit Wasserstoffperoxid und Kupfersalzen gewonnen wird. Die Mehrzahl der Komponenten hat eine 2-O-Sulfo-α-L-idopyranosuronsäure-Struktur am nicht reduzierenden Ende und eine 2-N,6-O-Disulfo-D-glucosamin-Struktur am reduzierenden Ende ihrer Kette.

*Parnaparin-Natrium muss der Monographie **Niedermolekulare Heparine (Heparina massae molecularis minoris)** entsprechen mit folgenden Änderungen und Ergänzungen:*

Die mittlere relative Molekülmasse liegt zwischen 4000 und 6000, wobei der charakteristische Wert etwa 5000 beträgt. Der Grad der Sulfatierung je Disaccharid-Einheit liegt zwischen 2,0 und 2,6.

Die Aktivität beträgt mindestens 75 und höchstens 110 I.E. Anti-Faktor-Xa-Aktivität je Milligramm, berechnet auf die getrocknete Substanz. Das Verhältnis der Anti-Faktor-Xa-Aktivität zur Anti-Faktor-IIa-Aktivität liegt zwischen 1,5 und 3,0.

Prüfung auf Identität

Die „Prüfung auf Identität, C" der Monographie **Niedermolekulare Heparine** wird durchgeführt. Um die Eig-

nung des Systems in den niedermolekularen Bereichen (wie M_r 2000) zu überprüfen, wird eine geeignete Referenzzubereitung verwendet. Die Substanz muss folgenden Forderungen entsprechen:

Die mittlere relative Molekülmasse liegt zwischen 4000 und 6000. Der Prozentgehalt an Ketten mit einer relativen Molekülmasse kleiner als 3000 beträgt höchstens 30 Prozent (*m/m*) und der Prozentgehalt an Ketten mit einer relativen Molekülmasse zwischen 3000 und 8000 liegt zwischen 50 und 60 Prozent (*m/m*).

Prüfung auf Reinheit

Aussehen der Lösung: Die Lösung muss klar (2.2.1) und darf nicht stärker gefärbt sein als die Farbvergleichslösung G_5 (2.2.2, Methode II).

1,5 g Substanz werden in 10 ml Wasser R gelöst.

Kupfer: höchstens 10 ppm, mit Hilfe der Atomabsorptionsspektroskopie (2.2.23, Methode I) bestimmt und auf die getrocknete Substanz berechnet

4.05/2018

Paroxetinhydrochlorid-Hemihydrat

Paroxetini hydrochloridum hemihydricum

$C_{19}H_{21}ClFNO_3 \cdot 0,5\ H_2O$ M_r 374,8

Definition

(3S,4R)-3-[(1,3-Benzodioxol-5-yloxy)methyl]-4-(4-fluorphenyl)piperidin-hydrochlorid-Hemihydrat

Gehalt: 97,5 bis 102,0 Prozent (wasserfreie Substanz)

Herstellung

Verunreinigung G: höchstens 1 ppm, bestimmt durch Flüssigchromatographie gekoppelt mit Tandem-Massenspektrometrie unter Anwendung einer geeigneten, validierten Methode

Eigenschaften

Aussehen: weißes bis fast weißes, kristallines Pulver

Löslichkeit: schwer löslich in Wasser, leicht löslich in Methanol, wenig löslich in Dichlormethan und Ethanol

Die Substanz zeigt Pseudopolymorphie.

Prüfung auf Identität

A. IR-Spektroskopie (2.2.24)

   Vergleich: Paroxetinhydrochlorid-Hemihydrat *CRS*

   Wenn die Spektren unterschiedlich sind, wird 1 Teil Substanz und 1 Teil Referenzsubstanz getrennt in 10 Teilen einer Mischung von 1 Volumteil Wasser *R* und 9 Volumteilen 2-Propanol *R* unter Erhitzen auf 70 °C gelöst. Nach dem Umkristallisieren werden mit den Rückständen erneut Spektren aufgenommen.

B. Die bei der Prüfung „Verunreinigung D" (siehe „Prüfung auf Reinheit") erhaltenen Chromatogramme werden ausgewertet.

   Einspritzen: Untersuchungslösung, Referenzlösung c

   Ergebnis: Der Hauptpeak im Chromatogramm der Untersuchungslösung entspricht in Bezug auf Retentionszeit und Größe dem Hauptpeak im Chromatogramm der Referenzlösung c.

C. Die Substanz entspricht der Prüfung „Wasser" (siehe „Prüfung auf Reinheit")

D. Die Substanz gibt die Identitätsreaktion b auf Chlorid (2.3.1).

Prüfung auf Reinheit

Verunreinigung D: Flüssigchromatographie (2.2.29)

Untersuchungslösung: 0,1000 g Substanz werden in 20 ml Methanol *R* gelöst. Die Lösung wird mit der mobilen Phase zu 100,0 ml verdünnt.

Referenzlösung a: 1,0 ml Untersuchungslösung wird mit der mobilen Phase zu 100,0 ml verdünnt. 1,0 ml dieser Lösung wird mit der mobilen Phase zu 10,0 ml verdünnt.

Referenzlösung b: 5 mg Paroxetin-Verunreinigung D *CRS* und 5 mg Paroxetinhydrochlorid-Hemihydrat *CRS* werden in 2 ml Methanol *R* gelöst. Die Lösung wird mit der mobilen Phase zu 100,0 ml verdünnt.

Referenzlösung c: 10 mg Paroxetinhydrochlorid-Hemihydrat *CRS* werden in 2 ml Methanol *R* gelöst. Die Lösung wird mit der mobilen Phase zu 10,0 ml verdünnt.

Säule
– Größe: *l* = 0,10 m, ∅ = 4,0 mm
– Stationäre Phase: Kieselgel AGP zur chiralen Chromatographie *R* (5 μm)

Mobile Phase: 2 Volumteile Methanol *R* und 8 Volumteile einer Lösung von Natriumchlorid *R* (5,8 g · l⁻¹) werden gemischt.

Durchflussrate: 0,5 ml · min⁻¹

Detektion: Spektrometer bei 295 nm

Einspritzen: 10 μl; Untersuchungslösung, Referenzlösungen a und b

Chromatographiedauer: 2,5fache Retentionszeit von Paroxetin

Retentionszeit: Paroxetin etwa 30 min

Eignungsprüfung: Referenzlösung b
– Auflösung: mindestens 2,2 zwischen den Peaks von Verunreinigung D und Paroxetin

Grenzwerte
– Verunreinigung D: nicht größer als das 2fache der Fläche des Hauptpeaks im Chromatogramm der Referenzlösung a (0,2 Prozent)

Verwandte Substanzen: Flüssigchromatographie (2.2.29)

Lösungsmittelmischung: 1 Volumteil Tetrahydrofuran *R* und 9 Volumteile Wasser *R* werden gemischt.

Untersuchungslösung: 50,0 mg Substanz werden in der Lösungsmittelmischung zu 50,0 ml gelöst.

Referenzlösung a: 5,0 ml Untersuchungslösung werden mit der Lösungsmittelmischung zu 50,0 ml verdünnt.

Referenzlösung b: 2 mg Paroxetin-Verunreinigung C *CRS* werden in der Lösungsmittelmischung zu 20,0 ml gelöst.

Referenzlösung c: 2,0 ml Referenzlösung a werden mit 2,0 ml Referenzlösung b versetzt und mit der Lösungsmittelmischung zu 20,0 ml verdünnt.

Referenzlösung d: 2,0 ml Referenzlösung a werden mit der Lösungsmittelmischung zu 200,0 ml verdünnt.

Referenzlösung e: 2 mg Paroxetin-Verunreinigung A *CRS* werden in der Lösungsmittelmischung zu 20 ml gelöst.

Säule
– Größe: *l* = 0,25 m, ∅ = 4,6 mm
– Stationäre Phase: nachsilanisiertes, octylsilyliertes Kieselgel zur Chromatographie *R* (5 μm)
– Temperatur: 40 °C

Mobile Phase
– Mobile Phase A: Trifluoressigsäure *R*, Tetrahydrofuran *R*, Wasser *R* (5:100:900 *V/V/V*)
– Mobile Phase B: Trifluoressigsäure *R*, Tetrahydrofuran *R*, Acetonitril *R* (5:100:900 *V/V/V*)

Zeit (min)	Mobile Phase A (% V/V)	Mobile Phase B (% V/V)
0 – 30	80	20
30 – 50	80 → 20	20 → 80
50 – 60	20	80
60 – 65	20 → 80	80 → 20
65 – 70	80	20

Durchflussrate: 1 ml · min⁻¹

Detektion: Spektrometer bei 295 nm

Beachten Sie den Hinweis auf „Allgemeine Monographien" zu Anfang des Bands auf Seite B

Einspritzen: 20 µl; Untersuchungslösung, Referenzlösungen c, d und e

Relative Retention (bezogen auf Paroxetin)
– Verunreinigung A: etwa 0,8

Eignungsprüfung: Referenzlösung c
– Auflösung: mindestens 3,5 zwischen den Peaks von Verunreinigung C und Paroxetin

Grenzwerte
– Verunreinigung A: nicht größer als das 3fache der Fläche des Hauptpeaks im Chromatogramm der Referenzlösung d (0,3 Prozent)
– Jede weitere Verunreinigung: nicht größer als die Fläche des Hauptpeaks im Chromatogramm der Referenzlösung d (0,1 Prozent)
– Summe aller Verunreinigungen: nicht größer als das 5fache der Fläche des Hauptpeaks im Chromatogramm der Referenzlösung d (0,5 Prozent)
– Ohne Berücksichtigung bleiben: Peaks, deren Fläche kleiner ist als das 0,5fache der Fläche des Hauptpeaks im Chromatogramm der Referenzlösung d (0,05 Prozent)

Schwermetalle (2.4.8): höchstens 20 ppm

1,0 g Substanz muss der Grenzprüfung C entsprechen. Ein Platintiegel ist zu verwenden. Zur Herstellung der Referenzlösung werden 2 ml Blei-Lösung (10 ppm Pb) *R* verwendet.

Wasser (2.5.12): 2,2 bis 2,7 Prozent, mit 0,300 g Substanz bestimmt

Sulfatasche (2.4.14): höchstens 0,1 Prozent, mit 1,0 g Substanz in einem Platintiegel bestimmt

Gehaltsbestimmung

Flüssigchromatographie (2.2.29)

Untersuchungslösung: 50,0 mg Substanz werden in Wasser *R* zu 100,0 ml gelöst.

Referenzlösung a: 50,0 mg Paroxetinhydrochlorid-Hemihydrat *CRS* werden in Wasser *R* zu 100,0 ml gelöst.

Referenzlösung b: 5,0 mg Paroxetinhydrochlorid-Hemihydrat *CRS* und 5 mg Paroxetin-Verunreinigung A *CRS* werden in Wasser *R* zu 10,0 ml gelöst.

Säule
– Größe: *l* = 0,25 m, ∅ = 4,6 mm
– Stationäre Phase: trimethylsilyliertes Kieselgel zur Chromatographie *R* (5 µm)

Mobile Phase: 3,85 g Ammoniumacetat *R* werden in Wasser *R* gelöst. Die Lösung wird mit wasserfreier Essigsäure *R* auf einen pH-Wert von 5,5 eingestellt und mit Wasser *R* zu 600 ml verdünnt. Nach Zusatz von 400 ml Acetonitril *R* und 10 ml Triethylamin *R*, das langsam und unter Rühren zugesetzt wird, wird die Mischung mit was-serfreier Essigsäure *R* auf einen pH-Wert von 5,5 eingestellt.

Durchflussrate: 1 ml · min⁻¹

Detektion: Spektrometer bei 295 nm

Einspritzen: 10 µl

Chromatographiedauer: 2fache Retentionszeit von Paroxetin

Eignungsprüfung: Referenzlösung b
– Auflösung: mindestens 2 zwischen den Peaks von Paroxetin und Verunreinigung A

Der Prozentgehalt an Paroxetinhydrochlorid wird aus dem Chromatogramm der Referenzlösung a berechnet.

Lagerung

Vor Licht geschützt

Verunreinigungen

A. R = H:
   (3*S*,4*R*)-3-[(1,3-Benzodioxol-5-yloxy)methyl]-4-phenylpiperidin
   (Desfluorparoxetin)

B. R = OCH₃:
   (3*S*,4*R*)-3-[(1,3-Benzodioxol-5-yloxy)methyl]-4-(4-methoxyphenyl)piperidin

C. R = OC₂H₅:
   (3*S*,4*R*)-3-[(1,3-Benzodioxol-5-yloxy)methyl]-4-(4-ethoxyphenyl)piperidin

D. (3*R*,4*S*)-3-[(1,3-Benzodioxol-5-yloxy)methyl]-4-(4-fluorphenyl)piperidin
   ((+)-*trans*-Paroxetin)

E. (3*RS*,4*RS*)-3-[(1,3-Benzodioxol-5-yloxy)methyl]-4-(4-fluorphenyl)piperidin
   (*cis*-Paroxetin)

Die „Allgemeinen Vorschriften" gelten für alle Monographien und sonstigen Texte

F. 3,3'-[Methylenbis(1,3-benzodioxol-6,4-diyloxyme=
thylen)]bis[4-(4-fluorphenyl)piperidin]

G. 4-(4-Fluorphenyl)-1-methyl-1,2,3,6-tetrahydropyri=
din

4.05/1460

Pefloxacinmesilat-Dihydrat

Pefloxacini mesilas dihydricus

$C_{18}H_{24}FN_3O_6S \cdot 2\ H_2O$ M_r 465,5

Definition

Pefloxacinmesilat-Dihydrat enthält mindestens 98,5 und
höchstens 101,5 Prozent 1-Ethyl-6-fluor-7-(4-methyl=
piperazin-1-yl)-4-oxo-1,4-dihydrochinolin-3-carbon=
säure-methansulfonat, berechnet auf die wasserfreie
Substanz.

Herstellung

Das Herstellungsverfahren muss zur Überprüfung des
Vermögens, Alkylmesilate zu bilden, geeignet sein. Die
Bildung von Alkylmesilaten ist besonders wahrschein-
lich, wenn niedere Alkohole im Reaktionsmedium vorhanden sind. Falls erforderlich wird das Herstellungsverfahren einer Validierung unterzogen, die sicherstellt, dass
im Endprodukt keine Alkylmesilate nachweisbar sind.

Eigenschaften

Feines, weißes bis fast weißes Pulver; leicht löslich in
Wasser, schwer löslich in Ethanol, sehr schwer löslich in
Dichlormethan

Prüfung auf Identität

A. 0,1 g Substanz und 0,1 g Pefloxacinmesilat-Dihydrat CRS werden getrennt in 10 ml Wasser R gelöst.
Nach Zusatz von je 5 ml Natriumhydroxid-Lösung
(1 mol · l⁻¹) werden die Lösungen mit Phosphorsäure
85 % R auf einen pH-Wert von 7,4 ± 0,1 eingestellt
und jeweils 2-mal mit je 30 ml Dichlormethan R ausgeschüttelt. Die organischen Phasen werden jeweils
vereinigt und über wasserfreiem Natriumsulfat R getrocknet. Nach dem Eindampfen der Lösungen zur
Trockne werden mit den Rückständen Spektren aufgenommen. Die Prüfung erfolgt mit Hilfe der IR-
Spektroskopie (2.2.24) durch Vergleich der erhaltenen
Spektren. Die Prüfung erfolgt mit Hilfe von Presslingen unter Verwendung von Kaliumbromid R.

B. Die Prüfung erfolgt mit Hilfe der Dünnschichtchromatographie (2.2.27) unter Verwendung einer DC-
Platte mit Kieselgel R.

Untersuchungslösung: 40 mg Substanz werden in
Wasser R zu 1 ml gelöst.

Referenzlösung: 60 mg Methansulfonsäure R werden
in Wasser R zu 10 ml gelöst.

Auf die Platte werden 10 µl jeder Lösung aufgetragen.
Die Chromatographie erfolgt mit einer Mischung von
5 Volumteilen Wasser R, 10 Volumteilen Ammoniak-
Lösung R, 20 Volumteilen 1-Butanol R und 65 Volum-
teilen Aceton R über eine Laufstrecke von 15 cm. Die
Platte wird an der Luft trocknen gelassen und mit ei-
ner Lösung von Bromcresolpurpur R (0,4 g · l⁻¹) in
Ethanol 50 % R, die zuvor mit Natriumhydroxid-Lö-
sung (1 mol · l⁻¹) auf einen pH-Wert von 10 eingestellt
wurde, besprüht. Der Fleck im Chromatogramm der
Untersuchungslösung entspricht in Bezug auf Lage,
Farbe und Größe dem Fleck im Chromatogramm der
Referenzlösung.

Prüfung auf Reinheit

Prüflösung: 1,0 g Substanz wird in kohlendioxidfreiem
Wasser R zu 10,0 ml gelöst.

Aussehen der Lösung: Die Prüflösung darf nicht stärker
opaleszieren als die Referenzsuspension II (2.2.1) und
nicht stärker gefärbt sein als Stufe 3 der am besten geeigneten Farbvergleichslösung (2.2.2, Methode II). Die Prüfung ist innerhalb von 1 h nach Herstellung der Prüflösung durchzuführen.

pH-Wert (2.2.3): 1 ml Prüflösung wird mit kohlendioxidfreiem Wasser R zu 10 ml verdünnt. Der pH-Wert
der Lösung muss zwischen 3,5 und 4,5 liegen.

Verwandte Substanzen: Die Prüfung erfolgt mit Hilfe der Flüssigchromatographie (2.2.29).

Untersuchungslösung: 20,0 mg Substanz werden in der mobilen Phase zu 100,0 ml gelöst.

Referenzlösung a: 5,0 mg Pefloxacin-Verunreinigung B *CRS* und 25,0 mg Pefloxacin-Verunreinigung C *CRS* werden in der mobilen Phase zu 50,0 ml gelöst. 1,0 ml Lösung wird mit der mobilen Phase zu 100,0 ml verdünnt.

Referenzlösung b: 10,0 mg Norfloxacin-Verunreinigung A *CRS* (entspricht Pefloxacin-Verunreinigung F) werden in der mobilen Phase zu 100,0 ml gelöst. 1,0 ml Lösung wird mit der mobilen Phase zu 100,0 ml verdünnt.

Die Chromatographie kann durchgeführt werden mit
– einer Säule aus rostfreiem Stahl von 0,15 m Länge und 6 mm innerem Durchmesser, gepackt mit octadecylsilyliertem Vinylpolymer zur Chromatographie *R* (5 μm)
– folgender mobilen Phase bei einer Durchflussrate von 1 ml je Minute: eine Mischung von 30 Volumteilen Acetonitril *R*, 70 Volumteilen einer Lösung, die Cetrimoniumbromid *R* (2,70 g · l^{-1}) und Borsäure *R* (6,18 g · l^{-1}) enthält und zuvor mit Natriumhydroxid-Lösung (1 mol · l^{-1}) auf einen pH-Wert von genau 8,30 eingestellt wurde, und 0,2 Volumteilen Thiodiethylenglycol *R*
– einem Spektrometer als Detektor bei einer Wellenlänge von 258 und 273 nm.

20 μl Referenzlösung a werden eingespritzt. Das Chromatogramm wird bei 273 nm aufgezeichnet. Die Prüfung darf nur ausgewertet werden, wenn die Auflösung zwischen den Peaks der Verunreinigungen B und C mindestens 1,5 beträgt.

Je 20 μl Untersuchungslösung und Referenzlösung b werden eingespritzt. Das Chromatogramm der Untersuchungslösung wird bei 258 und 273 nm aufgezeichnet. Die Chromatographie erfolgt über eine Dauer, die der 4fachen Retentionszeit von Pefloxacin entspricht (etwa 60 min). Das Chromatogramm der Referenzlösung b wird bei 258 nm aufgezeichnet. Werden die Chromatogramme unter den vorgeschriebenen Bedingungen aufgezeichnet, ergeben sich folgende relative Retentionen:

Tabelle 1460-1

Substanz	Ungefähre relative Retention	Korrekturfaktor
Verunreinigung E	0,2	–
Verunreinigung D	0,3	–
Verunreinigung A	0,5	–
Verunreinigung G	0,8	1,4
Pefloxacin	1	–
Verunreinigung C	1,7	2,4
Verunreinigung B	1,8	–
Verunreinigung H	2,4	1,8
Verunreinigung F	3,5	–

Der Prozentgehalt an Verunreinigungen C, F, G und H wird aus dem Chromatogramm der Untersuchungslösung bei 258 nm durch Vergleich mit der Fläche des Hauptpeaks im Chromatogramm der Referenzlösung b

bei 258 nm ermittelt (externe Standardisierung), wobei die in der Tabelle angegebenen Korrekturfaktoren anzuwenden sind.

Der Prozentgehalt an Verunreinigungen A, B, D und E und an unbekannten Verunreinigungen wird aus den Peakflächen im Chromatogramm der Untersuchungslösung bei 273 nm mit Hilfe des Verfahrens „Normalisierung" ermittelt. Peaks, deren Fläche kleiner ist als das 0,0005fache der Fläche des Hauptpeaks im Chromatogramm der Untersuchungslösung bei 273 nm, werden nicht berücksichtigt.

Der Gehalt an jeder Verunreinigung darf nicht mehr als 0,5 Prozent betragen und die Gehalte von höchstens 3 Verunreinigungen dürfen zwischen 0,2 und 0,5 Prozent liegen. Die Summe der Gehalte an Verunreinigungen darf höchstens 1,0 Prozent betragen.

Schwermetalle (2.4.8): 0,250 g Substanz müssen der Grenzprüfung E entsprechen (10 ppm). Zur Herstellung der Referenzlösung wird 1,0 ml Blei-Lösung (10 ppm Pb) *R* verwendet.

Wasser (2.5.12): 7,0 bis 8,5 Prozent, mit 50,0 mg Substanz nach der Karl-Fischer-Methode bestimmt

Als Lösungsmittel wird eine Mischung von 10 Volumteilen Methanol *R* und 50 Volumteilen Dichlormethan *R* verwendet.

Sulfatasche (2.4.14): höchstens 0,1 Prozent, mit 1,0 g Substanz bestimmt

Gehaltsbestimmung

0,200 g Substanz, in 15,0 ml wasserfreier Essigsäure *R* gelöst und mit 75,0 ml Acetanhydrid *R* versetzt, werden mit Perchlorsäure (0,1 mol · l^{-1}) titriert. Der Endpunkt wird mit Hilfe der Potentiometrie (2.2.20) bestimmt.

1 ml Perchlorsäure (0,1 mol · l^{-1}) entspricht 21,48 mg $C_{18}H_{24}FN_3O_6S$.

Lagerung

Dicht verschlossen, vor Licht geschützt

Verunreinigungen

A. R1 = CO$_2$H, R2 = F, R3 = H:
1-Ethyl-6-fluor-4-oxo-7-(piperazin-1-yl)-1,4-dihyd=rochinolin-3-carbonsäure
(Demethyliertes Pefloxacin oder Norfloxacin)

B. R1 = CO$_2$H, R2 = Cl, R3 = CH$_3$:
6-Chlor-1-ethyl-7-(4-methylpiperazin-1-yl)-4-oxo-
1,4-dihydrochinolin-3-carbonsäure
(Chloriertes Homologes von Pefloxacin)

E. R1 = H, R2 = F, R3 = CH$_3$:
1-Ethyl-6-fluor-7-(4-methylpiperazin-1-yl)chinolin-
4(1H)-on
(Decarboxyliertes Pefloxacin)

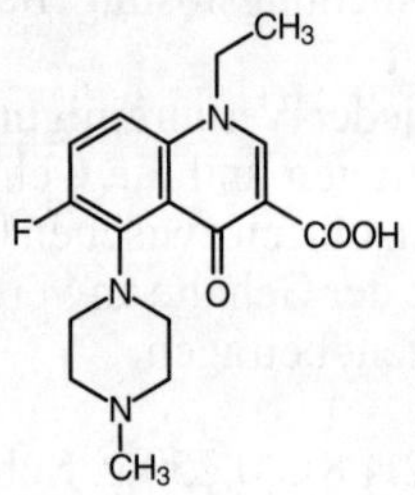

C. 1-Ethyl-6-fluor-5-(4-methylpiperazin-1-yl)-4-oxo-
1,4-dihydrochinolin-3-carbonsäure
(Isopefloxacin)

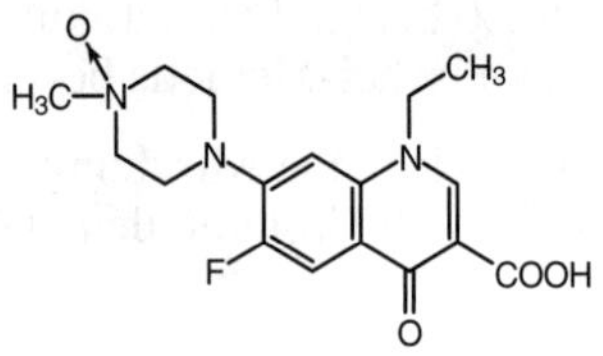

D. 4-(3-Carboxy-1-ethyl-6-fluor-4-oxo-1,4-dihydrochi=
nolin-7-yl)-1-methylpiperazin-1-oxid
(N-Oxid von Pefloxacin)

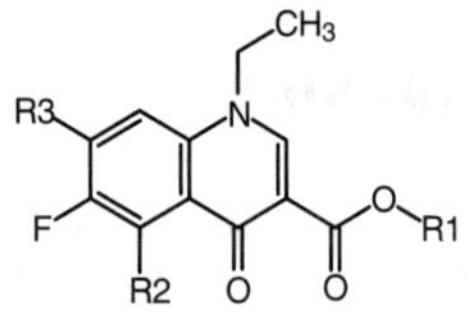

F. R1 = R2 = H, R3 = Cl:
7-Chlor-1-ethyl-6-fluor-4-oxo-1,4-dihydrochinolin-
3-carbonsäure
(N-Ethylsäure; Norfloxacin-Verunreinigung A)

G. R1 = C$_2$H$_5$, R2 = H, R3 = Cl:
Ethyl-7-chlor-1-ethyl-6-fluor-4-oxo-1,4-dihydrochi=
nolin-3-carboxylat
(N-Ethylester)

H. R1 = R3 = H, R2 = Cl:
5-Chlor-1-ethyl-6-fluor-4-oxo-1,4-dihydrochinolin-
3-carbonsäure
(*iso-N*-Ethylsäure)

4.05/1733

Piracetam

Piracetamum

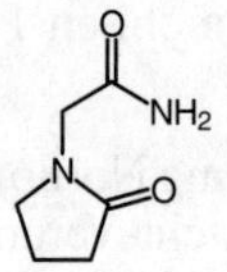

C$_6$H$_{10}$N$_2$O$_2$ M_r 142,2

Definition

2-(2-Oxopyrrolidin-1-yl)acetamid

Gehalt: 98,0 bis 102,0 Prozent (getrocknete Substanz)

Eigenschaften

Aussehen: weißes bis fast weißes Pulver

Löslichkeit: leicht löslich in Wasser, löslich in Ethanol

Die Substanz zeigt Polymorphie.

Prüfung auf Identität

IR-Spektroskopie (2.2.24)

Vergleich: Piracetam *CRS*

Wenn die Spektren bei der Prüfung in fester Form unterschiedlich sind, werden Substanz und Referenzsubstanz
getrennt in Ethanol 96 % *R* gelöst. Nach Eindampfen der
Lösungen auf dem Wasserbad zur Trockne werden mit
den Rückständen erneut Spektren aufgenommen.

Prüfung auf Reinheit

Aussehen der Lösung: Die Lösung muss klar (2.2.1)
und farblos (2.2.2, Methode II) sein.

2,0 g Substanz werden in Wasser *R* zu 10 ml gelöst.

Verwandte Substanzen: Flüssigchromatographie
(2.2.29)

Untersuchungslösung: 50,0 mg Substanz werden in
einer Mischung von 10 Volumteilen Acetonitril *R* und
90 Volumteilen Wasser *R* zu 100,0 ml gelöst.

Referenzlösung a: 5 mg Substanz und 10 mg 2-Pyrroli-
don *R* werden in einer Mischung von 10 Volumteilen
Acetonitril *R* und 90 Volumteilen Wasser *R* zu 100,0 ml
gelöst.

Referenzlösung b: 1,0 ml Untersuchungslösung wird mit einer Mischung von 10 Volumteilen Acetonitril *R* und 90 Volumteilen Wasser *R* zu 100,0 ml verdünnt. 5,0 ml dieser Lösung werden mit einer Mischung von 10 Volumteilen Acetonitril *R* und 90 Volumteilen Wasser *R* zu 50,0 ml verdünnt.

Säule
- Größe: *l* = 0,25 m, ∅ = 4,6 mm
- Stationäre Phase: nachsilanisiertes, octadecylsilyliertes Kieselgel zur Chromatographie *R* (5 μm)

Mobile Phase: 10 Volumteile Acetonitril *R* und 90 Volumteile einer Lösung von Kaliummonohydrogenphosphat *R* (1,0 g · l^{-1}), die zuvor mit Phosphorsäure 10 % *R* auf einen pH-Wert von 6,0 eingestellt wurde, werden gemischt.

Durchflussrate: 1,0 ml · min^{-1}

Detektion: Spektrometer bei 205 nm

Einspritzen: 20 μl

Chromatographiedauer: 8fache Retentionszeit von Piracetam (*t*$_R$ etwa 4 min)

Eignungsprüfung: Referenzlösung a
- Auflösung: mindestens 3,0 zwischen den Peaks von Piracetam und Verunreinigung A
- Symmetriefaktor: höchstens 2,0 für den Piracetam-Peak

Grenzwerte
- Jede Verunreinigung: nicht größer als die Fläche des Hauptpeaks im Chromatogramm der Referenzlösung b (0,1 Prozent)
- Summe aller Verunreinigungen: nicht größer als das 3fache der Fläche des Hauptpeaks im Chromatogramm der Referenzlösung b (0,3 Prozent)
- Ohne Berücksichtigung bleiben: Peaks, deren Fläche kleiner ist als das 0,5fache der Fläche des Hauptpeaks im Chromatogramm der Referenzlösung b (0,05 Prozent)

Schwermetalle (2.4.8): höchstens 10 ppm

2 g Substanz werden in 20 ml Wasser *R* gelöst. 12 ml Lösung müssen der Grenzprüfung A entsprechen. Zur Herstellung der Referenzlösung wird die Blei-Lösung (1 ppm Pb) *R* verwendet.

Trocknungsverlust (2.2.32): höchstens 1,0 Prozent, mit 1,000 g Substanz durch Trocknen im Trockenschrank bei 100 bis 105 °C bestimmt

Sulfatasche (2.4.14): höchstens 0,1 Prozent, mit 1,0 g Substanz bestimmt

Gehaltsbestimmung

0,750 g Substanz werden in 50 ml kohlendioxidfreiem Wasser *R* gelöst. Die Lösung wird mit 20,0 ml Natriumhydroxid-Lösung (1 mol · l^{-1}) versetzt und 15 min lang zum Rückfluss erhitzt. Nach dem Erkalten wird die Mischung mit 25,0 ml Salzsäure (1 mol · l^{-1}) versetzt und 2 min lang zum Rückfluss erhitzt. Nach dem Erkalten wird diese Lösung mit Natriumhydroxid-Lösung (1 mol · l^{-1}) unter Zusatz von 1,0 ml Phenolphthalein-Lösung *R* 1 bis zur Rosafärbung titriert.

1 ml Natriumhydroxid-Lösung (1 mol · l^{-1}) entspricht 142,2 mg $C_6H_{10}N_2O_2$.

Lagerung

Vor Licht geschützt

Verunreinigungen

A. R = H:
  Pyrrolidin-2-on
  (2-Pyrrolidon)

B. R = CH$_2$–CO–O–CH$_3$:
  Methyl(2-oxopyrrolidin-1-yl)acetat

C. R = CH$_2$–CO–O–C$_2$H$_5$:
  Ethyl(2-oxopyrrolidin-1-yl)acetat

D. R = CH$_2$–CO$_2$H:
  (2-Oxopyrrolidin-1-yl)essigsäure

4.05/0853

Plasma vom Menschen (Humanplasma) zur Fraktionierung

Plasma humanum ad separationem

Definition

Plasma vom Menschen (Humanplasma) zur Fraktionierung ist der flüssige Teil des menschlichen Bluts, der nach Abtrennung der zellulären Bestandteile verbleibt. Das Blut wird in Behältnissen gesammelt, die ein gerinnungshemmendes Mittel enthalten. Das Plasma kann auch durch kontinuierliche Filtration oder Zentrifugation von Blut, dem gerinnungshemmende Mittel zugesetzt wurden (Apherese-Verfahren), gewonnen werden. Plasma vom Menschen (Humanplasma) zur Fraktionierung ist zur Herstellung von Plasmaprodukten vorgesehen.

Herstellung

Spender

Nur ein gesunder, sorgfältig ausgewählter Spender, der, soweit durch medizinische Untersuchung, Blutuntersuchung im Laboratorium und nach seiner medizinischen Vorgeschichte feststellbar, frei von nachweisbaren Infektionserregern sein muss, die durch Plasmaprodukte übertragbar sind, darf für die Spende herangezogen werden. Empfehlungen für diesen Bereich werden vom Europarat (*Recommendation No. R (95) 15 on the preparation, use and quality assurance of blood components*, oder die aktuell gültige Fassung) und der Europäischen Union (*Council Recommendation of 29 June 1998 on the suitability of blood and plasma donors and the screening of donated blood in the European Community (98/463/EC)*) herausgegeben.

Spender-Immunisierung: Die gezielte Spender-Immunisierung zur Gewinnung von Immunglobulinen mit spezifizierten Aktivitäten ist nur dann zulässig, wenn nicht genügend Material geeigneter Qualität von natürlich immunisierten Blutspendern zur Verfügung steht. Empfehlungen für solche Immunisierungen werden von der WHO herausgegeben (*Requirements for the collection, processing and quality control of blood, blood components and plasma derivatives*, WHO Technical Report Series, No. 840, 1994 oder die aktuell gültige Fassung).

Dokumentation: Unter Wahrung der gebotenen Vertraulichkeit müssen alle relevanten Angaben über Spender und Blutspenden so dokumentiert sein, dass die Herkunft jeder Einzelspende eines Plasmapools und die Prüfungen für die Zulassung der Spende sowie die Ergebnisse der Laboratoriumsuntersuchungen zurückverfolgt werden können.

Laboratoriumsuntersuchungen: Jede Blutspende wird daraufhin untersucht, ob sie frei von folgenden Virus-Markern ist:
1. Antikörper gegen Human-Immundefizienz-Virus 1 (anti-HIV-1)
2. Antikörper gegen Human-Immundefizienz-Virus 2 (anti-HIV-2)
3. Hepatitis-B-Oberflächenantigen (HBsAg)
4. Antikörper gegen das Hepatitis-C-Virus (anti-HCV).

Solange noch keine vollständige Harmonisierung bezüglich der vorgeschriebenen Laboratoriumsuntersuchungen erreicht ist, kann die zuständige Behörde außerdem noch den Alanin-Aminotransferase-Test (ALT) verlangen.

Die Prüfungen werden mit Methoden geeigneter Empfindlichkeit und Spezifität durchgeführt. Sie sind von der zuständigen Behörde zu genehmigen. Wenn in einer der Prüfungen ein wiederholt positives Ergebnis erzielt wird, ist die Blutspende nicht zu verwenden.

Individuelle Plasmaeinheiten

Das Plasma wird mit einem Verfahren gewonnen, das Zellen und Zelltrümmer so vollständig wie möglich entfernt. Aus Vollblut vom Menschen oder durch Plasmapherese gewonnenes Plasma wird so von den Zellen abgetrennt, dass eine Verunreinigung mit Mikroorganismen ausgeschlossen ist. Antibakteriell oder antimykotisch wirkende Substanzen dürfen dem Plasma nicht zugesetzt werden. Die Behältnisse müssen den Anforderungen unter „Glasbehältnisse zur pharmazeutischen Verwendung" (3.2.1) oder unter „Sterile Kunststoffbehältnisse für Blut und Blutprodukte vom Menschen" (3.2.3) entsprechen. Die Behältnisse werden so verschlossen, dass eine mikrobielle Verunreinigung ausgeschlossen ist.

Plasma von 2 oder mehr Spendern darf vor dem Einfrieren nur dann gepoolt werden, wenn dazu sterile Überleitungssysteme benutzt werden oder unter aseptischen Bedingungen gearbeitet wird. Behältnisse, die für Plasmapools verwendet werden, dürfen vorher nicht benutzt worden sein.

Durch Plasmapherese gewonnenes Plasma, das für die Gewinnung von Proteinen bestimmt ist, die im Plasma labil sind, wird so bald wie möglich, spätestens innerhalb von 24 h nach der Blutspende, durch schnelles Abkühlen auf −30 °C oder eine tiefere Temperatur eingefroren.

Aus Vollblut gewonnenes Plasma, das für die Gewinnung von Proteinen bestimmt ist, die im Plasma labil sind, wird von zellulären Bestandteilen getrennt und so bald wie möglich, spätestens innerhalb von 24 h nach der Blutspende, durch schnelles Abkühlen auf −30 °C oder eine tiefere Temperatur eingefroren.

Aus Vollblut gewonnenes Plasma, das ausschließlich für die Gewinnung von Proteinen bestimmt ist, die im Plasma nicht labil sind, wird von zellulären Bestandteilen getrennt und so bald wie möglich, spätestens innerhalb von 72 h nach der Blutspende, auf −20 °C oder eine tiefere Temperatur eingefroren.

Die nachfolgend beschriebenen Bestimmungen des Gehalts an Gesamtprotein und an Blutgerinnungsfaktor VIII müssen nicht an jeder Einzelspende durchgeführt werden. Sie gelten vielmehr als Empfehlungen im Rahmen der Guten Herstellungspraxis (GMP). Die Bestimmung von Blutgerinnungsfaktor VIII kann für Plasma, das zur Herstellung von Konzentraten labiler Proteine vorgesehen ist, angewendet werden.

Der Gehalt an Gesamtprotein einer Einzelspende hängt vom Gehalt an Serumprotein des Spenders und vom dem Spendeverfahren eigenen Verdünnungsgrad ab. Wenn das Plasma von einem geeigneten Spender gewonnen und dabei der erforderliche Anteil an gerinnungshemmender Lösung verwendet wird, entspricht die Konzentration an Gesamtprotein einem Mindestgehalt von 50 g · l⁻¹. Wenn ein kleineres als das vorgesehene Blut- oder Plasmavolumen in der gerinnungshemmenden Lösung aufgefangen wird, kann das erhaltene Plasma trotzdem zum Poolen für die Fraktionierung geeignet sein. Durch Anwendung der GMP-Richtlinien muss der vorgeschriebene Grenzwert bei allen normalen Blutspenden erreicht werden.

Die funktionelle Konservierung des Blutgerinnungsfaktors VIII in der Blutspende hängt vom Gewinnungsverfahren und dem nachfolgenden Umgang mit dem Blut und dem Plasma ab. Bei guter Verfahrensweise kann normalerweise eine Konzentration von 0,7 I.E. je Milliliter erzielt werden. Einzelspenden mit niedrigerem Gehalt können dennoch zur Herstellung von Konzentraten von

Blutgerinnungsfaktoren geeignet sein. Durch Anwendung der GMP-Richtlinien muss erreicht werden, dass die labilen Proteine so weit wie möglich unverändert erhalten bleiben.

Gesamtprotein: Die Bestimmung wird mit einem Plasmapool aus mindestens 10 Einzelspenden durchgeführt. Der Pool wird mit einer Lösung von Natriumchlorid *R* (9 g · l⁻¹) so verdünnt, dass die Lösung etwa 15 mg Protein in 2 ml enthält. In einem Zentrifugenglas mit rundem Boden werden 2,0 ml dieser Lösung mit 2 ml einer Lösung von Natriummolybdat *R* (75 g · l⁻¹) und 2 ml einer Mischung von 1 Volumteil nitratfreier Schwefelsäure *R* und 30 Volumteilen Wasser *R* versetzt. Nach Umschütteln und 5 min langem Zentrifugieren wird der flüssige Überstand dekantiert. Das Zentrifugenglas wird umgedreht auf Filterpapier abtropfen gelassen. Im Rückstand wird der Stickstoff mit Hilfe der Kjeldahl-Bestimmung (2.5.9) ermittelt und die Proteinmenge durch Multiplikation des Stickstoffgehalts mit 6,25 berechnet. Die Konzentration an Gesamtprotein muss mindestens 50 g · l⁻¹ betragen.

Blutgerinnungsfaktor VIII: Die Bestimmung wird mit einem Plasmapool aus mindestens 10 Einzelspenden durchgeführt. Die Proben werden, falls erforderlich, bei 37 °C aufgetaut. Die Wertbestimmung von Blutgerinnungsfaktor VIII (2.7.4) wird mit Hilfe eines Standardplasmas durchgeführt, das gegen den Internationalen Standard für Blutgerinnungsfaktor VIII in Plasma eingestellt wurde. Die Aktivität muss mindestens 0,7 I.E. je Milliliter betragen.

Gepooltes Plasma

Bei der Herstellung von Plasmaprodukten muss das erste homogene gepoolte Plasma (wie etwa nach der Entfernung des Kryopräzipitats) auf HBsAg, auf HCV- und HIV-Antikörper mit Methoden geeigneter Empfindlichkeit und Spezifität geprüft werden. Die Ergebnisse müssen negativ sein.

Das gepoolte Plasma wird auch auf HCV-RNA geprüft. Ein validiertes Verfahren zur Amplifikation von Nukleinsäuren (2.6.21) wird angewendet.
Eine Positiv-Kontrolle, die 100 I.E. HCV-RNA je Milliliter enthält, wird mitgeführt. Zur Prüfung auf Inhibitoren wird eine Probe des gepoolten Plasmas mit einem geeigneten Marker versetzt und als interne Kontrolle in der Prüfung mitgeführt. Die Prüfung ist ungültig, wenn die Positiv-Kontrolle ein negatives Ergebnis zeigt oder das mit der internen Kontrolle erhaltene Ergebnis das Vorhandensein von Inhibitoren anzeigt. Das gepoolte Plasma entspricht der Prüfung, wenn keine HCV-RNA nachgewiesen wird.

Eigenschaften

Vor dem Einfrieren eine klare bis leicht trübe Flüssigkeit, die keinerlei sichtbare Zeichen einer Hämolyse zeigt

Die Färbung variiert von Hellgelb bis Grün.

Lagerung

Gefrorenes Plasma wird bei –20 °C oder einer tieferen Temperatur gelagert und transportiert. Wenn die Temperatur nicht länger als 72 h lang zwischen –20 und –15 °C lag und das Plasma höchstens einmal einer höheren Temperatur als –15 °C und nie einer höheren Temperatur als –5 °C ausgesetzt war, darf es noch zur Fraktionierung verwendet werden.

Beschriftung

Die Beschriftung muss sicherstellen, dass jede einzelne Plasmaeinheit bis zum betreffenden Spender zurückverfolgt werden kann.

4.05/0203

Polymyxin-B-sulfat

Polymyxini B sulfas

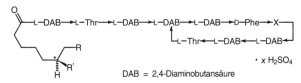

DAB = 2,4-Diaminobutansäure

Polymyxin	R	R′	X	Summenformel	M_r
B1	CH_3	CH_3	L-Leu	$C_{56}H_{98}N_{16}O_{13}$	1204
B2	H	CH_3	L-Leu	$C_{55}H_{96}N_{16}O_{13}$	1190
B3	CH_3	H	L-Leu	$C_{55}H_{96}N_{16}O_{13}$	1190
B1-I	CH_3	CH_3	L-Ile	$C_{56}H_{98}N_{16}O_{13}$	1204

Definition

Polymyxin-B-sulfat ist ein Gemisch von Polypeptidsulfaten, die aus bestimmten Stämmen von *Bacillus polymyxa* gewonnen oder durch andere Verfahren hergestellt werden. Der Hauptbestandteil ist Polymyxin B1.

Gehalt
- Summe der Polymyxine B1, B2, B3 und B1-I: mindestens 90,0 Prozent (getrocknete Substanz)
- Polymyxin B3: höchstens 6,0 Prozent (getrocknete Substanz)
- Polymyxin B1-I: höchstens 15,0 Prozent (getrocknete Substanz)

Eigenschaften

Aussehen: weißes bis fast weißes, hygroskopisches Pulver

Löslichkeit: löslich in Wasser, schwer löslich in Ethanol

Die „Allgemeinen Vorschriften" gelten für alle Monographien und sonstigen Texte

P

Monographien

Prüfung auf Identität

1: B, D
2: A, C, D

A. Dünnschichtchromatographie (2.2.27)

Untersuchungslösung: 5 mg Substanz werden in 1 ml einer Mischung gleicher Volumteile Salzsäure *R* und Wasser *R* gelöst. Die Lösung wird in einem zugeschmolzenen Röhrchen 5 h lang bei 135 °C erhitzt und anschließend im Wasserbad zur Trockne eingedampft. Das Erhitzen wird fortgesetzt, bis die Salzsäure vollständig verdampft ist. Der Rückstand wird in 0,5 ml Wasser *R* gelöst.

Referenzlösung a: 20 mg Leucin *R* werden in Wasser *R* zu 10 ml gelöst.

Referenzlösung b: 20 mg Threonin *R* werden in Wasser *R* zu 10 ml gelöst.

Referenzlösung c: 20 mg Phenylalanin *R* werden in Wasser *R* zu 10 ml gelöst.

Referenzlösung d: 20 mg Serin *R* werden in Wasser *R* zu 10 ml gelöst.

Platte: DC-Platte mit Kieselgel G *R*

Fließmittel: Wasser *R*, Phenol *R* (25:75 *V/V*)

Die Prüfung wird vor Licht geschützt durchgeführt.

Auftragen: 5 µl; bandförmig (10 mm)

Die Platte wird so in eine Chromatographiekammer gestellt, dass sie nicht mit dem Fließmittel in Kontakt kommt. Sie wird mindestens 12 h lang den Fließmitteldämpfen ausgesetzt.

Laufstrecke: 12 cm mit demselben Fließmittel

Trocknen: bei 100 bis 105 °C

Detektion: Die Platte wird mit Ninhydrin-Lösung *R* 1 besprüht und anschließend 5 min lang bei 110 °C erhitzt.

Ergebnis: Das Chromatogramm der Untersuchungslösung zeigt Zonen, die den in den Chromatogrammen der Referenzlösungen a, b und c erhaltenen Zonen entsprechen, jedoch keine Zone, die der im Chromatogramm der Referenzlösung d erhaltenen entspricht. Das Chromatogramm der Untersuchungslösung weist ferner eine Zone mit einem sehr kleinen R_f-Wert auf (2,4-Diaminobuttersäure).

B. Die unter „Gehaltsbestimmung" erhaltenen Chromatogramme werden ausgewertet.

Ergebnis: Die Peaks von Polymyxin B1, B2, B3 und B1-I im Chromatogramm der Untersuchungslösung entsprechen in Bezug auf ihre Retentionszeit den entsprechenden Peaks im Chromatogramm der Referenzlösung a.

C. Etwa 2 mg Substanz werden in 5 ml Wasser *R* gelöst. Die Lösung wird mit 5 ml einer Lösung von Natriumhydroxid *R* (100 g · l⁻¹) versetzt. Werden unter Umschütteln tropfenweise 0,25 ml einer Lösung von

Kupfer(II)-sulfat *R* (10 g · l⁻¹) zugesetzt, entwickelt sich eine rötlich violette Färbung.

D. Die Substanz gibt die Identitätsreaktion a auf Sulfat (2.3.1).

Prüfung auf Reinheit

pH-Wert (2.2.3): 5,0 bis 7,0

0,2 g Substanz werden in kohlendioxidfreiem Wasser *R* zu 10 ml gelöst.

Spezifische Drehung (2.2.7): –78 bis –90 (getrocknete Substanz)

0,50 g Substanz werden in Wasser *R* zu 25,0 ml gelöst.

Verwandte Substanzen: Flüssigchromatographie (2.2.29), mit Hilfe des Verfahrens „Normalisierung"

Untersuchungslösung: 50,0 mg Substanz werden in einer Mischung von 20 Volumteilen Acetonitril *R* und 80 Volumteilen Wasser *R* zu 100,0 ml gelöst.

Referenzlösung a: 50,0 mg Polymyxin-B-sulfat *CRS* werden in einer Mischung von 20 Volumteilen Acetonitril *R* und 80 Volumteilen Wasser *R* zu 100,0 ml gelöst.

Referenzlösung b: 1,0 ml Untersuchungslösung wird mit einer Mischung von 20 Volumteilen Acetonitril *R* und 80 Volumteilen Wasser *R* zu 100,0 ml verdünnt.

Säule
– Größe: $l = 0,25$ m, $\varnothing = 4,6$ mm
– Stationäre Phase: desaktiviertes, nachsilanisiertes, octadecylsilyliertes Kieselgel zur Chromatographie *R* (5 µm)
– Temperatur: 30 °C

Mobile Phase: eine Mischung von 20 Volumteilen Acetonitril *R* und 80 Volumteilen einer Lösung von 4,46 g wasserfreiem Natriumsulfat *R* in 900 ml Wasser *R*, die zuvor mit Phosphorsäure 10 % *R* auf einen pH-Wert von 2,3 eingestellt und mit Wasser *R* zu 1000 ml verdünnt wurde

Durchflussrate: 1,0 ml · min⁻¹

Detektion: Spektrometer bei 215 nm

Einspritzen: 20 µl

Chromatographiedauer: 1,4fache Retentionszeit von Polymyxin B1

Relative Retention (bezogen auf Polymyxin B1, t_R etwa 35 min)
– Polymyxin B2: etwa 0,5
– Polymyxin B3: etwa 0,6
– Polymyxin B1-I: etwa 0,8

Eignungsprüfung: Referenzlösung a
– Auflösung: mindestens 3,0 zwischen den Peaks von Polymyxin B2 und Polymyxin B3

Grenzwerte
– Jede Verunreinigung: höchstens 3,0 Prozent
– Summe aller Verunreinigungen: höchstens 10,0 Prozent

– Ohne Berücksichtigung bleiben: Peaks, deren Fläche kleiner ist als das 0,7fache der Fläche des Hauptpeaks im Chromatogramm der Referenzlösung b

Sulfat: 15,5 bis 17,5 Prozent (getrocknete Substanz)

0,250 g Substanz werden in 100 ml Wasser *R* gelöst. Die Lösung wird mit konzentrierter Ammoniak-Lösung *R* auf einen pH-Wert von 11 eingestellt und nach Zusatz von 10,0 ml Bariumchlorid-Lösung $(0,1 \text{ mol} \cdot l^{-1})$ und etwa 0,5 mg Phthaleinpurpur *R* mit Natriumedetat-Lösung $(0,1 \text{ mol} \cdot l^{-1})$ titriert. Beim beginnenden Farbumschlag werden 50 ml Ethanol 96 % *R* zugesetzt. Die Titration wird bis zum Verschwinden der blauvioletten Färbung fortgesetzt.

1 ml Bariumchlorid-Lösung $(0,1 \text{ mol} \cdot l^{-1})$ entspricht 9,606 mg Sulfat (SO_4).

Trocknungsverlust (2.2.32): höchstens 6,0 Prozent, mit 1,000 g Substanz durch 3 h langes Trocknen über Phosphor(V)-oxid *R* bei 60 °C unterhalb von 670 Pa bestimmt

Sulfatasche (2.4.14): höchstens 0,75 Prozent, mit 1,0 g Substanz bestimmt

Sterilität (2.6.1): Polymyxin-B-sulfat zur Herstellung von Parenteralia, das dabei keinem weiteren geeigneten Sterilisationsverfahren unterworfen wird, muss der Prüfung entsprechen.

Pyrogene (2.6.8): Polymyxin-B-sulfat zur Herstellung von Parenteralia, das dabei keinem weiteren geeigneten Verfahren zur Beseitigung von Pyrogenen unterworfen wird, muss der Prüfung entsprechen. Je Kilogramm Körpermasse eines Kaninchens wird 1 ml einer Lösung, die 1,5 mg Substanz je Milliliter in Wasser für Injektionszwecke *R* enthält, injiziert.

Gehaltsbestimmung

Die Bestimmung erfolgt mit Hilfe der Flüssigchromatographie (2.2.29), wie unter „Verwandte Substanzen" beschrieben, jedoch mit folgender Änderung:

Einspritzen: Untersuchungslösung, Referenzlösung a

Der Prozentgehalt an Polymyxin B3 und an B1-I sowie der Prozentgehalt der Summe der Polymyxine B1, B2, B3 und B1-I werden berechnet.

Lagerung

Dicht verschlossen, vor Licht geschützt

Falls die Substanz steril ist, im sterilen, dicht verschlossenen Behältnis mit Sicherheitsverschluss

Beschriftung

Die Beschriftung gibt, falls zutreffend, an,
– dass die Substanz steril ist
– dass die Substanz pyrogenfrei ist.

Pravastatin-Natrium
Pravastatinum natricum

$C_{23}H_{35}NaO_7$ M_r 446,5

Definition

Natrium-(3*R*,5*R*)-3,5-dihydroxy-7-[(1*S*,2*S*,6*S*,8*S*,8a*R*)-6-hydroxy-2-methyl-8-[[(2*S*)-2-methylbutanoyl]oxy]-1,2,6,7,8,8a-hexahydronaphthalin-1-yl]heptanoat

Gehalt: 97,0 bis 102,0 Prozent (wasser- und ethanolfreie Substanz)

Eigenschaften

Aussehen: Pulver oder kristallines Pulver, weiß bis gelblich weiß, hygroskopisch

Löslichkeit: leicht löslich in Wasser und Methanol, löslich in wasserfreiem Ethanol

Prüfung auf Identität

A. Spezifische Drehung: siehe „Prüfung auf Reinheit"

B. IR-Spektroskopie (2.2.24)

   Vergleich: Pravastatin-Natrium-Referenzspektrum der Ph. Eur.

C. 1 ml Prüflösung (siehe „Prüfung auf Reinheit") gibt die Identitätsreaktion a auf Natrium (2.3.1).

Prüfung auf Reinheit

Prüflösung: 1,00 g Substanz wird in kohlendioxidfreiem Wasser *R* zu 20,0 ml gelöst.

Aussehen der Lösung: Die Lösung muss klar (2.2.1) und darf nicht stärker gefärbt sein als die Farbvergleichslösung BG_6 (2.2.2, Methode II).

2,0 ml Prüflösung werden mit Wasser *R* zu 10,0 ml verdünnt.

pH-Wert (2.2.3): 7,2 bis 9,0, an der Prüflösung bestimmt

Die „Allgemeinen Vorschriften" gelten für alle Monographien und sonstigen Texte

Spezifische Drehung (2.2.7): +153 bis +159 (wasser- und ethanolfreie Substanz)

2,0 ml Prüflösung werden mit Wasser R zu 20,0 ml verdünnt.

Verwandte Substanzen: Flüssigchromatographie (2.2.29)

Lösungsmittelmischung: 9 Volumteile Methanol R und 11 Volumteile Wasser R werden gemischt.

Untersuchungslösung a: 0,1000 g Substanz werden in der Lösungsmittelmischung zu 100,0 ml gelöst.

Untersuchungslösung b: 10,0 ml Untersuchungslösung a werden mit der Lösungsmittelmischung zu 100,0 ml verdünnt.

Referenzlösung a: 5,0 mg Substanz und 5,0 mg Pravastatin-Verunreinigung A CRS werden in der Lösungsmittelmischung zu 50,0 ml gelöst.

Referenzlösung b: 2,0 ml Untersuchungslösung a werden mit der Lösungsmittelmischung zu 100,0 ml verdünnt. 1,0 ml dieser Lösung wird mit der Lösungsmittelmischung zu 10,0 ml verdünnt.

Referenzlösung c: 12,4 mg Pravastatin-1,1,3,3-tetramethylbutylamin CRS werden in der Lösungsmittelmischung zu 100,0 ml gelöst.

Säule
- Größe: $l = 0,15$ m, $\varnothing = 4,6$ mm
- Stationäre Phase: octadecylsilyliertes Kieselgel zur Chromatographie R (5 μm)
- Temperatur: 25 °C

Mobile Phase: Essigsäure 99 % R, Triethylamin R, Methanol R, Wasser R (1:1:450:550 V/V/V/V)

Durchflussrate: 1,3 ml · min⁻¹

Detektion: Spektrometer bei 238 nm

Einspritzen: 10 μl; Untersuchungslösung a, Referenzlösungen a und b

Chromatographiedauer: 2,5fache Retentionszeit von Pravastatin

Relative Retention (bezogen auf Pravastatin, t_R etwa 21 min)
- Verunreinigung B: etwa 0,2
- Verunreinigung A: etwa 0,6
- Verunreinigung C: etwa 2,1

Eignungsprüfung: Referenzlösung a
- Auflösung: mindestens 7,0 zwischen den Peaks von Verunreinigung A und Pravastatin

Grenzwerte
- Verunreinigung A: nicht größer als das 1,5fache der Fläche des Hauptpeaks im Chromatogramm der Referenzlösung b (0,3 Prozent)
- Jede Verunreinigung: nicht größer als die Fläche des Hauptpeaks im Chromatogramm der Referenzlösung b (0,2 Prozent)

- Summe aller Verunreinigungen: nicht größer als das 3fache der Fläche des Hauptpeaks im Chromatogramm der Referenzlösung b (0,6 Prozent)
- Ohne Berücksichtigung bleiben: Peaks, deren Fläche kleiner ist als das 0,25fache der Fläche des Hauptpeaks im Chromatogramm der Referenzlösung b (0,05 Prozent)

Ethanol (2.4.24, System A): höchstens 3,0 Prozent (*m/m*)

Schwermetalle (2.4.8): höchstens 20 ppm

2,0 g Substanz werden in einer Mischung von 15 Volumteilen Wasser R und 85 Volumteilen Methanol R zu 20 ml gelöst. 12 ml Lösung müssen der Grenzprüfung B entsprechen. Zur Herstellung der Referenzlösung wird eine Blei-Lösung (2 ppm Pb) verwendet, die durch Verdünnen der Blei-Lösung (100 ppm Pb) R mit einer Mischung von 15 Volumteilen Wasser R und 85 Volumteilen Methanol R hergestellt wird.

Wasser (2.5.12): höchstens 4,0 Prozent, mit 0,500 g Substanz bestimmt

Gehaltsbestimmung

Flüssigchromatographie (2.2.29) wie unter „Verwandte Substanzen" beschrieben

Einspritzen: Untersuchungslösung b, Referenzlösung c

Der Prozentgehalt an $C_{23}H_{35}NaO_7$ wird aus dem Chromatogramm der Referenzlösung c und dem angegebenen Gehalt an Pravastatin in Pravastatin-1,1,3,3-tetramethylbutylamin CRS berechnet.

1 mg Pravastatin entspricht 1,052 mg Pravastatin-Natrium.

Lagerung

Dicht verschlossen

Verunreinigungen

A. (3R,5R)-3,5-Dihydroxy-7-[(1S,2S,6R,8S,8aR)-6-hydroxy-2-methyl-8-[[(2S)-2-methylbutanoyl]oxy]-1,2,6,7,8,8a-hexahydronaphthalin-1-yl]heptansäure (6′-Epipravastatin)

B. (3R,5R)-3,5-Dihydroxy-7-[(1S,2S,6S,8S,8aR)-6-hyd=
roxy-8-[[(2S,3R)-3-hydroxy-2-methylbutanoyl]=
oxy]-2-methyl-1,2,6,7,8,8a-hexahydronaphthalin-1-
yl]heptansäure
(3″-Hydroxypravastatin)

C. (3S,5S)-3,5-Dihydroxy-7-[(1S,2S,6S,8S,8aR)-6-hyd=
roxy-2-methyl-8-[[(2S)-2-methylpentanoyl]oxy]-
1,2,6,7,8,8a-hexahydronaphthalin-1-yl]heptansäure

D. (1S,3S,7S,8S,8aR)-3-Hydroxy-8-[2-[(2R,4R)-4-hyd=
roxy-6-oxotetrahydro-2H-pyran-2-yl]ethyl]-7-me=
thyl-1,2,3,7,8,8a-hexahydronaphthalin-1-yl-(2S)-2-
methylbutanoat
(Pravastatinlacton)

4.05/0353

Prednisolon

Prednisolonum

C₂₁H₂₈O₅ M_r 360,4

Definition

Prednisolon enthält mindestens 97,0 und höchstens
103,0 Prozent 11β,17,21-Trihydroxypregna-1,4-dien-
3,20-dion, berechnet auf die getrocknete Substanz.

Eigenschaften

Weißes bis fast weißes, kristallines, hygroskopisches
Pulver; sehr schwer löslich in Wasser, löslich in Ethanol
und Methanol, wenig löslich in Aceton, schwer löslich in
Dichlormethan

Die Substanz zeigt Polymorphie.

Prüfung auf Identität

A. Die Prüfung erfolgt mit Hilfe der IR-Spektroskopie
(2.2.24) durch Vergleich des Spektrums der Substanz
mit dem von Prednisolon *CRS*. Wenn die Spektren bei
der Prüfung in fester Form unterschiedlich sind, werden Substanz und Referenzsubstanz getrennt in der
eben notwendigen Menge Aceton *R* gelöst. Nach Eindampfen der Lösungen auf dem Wasserbad zur Trockne werden mit den Rückständen erneut Spektren aufgenommen.

B. Die Prüfung erfolgt mit Hilfe der Dünnschichtchromatographie (2.2.27) unter Verwendung einer Schicht
eines geeigneten Kieselgels, das einen Fluoreszenzindikator mit intensivster Anregung der Fluoreszenz
bei 254 nm enthält.

Untersuchungslösung: 10 mg Substanz werden in einer Mischung von 1 Volumteil Methanol *R* und 9 Volumteilen Dichlormethan *R* zu 10 ml gelöst.

Referenzlösung a: 20 mg Prednisolon *CRS* werden in
einer Mischung von 1 Volumteil Methanol *R* und 9 Volumteilen Dichlormethan *R* zu 20 ml gelöst.

Referenzlösung b: 10 mg Hydrocortison *CRS* werden
in der Referenzlösung a zu 10 ml gelöst.

Auf die Platte werden 5 µl jeder Lösung aufgetragen. Die Chromatographie erfolgt mit einer Mischung
von 10 Volumteilen Methanol *R* und 90 Volumteilen
Dichlormethan *R* über eine Laufstrecke von 15 cm.
Die Platte wird an der Luft trocknen gelassen und im
ultravioletten Licht bei 254 nm ausgewertet. Der
Hauptfleck im Chromatogramm der Untersuchungslösung entspricht in Bezug auf Lage und Größe dem
Hauptfleck im Chromatogramm der Referenzlösung a. Die Platte wird mit ethanolischer Schwefelsäure *R* besprüht, 10 min lang oder bis zum Erscheinen von Flecken bei 120 °C erhitzt und erkalten
gelassen. Die Auswertung erfolgt im Tageslicht und
im ultravioletten Licht bei 365 nm. Der Hauptfleck im
Chromatogramm der Untersuchungslösung entspricht
in Bezug auf Lage, Farbe im Tageslicht, Fluoreszenz
im ultravioletten Licht bei 365 nm und Größe dem
Hauptfleck im Chromatogramm der Referenzlösung a. Die Prüfung darf nur ausgewertet werden,
wenn das Chromatogramm der Referenzlösung b
deutlich voneinander getrennt 2 Flecke zeigt.

Prüfung auf Reinheit

Spezifische Drehung (2.2.7): 0,250 g Substanz werden
in Dioxan *R* zu 25,0 ml gelöst. Die spezifische Drehung

Die „Allgemeinen Vorschriften" gelten für alle Monographien und sonstigen Texte

muss zwischen +96 und +102 liegen, berechnet auf die getrocknete Substanz.

Verwandte Substanzen: Die Prüfung erfolgt mit Hilfe der Flüssigchromatographie (2.2.29).

Untersuchungslösung: 25,0 mg Substanz werden in 2 ml Tetrahydrofuran *R* gelöst. Die Lösung wird mit Wasser *R* zu 10,0 ml verdünnt.

Referenzlösung a: 2 mg Prednisolon *CRS* und 2 mg Hydrocortison *CRS* werden in der mobilen Phase zu 100,0 ml gelöst.

Referenzlösung b: 1,0 ml Untersuchungslösung wird mit der mobilen Phase zu 100,0 ml verdünnt.

Die Chromatographie kann durchgeführt werden mit
- einer Säule aus rostfreiem Stahl von 0,25 m Länge und 4,6 mm innerem Durchmesser, gepackt mit desaktiviertem, nachsilanisiertem, octadecylsilyliertem Kieselgel zur Chromatographie *R* (5 µm)
- folgender mobilen Phase bei einer Durchflussrate von 1 ml je Minute: In einem 1000-ml-Messkolben werden 220 ml Tetrahydrofuran *R* und 700 ml Wasser *R* gemischt; die Mischung wird zum Äquilibrieren stehen gelassen, mit Wasser *R* zu 1000 ml verdünnt und erneut gemischt
- einem Spektrometer als Detektor bei einer Wellenlänge von 254 nm.

Die Säule wird bei einer Temperatur von 45 °C gehalten.

Die Säule wird mit der mobilen Phase bei einer Durchflussrate von 1 ml je Minute etwa 30 min lang äquilibriert.

Die Empfindlichkeit des Systems wird so eingestellt, dass die Höhe des Hauptpeaks im Chromatogramm mit 20 µl Referenzlösung b mindestens 50 Prozent des maximalen Ausschlags beträgt.

20 µl Referenzlösung a werden eingespritzt. Werden die Chromatogramme unter den vorgeschriebenen Bedingungen aufgezeichnet, betragen die Retentionszeiten für Prednisolon etwa 14 min und für Hydrocortison etwa 15,5 min. Die Prüfung darf nur ausgewertet werden, wenn im Chromatogramm der Referenzlösung a die Auflösung zwischen den Peaks von Prednisolon und Hydrocortison mindestens 2,2 beträgt. Falls erforderlich wird die Konzentration von Tetrahydrofuran in der mobilen Phase geändert.

20 µl Lösungsmittelmischung der Untersuchungslösung als Blindlösung und je 20 µl Untersuchungslösung und Referenzlösung b werden eingespritzt. Die Chromatographie der Untersuchungslösung erfolgt über eine Dauer, die der 4,5fachen Retentionszeit des Hauptpeaks entspricht. Im Chromatogramm der Untersuchungslösung darf keine Peakfläche, mit Ausnahme der des Hauptpeaks, größer sein als die Fläche des Hauptpeaks im Chromatogramm der Referenzlösung b (1 Prozent) und höchstens eine dieser Peakflächen darf größer sein als das 0,5fache der Fläche des Hauptpeaks im Chromatogramm der Referenzlösung b (0,5 Prozent). Im Chromatogramm der Untersuchungslösung darf die Summe aller Peakflächen, mit Ausnahme der des Hauptpeaks, nicht größer sein als das 2,0fache der Fläche des Hauptpeaks im Chromatogramm der Referenzlösung b (2 Prozent). Peaks der Blindlösung und Peaks, deren Fläche kleiner ist als das 0,05fache der Fläche des Hauptpeaks im Chromatogramm der Referenzlösung b, werden nicht berücksichtigt.

Trocknungsverlust (2.2.32): höchstens 1,0 Prozent, mit 0,500 g Substanz durch Trocknen im Trockenschrank bei 100 bis 105 °C bestimmt

Gehaltsbestimmung

0,100 g Substanz werden in Ethanol 96 % *R* zu 100,0 ml gelöst. 2,0 ml Lösung werden mit Ethanol 96 % *R* zu 100,0 ml verdünnt. Die Absorption (2.2.25) wird im Maximum bei 243,5 nm gemessen.

Der Gehalt an $C_{21}H_{28}O_5$ wird mit Hilfe der spezifischen Absorption berechnet ($A_{1\,cm}^{1\,\%} = 415$).

Lagerung

Dicht verschlossen, vor Licht geschützt

Verunreinigungen

A. Hydrocortison

4.05/2036

1-Propanol

Propanolum

C_3H_8O M_r 60,1

Definition

Propan-1-ol

Eigenschaften

Aussehen: klare, farblose Flüssigkeit

Löslichkeit: mischbar mit Wasser und wasserfreiem Ethanol

Prüfung auf Identität

1: C, B
2: A, B, D

A. Brechungsindex (2.2.6): 1,384 bis 1,387

Beachten Sie den Hinweis auf „Allgemeine Monographien" zu Anfang des Bands auf Seite B

B. Siedetemperatur (2.2.12): 96 bis 98 °C

C. IR-Spektroskopie (2.2.24)

Vergleich: 1-Propanol-Referenzspektrum der Ph. Eur.

D. 1,0 ml Substanz wird mit 0,10 g 3,5-Dinitrobenzoyl-chlorid *R* und 50 µl Schwefelsäure *R* versetzt. Die Mischung wird 30 min lang zum Rückfluss erhitzt. Anschließend wird der Überschuss an 1-Propanol abgedampft. Der Rückstand wird mit 5 ml Heptan *R* versetzt. Die Mischung wird zum Sieden erhitzt und in noch heißem Zustand filtriert. Die sich beim Abkühlen bildenden Kristalle werden mit Heptan *R* gewaschen und 24 h lang bei Raumtemperatur im Vakuum bei 2 kPa getrocknet. Die kleinen, farblosen, glänzenden Plättchen schmelzen (2.2.14) zwischen 71 und 74 °C.

Prüfung auf Reinheit

Prüflösung: Der bei der Prüfung „Nicht flüchtige Bestandteile" erhaltene Rückstand wird in 1 ml Salzsäure (1 mol · l⁻¹) gelöst. Die Lösung wird mit Wasser *R* zu 50,0 ml verdünnt.

Aussehen: Die Substanz muss klar (2.2.1) und farblos (2.2.2, Methode II) sein.

2 ml Substanz werden mit Wasser *R* zu 10 ml verdünnt. Nach 5 min muss die Lösung klar (2.2.1) sein.

Sauer oder alkalisch reagierende Substanzen: 10,0 ml kohlendioxidfreies Wasser *R* werden mit 0,1 ml Phenolphthalein-Lösung *R* gemischt. Die Mischung wird mit Natriumhydroxid-Lösung (0,01 mol · l⁻¹) bis zur schwachen Rosafärbung versetzt. Nach Zusatz von 5,0 ml Substanz darf die Färbung der Lösung nicht stärker werden. Falls die Färbung der Lösung verblasst, werden 0,2 ml Natriumhydroxid-Lösung (0,01 mol · l⁻¹) zugesetzt. Diese Lösung muss rosa gefärbt sein.

Absorption (2.2.25): Die Absorption der Substanz wird zwischen 230 und 310 nm gegen Wasser *R* als Kompensationsflüssigkeit gemessen. Die Absorption (*A*) darf folgende Werte nicht übersteigen:

Wellenlänge (nm)	Absorption *A*
230	0,300
250	0,100
270	0,030
290	0,020
310	0,010

Die Absorptionskurve darf keine Peaks aufweisen.

Reduzierende Substanzen: 10,0 ml Substanz werden unter Ausschluss direkter Lichteinwirkung in einem Reagenzglas von etwa 20 mm Durchmesser in ein Wasserbad von 20 °C gebracht. 1,0 ml einer frisch hergestellten Lösung von Kaliumpermanganat *R* (0,16 g · l⁻¹) wird zugesetzt. Die Färbung der Mischung, die weiterhin bei 20 °C gehalten wird, muss langsam von Violett nach Rot übergehen. Die Untersuchungslösung darf innerhalb von 30 min nicht stärker gefärbt (2.2.2, Methode II) sein als 10,0 ml einer Referenzlösung, die wie folgt hergestellt wird: 5,5 ml Stammlösung Gelb und 13,0 ml Stammlösung Rot werden gemischt und mit Wasser *R* zu 100,0 ml verdünnt.

Verwandte Substanzen: Gaschromatographie (2.2.28)

Untersuchungslösung: die Substanz

Referenzlösung a: 1,0 ml Untersuchungslösung wird mit Heptan *R* zu 100,0 ml verdünnt. 1,0 ml dieser Lösung wird mit Heptan *R* zu 10,0 ml verdünnt.

Referenzlösung b: 0,1 ml Aceton *R* werden mit 0,1 ml 2-Propanol *R* gemischt. Die Mischung wird mit der Untersuchungslösung zu 100 ml verdünnt.

Säule
– Material: Quarzglas
– Größe: *l* = 30 m, ∅ = 0,25 mm
– Stationäre Phase: Poly[(cyanopropyl)(phenyl)][dimethyl]siloxan *R* (Filmdicke 1,4 µm)

Trägergas: Helium zur Chromatographie *R*

Lineare Geschwindigkeit: 25 cm · s⁻¹

Splitverhältnis: 1 : 200

Temperatur

	Zeit (min)	Temperatur (°C)
Säule	0 – 12	40
	12 – 28	40 → 200
	28 – 38	200
Probeneinlass		240
Detektor		240

Detektion: Flammenionisation

Einspritzen: 1 µl

Eignungsprüfung: Referenzlösung b
– Auflösung: mindestens 2,0 zwischen den Peaks von Verunreinigung D und Verunreinigung E

Grenzwerte
– Jede Verunreinigung: nicht größer als die Fläche des 1-Propanol-Peaks im Chromatogramm der Referenzlösung a (0,1 Prozent)
– Summe aller Verunreinigungen: nicht größer als das 3fache der Fläche des 1-Propanol-Peaks im Chromatogramm der Referenzlösung a (0,3 Prozent)
– Ohne Berücksichtigung bleiben: Peaks, deren Fläche kleiner ist als das 0,1fache der Fläche des 1-Propanol-Peaks im Chromatogramm der Referenzlösung a (0,01 Prozent)

Nicht flüchtige Bestandteile: höchstens 0,004 Prozent

50 ml Substanz werden bei 100 °C zur Trockne eingedampft. Der im Trockenschrank bei 100 bis 105 °C bis zur Massekonstanz getrocknete Rückstand darf höchstens 2 mg wiegen und wird zur Herstellung der Prüflösung verwendet.

Wasser (2.5.12): höchstens 0,2 Prozent, mit 10 g Substanz bestimmt

P

Monographien

Lagerung

Vor Licht geschützt

Verunreinigungen

A. CH₃–OH:
   Methanol

B. Ethanol

C. CH₃–CH₂–CHO:
   Propanal

D. Aceton

E. 2-Propanol
   (Isopropylalkohol)

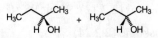

F. Butan-2-ol
   (*sec*-Butanol)

G. 2-Methylpropan-1-ol
   (Isobutanol)

H. CH₃–[CH₂]₃–OH:
   Butan-1-ol
   (*n*-Butanol)

I. CH₃–[CH₂]₄–OH:
   Pentan-1-ol
   (*n*-Pentanol)

J. CH₃–[CH₂]₅–OH:
   Hexan-1-ol
   (*n*-Hexanol)

R

4.05/1146

Roxithromycin

Roxithromycinum

$C_{41}H_{76}N_2O_{15}$ M_r 837

Definition

(3R,4S,5S,6R,7R,9R,11S,12R,13S,14R)-4-[(2,6-Dides=
oxy-3-C-methyl-3-O-methyl-α-L-ribo-hexopyranosyl)=
oxy]-14-ethyl-7,12,13-trihydroxy-10-[(E)-[(2-methoxy=
ethoxy)methoxy]imino]-3,5,7,9,11,13-hexamethyl-6-
[[3,4,6-tridesoxy-3-(dimethylamino)-β-D-xylo-hexopy=
ranosyl]oxy]oxacyclotetradecan-2-on

Gehalt: 96,0 bis 102,0 Prozent (wasserfreie Substanz)

Eigenschaften

Aussehen: weißes, kristallines Pulver

Löslichkeit: sehr schwer löslich in Wasser, leicht löslich
in Aceton, Dichlormethan und Ethanol

Die Substanz ist in verdünnter Salzsäure schwer löslich.

Die Substanz zeigt Polymorphie.

Prüfung auf Identität

A. IR-Spektroskopie (2.2.24)

Vergleich: Roxithromycin CRS

Wenn die Spektren bei der Prüfung unterschiedlich
sind, werden mit Lösungen der Substanz und der Referenzsubstanz (90 g · l⁻¹) in Dichlormethan R erneut
Spektren aufgenommen.

B. Die unter „Gehaltsbestimmung" erhaltenen Chromatogramme werden ausgewertet.

Ergebnis: Der Hauptpeak im Chromatogramm der
Untersuchungslösung entspricht in Bezug auf Retentionszeit und Größe dem Hauptpeak im Chromatogramm der Referenzlösung a.

Prüfung auf Reinheit

Aussehen der Lösung: Die Lösung muss klar (2.2.1)
und farblos (2.2.2, Methode II) sein.

0,2 g Substanz werden in Methanol R zu 20 ml gelöst.

Spezifische Drehung (2.2.7): −93 bis −96 (wasserfreie
Substanz)

0,500 g Substanz werden in Aceton R zu 50,0 ml gelöst.

Verwandte Substanzen: Flüssigchromatographie
(2.2.29)

Lösung A: eine Mischung von 30 Volumteilen Acetonitril R und 70 Volumteilen einer Lösung von Ammoniumdihydrogenphosphat R (48,6 g · l⁻¹), die zuvor mit verdünnter Natriumhydroxid-Lösung R auf einen pH-Wert
von 5,3 eingestellt wurde

Untersuchungslösung: 50,0 mg Substanz werden in
Lösung A zu 25,0 ml gelöst.

Referenzlösung a: 50,0 mg Roxithromycin CRS werden
in Lösung A zu 25,0 ml gelöst.

Referenzlösung b: 1,0 ml Referenzlösung a wird mit
Lösung A zu 100,0 ml verdünnt.

Referenzlösung c: 20,0 mg Roxithromycin zur Eignungsprüfung CRS werden in Lösung A zu 10,0 ml gelöst.

Referenzlösung d: 1,0 ml Toluol R wird mit Acetonitril R
zu 100,0 ml verdünnt. 0,2 ml dieser Lösung werden mit
Lösung A zu 200,0 ml verdünnt.

Säule
– Größe: $l = 0,15$ m, $\varnothing = 4,6$ mm
– Stationäre Phase: nachsilanisiertes, octadecylsilyliertes Kieselgel zur Chromatographie R (5 µm), sphärisch, mit einer Porengröße von 10 nm und etwa
19 Prozent Kohlenstoffgehalt
– Temperatur: 15 °C

Mobile Phase
– Mobile Phase A: eine Mischung von 26 Volumteilen
Acetonitril R und 74 Volumteilen einer Lösung von
Ammoniumdihydrogenphosphat R (59,7 g · l⁻¹), die
zuvor mit verdünnter Natriumhydroxid-Lösung R auf
einen pH-Wert von 4,3 eingestellt wurde
– Mobile Phase B: Wasser R, Acetonitril R (30:70 V/V)

Zeit (min)	Mobile Phase A (% V/V)	Mobile Phase B (% V/V)
0 – 50	100	0
50 – 51	100 → 90	0 → 10
51 – 80	90	10
80 – 81	90 → 100	10 → 0
81 – 100	100	0

Durchflussrate: 1,1 ml · min⁻¹

Detektion: Spektrometer bei 205 nm

Einspritzen: 20 µl; Temperatur des Probeneinlasses:
8 °C; Untersuchungslösung, Referenzlösungen b, c und d

Die „Allgemeinen Vorschriften" gelten für alle Monographien und sonstigen Texte

Relative Retention (bezogen auf Roxithromycin, t_R etwa 22 min)
– Verunreinigung G: etwa 1,15

Eignungsprüfung: Referenzlösung c
– Peak-Tal-Verhältnis: mindestens 2,0, wobei H_p die Höhe des Peaks der Verunreinigung G über der Basislinie und H_v die Höhe des niedrigsten Punkts der Kurve über der Basislinie zwischen den Peaks von Verunreinigung G und Roxithromycin darstellt

Grenzwerte
– Verunreinigung G: nicht größer als die Fläche des Hauptpeaks im Chromatogramm der Referenzlösung b (1,0 Prozent)
– Jede Verunreinigung: nicht größer als das 0,5fache der Fläche des Hauptpeaks im Chromatogramm der Referenzlösung b (0,5 Prozent)
– Summe aller Verunreinigungen: nicht größer als das 3fache der Fläche des Hauptpeaks im Chromatogramm der Referenzlösung b (3,0 Prozent)
– Ohne Berücksichtigung bleiben: Peaks, deren Fläche kleiner ist als das 0,05fache der Fläche des Hauptpeaks im Chromatogramm der Referenzlösung b (0,05 Prozent); Toluol-Peak (Identifizierung mit Hilfe des Chromatogramms der Referenzlösung d)

Schwermetalle (2.4.8): höchstens 10 ppm

2,0 g Substanz werden in einer Mischung von 15 Volumteilen Wasser *R* und 85 Volumteilen Aceton *R* zu 20 ml gelöst. 12 ml Lösung müssen der Grenzprüfung B entsprechen. Als Referenzlösung wird eine Blei-Lösung (1 ppm Pb) verwendet, die durch Verdünnen der Blei-Lösung (100 ppm Pb) *R* mit einer Mischung von 15 Volumteilen Wasser *R* und 85 Volumteilen Aceton *R* hergestellt wird.

Wasser (2.5.12): höchstens 3,0 Prozent, mit 0,200 g Substanz bestimmt

Sulfatasche (2.4.14): höchstens 0,1 Prozent, mit 1,0 g Substanz bestimmt

Gehaltsbestimmung

Flüssigchromatographie (2.2.29), wie unter „Verwandte Substanzen" beschrieben, mit folgenden Änderungen:

Säule
– Größe: $l = 0,25$ m

Mobile Phase: eine Mischung von 307 Volumteilen Acetonitril *R* und 693 Volumteilen einer Lösung von Ammoniumdihydrogenphosphat *R* (49,1 g · l^{-1}), die zuvor mit verdünnter Natriumhydroxid-Lösung *R* auf einen pH-Wert von 5,3 eingestellt wurde

Durchflussrate: 1,5 ml · min^{-1}

Einspritzen: Untersuchungslösung, Referenzlösungen a und c

Retentionszeit: Roxithromycin etwa 12 min

Eignungsprüfung: Referenzlösung c
– Peak-Tal-Verhältnis: mindestens 1,5, wobei H_p die Höhe des Peaks der Verunreinigung G über der Basislinie und H_v die Höhe des niedrigsten Punkts der Kurve über der Basislinie zwischen den Peaks von Verunreinigung G und Roxithromycin darstellt

Lagerung

Dicht verschlossen

Verunreinigungen

Qualifizierte Verunreinigungen:

A, B, C, D, E, F, G, H, I

A. Erythromycin A

B. 4-*O*-De(2,6-didesoxy-3-*C*-methyl-3-*O*-methyl-α-*ribo*-hexopyranosyl)erythromycin-10-(*E*)-[*O*-[(2-methoxyethoxy)methyl]oxim]

C. R = H:
Erythromycin-10-(*E*)-oxim

G. R = CH$_2$–O–CH$_2$–O–CH$_2$–CH$_2$–OCH$_3$:
Erythromycin-10-(*E*)-[*O*-[[(2-methoxyethoxy)meth=oxy]methyl]oxim]

Beachten Sie den Hinweis auf „Allgemeine Monographien" zu Anfang des Bands auf Seite B

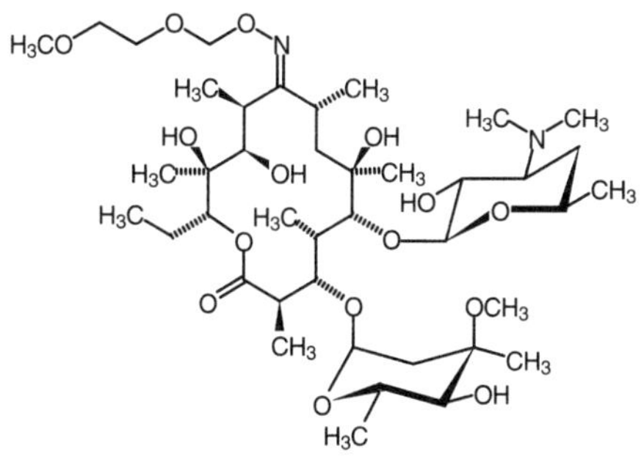

D. Erythromycin-10-(*Z*)-[[(2-methoxyethoxy)methyl]=
oxim]

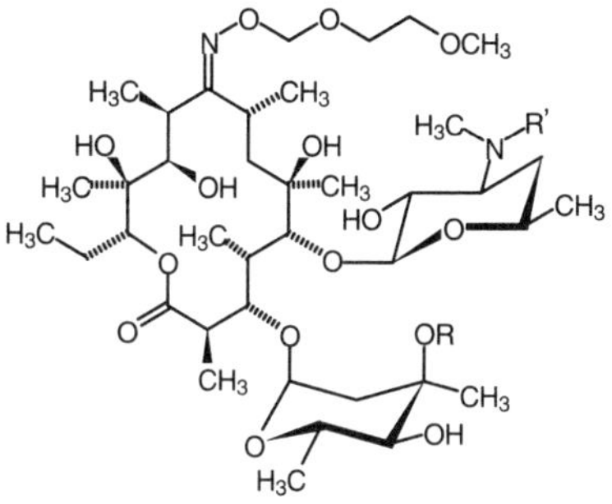

E. R = H, R′ = CH₃:
3-*O*-Demethylerythromycin-10-(*E*)-[*O*-[(2-methoxy=
ethoxy)methyl]oxim]
(Roxithromycin C)

F. R = CH₃, R′ = H:
N-Demethylerythromycin-10-(*E*)-[[*O*-(2-methoxy=
ethoxy)methyl]oxim]

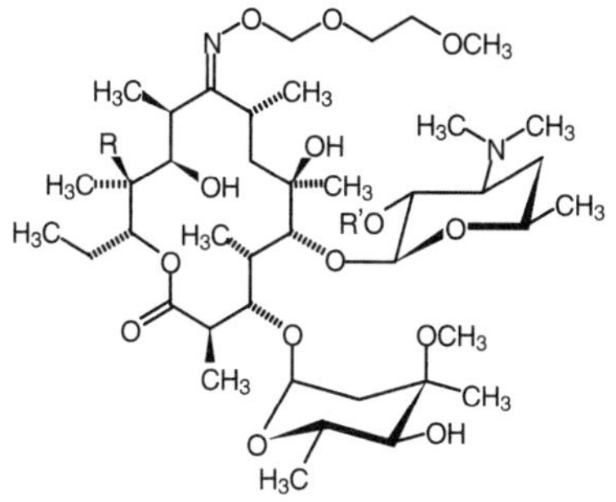

H. R = R′ = H:
13-Desoxyerythromycin-10-(*E*)-[*O*-[(2-methoxyeth=
oxy)methyl]oxim]
(Roxithromycin B)

I. R = OH, R′ = CH₂–O–CH₂–CH₂–OCH₃:
2-*O*-[(2-Methoxyethoxy)methyl]erythromycin-10-
(*E*)-[*O*-[(2-methoxyethoxy)methyl]oxim]

R

Monographien

Die „Allgemeinen Vorschriften" gelten für alle Monographien und sonstigen Texte

Ph. Eur. 4. Ausgabe, 5. Nachtrag

S

4.05/0687

Salbutamolsulfat

Salbutamoli sulfas

$C_{26}H_{44}N_2O_{10}S$ $\qquad\qquad M_r$ 576,7

Definition

Bis[(1*RS*)-2-[(1,1-dimethylethyl)amino]-1-[4-hydroxy-3-(hydroxymethyl)phenyl]ethanol]sulfat

Gehalt: 98,0 bis 101,0 Prozent (getrocknete Substanz)

Eigenschaften

Aussehen: weißes bis fast weißes, kristallines Pulver

Löslichkeit: leicht löslich in Wasser, praktisch unlöslich bis sehr schwer löslich in Dichlormethan und Ethanol

Prüfung auf Identität

1: B, E
2: A, C, D, E

A. 80,0 mg Substanz werden in einer Lösung von Salzsäure *R* (10 g · l⁻¹) zu 100,0 ml gelöst. 10,0 ml Lösung werden mit einer Lösung von Salzsäure *R* (10 g · l⁻¹) zu 100,0 ml verdünnt. Diese Lösung, zwischen 230 und 350 nm gemessen, zeigt ein Absorptionsmaximum (2.2.25) bei 276 nm. Die spezifische Absorption im Maximum liegt zwischen 55 und 64.

B. IR-Spektroskopie (2.2.24)

Probenvorbereitung: Presslinge aus Kaliumbromid *R*

Vergleich: Salbutamolsulfat *CRS*

C. Dünnschichtchromatographie (2.2.27)

Untersuchungslösung: 12 mg Substanz werden in Wasser *R* zu 10 ml gelöst.

Referenzlösung: 12 mg Salbutamolsulfat *CRS* werden in Wasser *R* zu 10 ml gelöst.

Platte: DC-Platte mit Kieselgel *R*

Fließmittel: konzentrierte Ammoniak-Lösung *R*, Wasser *R*, Ethylacetat *R*, 2-Propanol *R*, Isobutylmethylketon *R* (3:18:35:45:50 *V/V/V/V/V*)

Auftragen: 1 µl

Laufstrecke: 18 cm

Trocknen: an der Luft

Detektion: Die Platte wird mit einer Lösung von Methylbenzothiazolonhydrazonhydrochlorid *R* (1 g · l⁻¹) in einer 90-prozentigen Lösung (*V/V*) von Methanol *R* besprüht, anschließend mit einer Lösung von Kaliumhexacyanoferrat(III) *R* (20 g · l⁻¹) in einer Mischung von 1 Volumteil konzentrierter Ammoniak-Lösung *R* 1 und 3 Volumteilen Wasser *R* und dann erneut mit einer Lösung von Methylbenzothiazolonhydrazonhydrochlorid (1 g · l⁻¹) in einer 90-prozentigen Lösung (*V/V*) von Methanol *R*.

Ergebnis: Der Hauptfleck im Chromatogramm der Untersuchungslösung entspricht in Bezug auf Lage, Farbe und Größe dem Hauptfleck im Chromatogramm der Referenzlösung.

D. Etwa 10 mg Substanz werden in 50 ml einer Lösung von Natriumtetraborat *R* (20 g · l⁻¹) gelöst. Die Lösung wird mit 1 ml einer Lösung von Aminopyrazolon *R* (30 g · l⁻¹), 10 ml Dichlormethan *R* und 10 ml einer Lösung von Kaliumhexacyanoferrat(III) *R* (20 g · l⁻¹) versetzt, geschüttelt und anschließend stehen gelassen. In der Dichlormethanphase entwickelt sich eine orangerote Färbung.

E. Die Substanz gibt die Identitätsreaktion a auf Sulfat (2.3.1).

Prüfung auf Reinheit

Prüflösung: 0,250 g Substanz werden in kohlendioxidfreiem Wasser *R* zu 25,0 ml gelöst.

Aussehen der Lösung: Die Prüflösung muss klar (2.2.1) und darf nicht stärker gefärbt sein als die Farbvergleichslösung BG₆ (2.2.2, Methode II).

Optische Drehung (2.2.7): −0,10 bis +0,10°, an der Prüflösung bestimmt

Sauer oder alkalisch reagierende Substanzen: 10 ml Prüflösung werden mit 0,15 ml Methylrot-Lösung *R* und 0,2 ml Natriumhydroxid-Lösung (0,01 mol · l⁻¹) versetzt. Die Lösung muss gelb gefärbt sein. Bis zum Farbumschlag nach Rot dürfen höchstens 0,4 ml Salzsäure (0,01 mol · l⁻¹) verbraucht werden.

Verwandte Substanzen: Flüssigchromatographie (2.2.29)

Untersuchungslösung: 0,100 g Substanz werden in der mobilen Phase zu 50,0 ml gelöst.

S

Monographien

Die „Allgemeinen Vorschriften" gelten für alle Monographien und sonstigen Texte

Das folgende Chromatogramm dient zur Information.

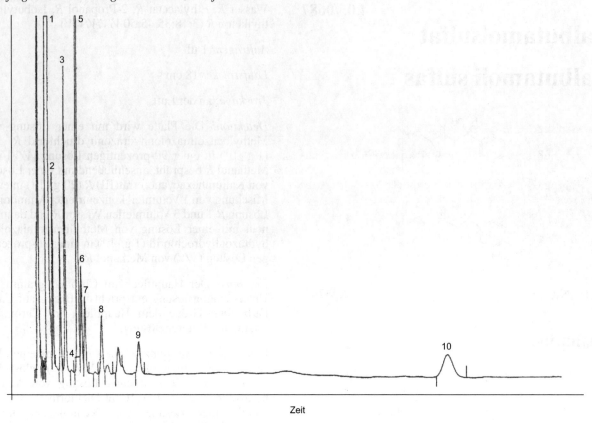

Zeit

1. Salbutamol	5. Verunreinigung D	8. Verunreinigung G
2. Verunreinigung B	6. Verunreinigung H	9. Verunreinigung F
3. Verunreinigung A	7. Verunreinigung E	10. Verunreinigung I
4. Verunreinigung C		

Abb. 0687-1: Chromatogramm für die Prüfung „Verwandte Substanzen" von Salbutamolsulfat

Referenzlösung: 2,4 mg Salbutamolsulfat *CRS*, 2,0 mg Salbutamol-Verunreinigung B *CRS*, 3,0 mg Salbutamol-Verunreinigung D *CRS*, 3,0 mg Salbutamol-Verunreinigung F *CRS*, 3,0 mg Salbutamol-Verunreinigung G *CRS* und 3,0 mg Salbutamol-Verunreinigung I *CRS* werden in der mobilen Phase zu 10,0 ml gelöst. 2,0 ml Lösung werden mit der mobilen Phase zu 100,0 ml verdünnt.

Säule
– Größe: l = 0,15 m, ∅ = 3,9 mm
– Stationäre Phase: nachsilanisiertes, octylsilyliertes Kieselgel zur Chromatographie *R* (5 µm), sphärisch, mit einer spezifischen Oberfläche von 335 m^2 · g^{-1}, einer Porengröße von 10 nm und einem Kohlenstoffgehalt von 11,7 Prozent

Mobile Phase: eine Mischung von 22 Volumteilen Acetonitril *R* und 78 Volumteilen einer Lösung, die Natriumheptansulfonat *R* (2,87 g · l^{-1}) und Kaliumdihydrogenphosphat *R* (2,5 g · l^{-1}) enthält und die zuvor mit Phosphorsäure 10 % *R* auf einen pH-Wert von 3,65 eingestellt wurde

Durchflussrate: 1 ml · min^{-1}

Detektion: Spektrometer bei 220 nm

Einspritzen: 20 µl

Chromatographiedauer: 25fache Retentionszeit von Salbutamol

Relative Retention (bezogen auf Salbutamol, t_R etwa 1,9 min)
– Verunreinigung B: etwa 1,3
– Verunreinigung A: etwa 1,7
– Verunreinigung C: etwa 2,0
– Verunreinigung D: etwa 2,7
– Verunreinigung H: etwa 3,0
– Verunreinigung E: etwa 3,1
– Verunreinigung G: etwa 4,1
– Verunreinigung F: etwa 6,2
– Verunreinigung I: etwa 23,2

Eignungsprüfung: Referenzlösung
– Auflösung: mindestens 3,0 zwischen den Peaks von Salbutamol und Verunreinigung B

Grenzwerte
– Verunreinigung D: nicht größer als die Fläche des entsprechenden Peaks im Chromatogramm der Referenzlösung (0,3 Prozent)
– Verunreinigung F: nicht größer als die Fläche des entsprechenden Peaks im Chromatogramm der Referenzlösung (0,3 Prozent)
– Verunreinigung G: nicht größer als die Fläche des entsprechenden Peaks im Chromatogramm der Referenzlösung (0,3 Prozent)
– Verunreinigung I: nicht größer als die Fläche des entsprechenden Peaks im Chromatogramm der Referenzlösung (0,3 Prozent)

Beachten Sie den Hinweis auf „Allgemeine Monographien" zu Anfang des Bands auf Seite B

– Jede weitere Verunreinigung: nicht größer als das 1,5fache der Fläche des Salbutamol-Peaks im Chromatogramm der Referenzlösung (0,3 Prozent)

– Summe aller Verunreinigungen: höchstens 1,0 Prozent

– Ohne Berücksichtigung bleiben: Peaks, deren Fläche kleiner ist als 0,05 Prozent

Verunreinigung J: höchstens 0,2 Prozent

60,0 mg Substanz werden in einer Lösung von Salzsäure R (1 g · l^{-1}) zu 25,0 ml gelöst. Die Absorption (2.2.25) der Lösung, bei 310 nm gemessen, darf höchstens 0,10 betragen.

Bor: höchstens 50 ppm

Untersuchungslösung: 50 mg Substanz werden mit 5 ml einer Lösung, die wasserfreies Natriumcarbonat R (13 g · l^{-1}) und Kaliumcarbonat R (17 g · l^{-1}) enthält, versetzt. Die Mischung wird im Wasserbad zur Trockne eingedampft. Der Rückstand wird anschließend bei 120 °C getrocknet und rasch bis zur Zerstörung der organischen Substanz geglüht. Nach dem Erkalten wird der Rückstand mit 0,5 ml Wasser R und 3,0 ml einer frisch hergestellten Lösung von Curcumin R (1,25 g · l^{-1}) in Essigsäure 99 % R versetzt und bis zur Lösung erwärmt. Nach dem Erkalten werden 3,0 ml einer Mischung, die durch langsamen Zusatz von 5 ml Schwefelsäure R zu 5 ml Essigsäure 99 % R unter Rühren hergestellt wurde, zugesetzt und gemischt. Die Mischung wird 30 min lang stehen gelassen, mit Ethanol 96 % R zu 100,0 ml verdünnt und filtriert. Das Filtrat wird verwendet.

Referenzlösung: 0,572 g Borsäure R werden in 1000,0 ml Wasser R gelöst. 1,0 ml Lösung wird mit Wasser R zu 100,0 ml verdünnt. 2,5 ml dieser Lösung werden mit 5 ml einer Lösung, die wasserfreies Natriumcarbonat R (13 g · l^{-1}) und Kaliumcarbonat R (17 g · l^{-1}) enthält, versetzt und weiterbehandelt wie bei der Untersuchungslösung beschrieben.

Die Absorptionen (2.2.25) der Untersuchungslösung und der Referenzlösung werden im Maximum bei etwa 555 nm gemessen. Die Absorption der Untersuchungslösung darf nicht größer sein als die der Referenzlösung.

Trocknungsverlust (2.2.32): höchstens 0,5 Prozent, mit 1,000 g Substanz durch Trocknen im Trockenschrank bei 100 bis 105 °C bestimmt

Sulfatasche (2.4.14): höchstens 0,1 Prozent, mit 1,0 g Substanz bestimmt

Gehaltsbestimmung

0,400 g Substanz, in 5 ml wasserfreier Ameisensäure R gelöst, werden nach Zusatz von 35 ml wasserfreier Es-

sigsäure R mit Perchlorsäure (0,1 mol · l^{-1}) titriert. Der Endpunkt wird mit Hilfe der Potentiometrie (2.2.20) bestimmt.

1 ml Perchlorsäure (0,1 mol · l^{-1}) entspricht 57,67 mg $C_{26}H_{44}N_2O_{10}S$.

Lagerung

Vor Licht geschützt

Verunreinigungen

A. R1 = OCH$_3$, R2 = CH$_2$OH:
[5-[(1RS)-2-[(1,1-Dimethylethyl)amino]-1-meth=oxyethyl]-2-hydroxyphenyl]methanol

B. R1 = OH, R2 = H:
(1RS)-2-[(1,1-Dimethylethyl)amino]-1-(4-hydroxy=phenyl)ethanol

C. R1 = OH, R2 = CH$_3$:
(1RS)-2-[(1,1-Dimethylethyl)amino]-1-(4-hydroxy-3-methylphenyl)ethanol

D. R1 = OH, R2 = CHO:
5-[(1RS)-2-[(1,1-Dimethylethyl)amino]-1-hydroxy=ethyl]-2-hydroxybenzaldehyd

E. R1 = H, R2 = OH, R3 = CH$_2$–C$_6$H$_5$:
(1RS)-2-[Benzyl(1,1-dimethylethyl)amino]-1-[4-hydroxy-3-(hydroxymethyl)phenyl]ethanol

G. R1 = CH$_2$–C$_6$H$_5$:
2-[Benzyl(1,1-dimethylethyl)amino]-1-[4-hydroxy-3-(hydroxymethyl)phenyl]ethanon

J. R1 = H:
2-[(1,1-Dimethylethyl)amino]-1-[4-hydroxy-3-(hyd=roxymethyl)phenyl]ethanon
(Salbutamon)

Die „Allgemeinen Vorschriften" gelten für alle Monographien und sonstigen Texte

F. 1,1'-[Oxybis[methylen(4-hydroxy-1,3-phenylen)]]=
   bis[2-[(1,1-dimethylethyl)amino]ethanol]

H. R1 = R2 = H:
   4-[2-[(1,1-Dimethylethyl)amino]ethyl]-2-methyl=
   phenol

I. R1 = OH, R2 = CH₂–C₆H₅:
   (1RS)-2-[(1,1-Dimethylethyl)amino]-1-[3-(hydroxy=
   methyl)-4-benzyloxyphenyl]ethanol

4.05/1470

Simeticon

Simeticonum

Definition

Simeticon wird durch Einbau von 4 bis 7 Prozent Siliciumdioxid in Polydimethylsiloxan mit einem Polymerisationsgrad zwischen 20 und 400 erhalten. Die Substanz
enthält 90,5 bis 99,0 Prozent Polydimethylsiloxan.

Herstellung

Polydimethylsiloxan wird durch Hydrolyse und Poly-
kondensation von Dichlordimethylsilan und Chlortrimethylsilan erhalten. Das Siliciumdioxid wird an der Oberfläche durch Einbau von Methylsilyl-Gruppen verändert.

Eigenschaften

Viskose, grauweiße, opaleszierende Flüssigkeit; praktisch unlöslich in Wasser und Methanol, sehr schwer
löslich bis praktisch unlöslich in wasserfreiem Ethanol,
teilweise mischbar mit Dichlormethan, Ethylacetat,
Ethylmethylketon und Toluol

Prüfung auf Identität

A. Die Prüfung erfolgt mit Hilfe der IR-Spektroskopie
   (2.2.24) wie unter „Gehaltsbestimmung" beschrieben.

Absorptionsmaxima treten bei 2964, 2905, 1412,
1260 und 1020 cm⁻¹ auf. Die Prüfung erfolgt mit der
Substanz als dünnem Film zwischen Plättchen aus
Natriumchlorid R.

B. 0,5 g Substanz werden in einem Reagenzglas auf kleiner Flamme bis zum Erscheinen weißer Dämpfe erhitzt. Das Reagenzglas wird so über ein zweites Reagenzglas, das 1 ml einer Lösung von Chromotropsäure-Natrium R (1 g · l⁻¹) in Schwefelsäure R enthält,
   gehalten, dass die Dämpfe die Lösung erreichen. Das
   zweite Reagenzglas wird etwa 10 s lang geschüttelt
   und 5 min lang im Wasserbad erhitzt. Die Lösung ist
   violett gefärbt.

C. Der bei der Bestimmung „Siliciumdioxid" (siehe
   „Gehaltsbestimmung") erhaltene Rückstand gibt die
   Identitätsreaktion auf Silicat (2.3.1).

Prüfung auf Reinheit

Sauer reagierende Substanzen: 2,0 g Substanz werden
mit 25 ml einer Mischung gleicher Volumteile von wasserfreiem Ethanol R und Ether R, die zuvor gegen 0,2 ml
Bromthymolblau-Lösung R 1 neutralisiert wurde, versetzt. Nach Schütteln der Lösung dürfen bis zum Umschlag nach Blau höchstens 3,0 ml Natriumhydroxid-
Lösung (0,01 mol · l⁻¹) verbraucht werden.

Schaumbrechende Wirkung

Schäumende Lösung: 5,0 g Docusat-Natrium R werden
in 1 l Wasser R, falls erforderlich unter Erwärmen auf
50 °C, gelöst.

Schaumbrechende Lösung: 50 ml Ethylmethylketon R
werden mit 0,250 g Substanz versetzt. Die Mischung
wird unter Schütteln auf höchstens 50 °C erwärmt.

100 ml schäumende Lösung und 1 ml schaumbrechende
Lösung werden in einen 250-ml-Zylinder von etwa 5 cm
Durchmesser gegeben. Der Zylinder wird hermetisch
verschlossen und in einem geeigneten Neigungsschüttler
befestigt, der folgende Bedingungen erfüllt:
- 250 bis 300 Schwingungen je Minute
- Schwingungswinkel etwa 10°
- Schwingungsradius etwa 10 cm

Der Zylinder wird 10 s lang geschüttelt und die Zeitspanne registriert, die von der Beendigung des Schüttelvor-
gangs bis zum Auftreten eines ersten schaumfreien An-
teils auf der Flüssigkeitsoberfläche vergeht.

Diese Zeitspanne darf höchstens 15 s betragen.

Mineralöle: 2,0 g Substanz werden in einem Reagenzglas im ultravioletten Licht bei 365 nm geprüft. Die Fluoreszenz darf nicht intensiver als die einer unter gleichen
Bedingungen geprüften Lösung von Chininsulfat R
(0,1 ppm) in Schwefelsäure (0,005 mol · l⁻¹) sein.

Phenylierte Verbindungen: 5,0 g Substanz werden unter Schütteln in 10,0 ml Cyclohexan R gelöst. Die Absorption (2.2.25) wird zwischen 200 und 350 nm unter
Verwendung von Cyclohexan R als Kompensationsflüssigkeit gemessen. Die korrigierte Absorption (die im Ma-

---

Beachten Sie den Hinweis auf „Allgemeine Monographien" zu Anfang des Bands auf Seite B

ximum zwischen 250 und 270 nm gemessene Absorption abzüglich der bei 300 nm gemessenen Absorption) darf höchstens 0,2 betragen.

Schwermetalle: 1,0 g Substanz wird unter Mischen in Dichlormethan *R* zu 20 ml gelöst. 1,0 ml einer frisch hergestellten Lösung von Dithizon *R* (0,02 g · l^{-1}) in Dichlormethan *R*, 0,5 ml Wasser *R* und 0,5 ml einer Mischung von 1 Volumteil verdünnter Ammoniak-Lösung *R* 2 und 9 Volumteilen einer Lösung von Hydroxylaminhydrochlorid *R* (2 g · l^{-1}) werden zugesetzt. Gleichzeitig wird folgende Referenzlösung hergestellt: 20 ml Dichlormethan *R* werden mit 1,0 ml einer frisch hergestellten Lösung von Dithizon *R* (0,02 g · l^{-1}) in Dichlormethan *R*, 0,5 ml Blei-Lösung (10 ppm Pb) *R* und 0,5 ml einer Mischung von 1 Volumteil verdünnter Ammoniak-Lösung *R* 2 und 9 Volumteilen einer Lösung von Hydroxylaminhydrochlorid *R* (2 g · l^{-1}) versetzt. Jede Lösung wird sofort 1 min lang kräftig geschüttelt. Eine in der zu untersuchenden Lösung auftretende Rotfärbung darf nicht stärker sein als diejenige der Referenzlösung (5 ppm).

Flüchtige Bestandteile: höchstens 1,0 Prozent, mit 1,00 g Substanz in einer Schale von 60 mm Durchmesser und 10 mm Höhe durch 2 h langes Erhitzen im Trockenschrank bei 150 °C bestimmt

Gehaltsbestimmung

Siliciumdioxid: höchstens 7 Prozent, mit mindestens 20,0 mg Substanz bestimmt

Die Substanz wird in einem Strom von Stickstoff *R* bei einer Durchflussrate von 200 ml je Minute auf 800 °C erhitzt, wobei die Temperatur um 20 °C je Minute erhöht wird. Der Rückstand (Siliciumdioxid) wird gewogen.

Dimeticon

Untersuchungslösung: Etwa 50 mg (*E*) Substanz werden in einen 125-ml-Zylinder mit Schraubverschluss gegeben, mit 25,0 ml Toluol *R* versetzt, zum Dispergieren geschwenkt und mit 50 ml verdünnter Salzsäure *R* versetzt. Der Zylinder wird verschlossen und auf einem Vortex-Mischer befestigt. Nach 5 min langem Schütteln wird der Inhalt des Zylinders in einen Scheidetrichter gegeben und zur Phasentrennung stehen gelassen. 5 ml der oberen Phase werden in ein Reagenzglas mit Schraubverschluss gegeben, das 0,5 g wasserfreies Natriumsulfat *R* enthält. Das Reagenzglas wird verschlossen und nach kräftigem manuellem Schütteln zentrifugiert, um eine klare Untersuchungslösung zu erhalten.

Referenzlösung: Etwa 0,20 g Dimeticon *CRS* werden in 100,0 ml Toluol *R* gegeben. Die Referenzlösung wird unter den gleichen Bedingungen wie die Untersuchungslösung hergestellt, wobei 25,0 ml der zuvor erhaltenen Dimeticon-Lösung verwendet werden.

Eine Blindlösung wird durch Schütteln von 10 ml Toluol *R* mit 1 g wasserfreiem Natriumsulfat *R* und Zentrifugieren der erhaltenen Suspension hergestellt.

Das IR-Spektrum der Untersuchungslösung und der Referenzlösung wird zwischen 1330 und 1180 cm^{-1} in einer 0,5-mm-Küvette aufgenommen und die Absorption (2.2.24) der Bande bei 1260 cm^{-1} bestimmt.

Der Prozentgehalt an Dimeticon wird nach folgender Formel berechnet:

$$\frac{25C \cdot A_M \cdot 100}{A_E \cdot E}$$

A_M = Absorption der Untersuchungslösung
A_E = Absorption der Referenzlösung
C = Konzentration der Referenzlösung in Milligramm je Milliliter
E = Einwaage der Substanz in Milligramm

S

Monographien

T

T

4.05/1046

Tamoxifencitrat

Tamoxifeni citras

$C_{32}H_{37}NO_8$ M_r 563,6

Definition

Tamoxifencitrat enthält mindestens 99,0 und höchstens 101,0 Prozent 2-[4-[(Z)-1,2-Diphenylbut-1-enyl]phen=oxy]-N,N-dimethylethanamin-dihydrogen-2-hydroxy=propan-1,2,3-tricarboxylat, berechnet auf die getrocknete Substanz

Eigenschaften

Weißes bis fast weißes, kristallines Pulver; schwer löslich in Wasser, löslich in Methanol, schwer löslich in Aceton

Die Substanz zeigt Polymorphie.

Prüfung auf Identität

1: B
2: A, C, D

A. 20 mg Substanz werden in Methanol R zu 50,0 ml gelöst. 5,0 ml Lösung werden mit Methanol R zu 100,0 ml verdünnt. Diese Lösung, zwischen 220 und 350 nm gemessen, zeigt Absorptionsmaxima (2.2.25) bei 237 und 275 nm. Das Verhältnis der Absorption im Maximum bei 237 nm zu der im Maximum bei 275 nm liegt zwischen 1,45 und 1,65.

B. Die Prüfung erfolgt mit Hilfe der IR-Spektroskopie (2.2.24) durch Vergleich des Spektrums der Substanz mit dem von Tamoxifencitrat CRS. Die Prüfung erfolgt mit Hilfe von Presslingen. Wenn die Spektren bei der Prüfung in fester Form unterschiedlich sind, werden Substanz und Referenzsubstanz getrennt in Aceton R gelöst. Nach Eindampfen der Lösungen zur Trockne werden mit den Rückständen erneut Spektren aufgenommen.

C. Die Prüfung erfolgt mit Hilfe der Dünnschichtchromatographie (2.2.27) unter Verwendung einer Schicht eines geeigneten Kieselgels, das einen Fluoreszenzindikator mit intensivster Anregung der Fluoreszenz bei 254 nm enthält.

Untersuchungslösung: 10 mg Substanz werden in Methanol R zu 10 ml gelöst.

Referenzlösung a: 10 mg Tamoxifencitrat CRS werden in Methanol R zu 10 ml gelöst.

Referenzlösung b: 10 mg Tamoxifencitrat CRS und 10 mg Clomifencitrat CRS werden in Methanol R zu 10 ml gelöst.

Auf die Platte werden 5 µl jeder Lösung aufgetragen. Die Chromatographie erfolgt mit einer Mischung von 10 Volumteilen Triethylamin R und 90 Volumteilen Toluol R über eine Laufstrecke von 15 cm. Die Platte wird an der Luft trocknen gelassen und anschließend im ultravioletten Licht bei 254 nm ausgewertet. Der Hauptfleck im Chromatogramm der Untersuchungslösung entspricht in Bezug auf Lage und Größe dem Hauptfleck im Chromatogramm der Referenzlösung a. Die Prüfung darf nur ausgewertet werden, wenn das Chromatogramm der Referenzlösung b deutlich voneinander getrennt 2 Flecke zeigt.

D. Etwa 10 mg Substanz werden in 4 ml Pyridin R unter Schütteln gelöst. Die Lösung wird mit 2 ml Acetanhydrid R versetzt. Die Mischung ist gelb gefärbt. Wird im Wasserbad 2 min lang erhitzt, entsteht eine rosarote bis rote Färbung.

Prüfung auf Reinheit

E-Isomer und verwandte Substanzen: Die Prüfung erfolgt mit Hilfe der Flüssigchromatographie (2.2.29).

Die Lösungen werden unmittelbar vor Gebrauch unter Lichtschutz hergestellt.

Untersuchungslösung: 15,0 mg Substanz werden in der mobilen Phase zu 10,0 ml gelöst.

Referenzlösung a: 15,0 mg Tamoxifencitrat zur Eignungsprüfung CRS werden in der mobilen Phase zu 10,0 ml gelöst.

Referenzlösung b: 1,0 ml Untersuchungslösung wird mit der mobilen Phase zu 100,0 ml verdünnt.

Die Chromatographie kann durchgeführt werden mit
- einer Säule aus rostfreiem Stahl von 0,25 m Länge und 4,6 mm innerem Durchmesser, gepackt mit octadecylsilyliertem Kieselgel zur Chromatographie R (5 µm)
- folgender Mischung als mobile Phase bei einer Durchflussrate von 1,2 ml je Minute: 40 Volumteile Acetonitril R und 60 Volumteile Wasser R, das Natriumdihydrogenphosphat R (0,9 g · l^{-1}) und N,N-Dimethyloctylamin R (4,8 g · l^{-1}) enthält und mit Phosphorsäure 85 % R auf einen pH-Wert von 3,0 eingestellt wurde, werden gemischt
- einem Spektrometer als Detektor bei einer Wellenlänge von 240 nm.

Die Säule wird mit der mobilen Phase bei einer Durchflussrate von 1,2 ml je Minute etwa 30 min lang äquilibriert.

T

Monographien

Die Empfindlichkeit des Systems wird so eingestellt, dass die Höhe des *E*-Isomeren-Peaks im Chromatogramm mit 10 µl Referenzlösung a mindestens 40 Prozent des maximalen Ausschlags beträgt. Die Prüfung darf nur ausgewertet werden, wenn das Chromatogramm dem Chromatogramm-Typ in der Beilage zu Tamoxifencitrat zur Eignungsprüfung *CRS* entspricht: Die Auflösung zwischen den Peaks des *E*-Isomeren und der Tamoxifen-Verunreinigung F beträgt mindestens 3 und die Peaks von Tamoxifen-Verunreinigung F und der darauf folgenden Hauptkomponente sind bis zur Basislinie getrennt.

Je 10 µl Untersuchungslösung und Referenzlösung b werden eingespritzt. Die Chromatographie erfolgt über eine Dauer, die der 2fachen Retentionszeit des Tamoxifen-Peaks entspricht. Im Chromatogramm der Untersuchungslösung darf keine Peakfläche, mit Ausnahme der des Hauptpeaks, größer sein als das 0,3fache der Fläche des Hauptpeaks im Chromatogramm der Referenzlösung b (0,3 Prozent). Im Chromatogramm der Untersuchungslösung darf die Summe aller Peakflächen, mit Ausnahme der des Hauptpeaks und des *E*-Isomeren-Peaks, nicht größer sein als das 0,5fache der Fläche des Hauptpeaks im Chromatogramm der Referenzlösung b (0,5 Prozent). Peaks mit einer kleineren Retentionszeit als 2,5 min und Peaks, deren Fläche kleiner ist als das 0,05fache der Fläche des Hauptpeaks im Chromatogramm der Referenzlösung b, werden nicht berücksichtigt.

Trocknungsverlust (2.2.32): höchstens 0,5 Prozent, mit 1,000 g Substanz durch 4 h langes Trocknen im Vakuum bei 65 °C bestimmt

Sulfatasche (2.4.14): höchstens 0,1 Prozent, mit 1,0 g Substanz bestimmt

Gehaltsbestimmung

0,400 g Substanz, in 75 ml wasserfreier Essigsäure *R* gelöst, werden mit Perchlorsäure (0,1 mol · l⁻¹) nach Zusatz von 0,1 ml Naphtholbenzein-Lösung *R* titriert.

1 ml Perchlorsäure (0,1 mol · l⁻¹) entspricht 56,36 mg $C_{32}H_{37}NO_8$.

Verunreinigungen

A. 2-[4-[(*E*)-1,2-Diphenylbut-1-enyl]phenoxy]-*N*,*N*-di=
methylethanamin

B. R = OH, R′ = C_6H_5:
1-[4-[2-(Dimethylamino)ethoxy]phenyl]-1,2-diphe=
nylbutan-1-ol

G. R + R′ = O:
(2*RS*)-1-[4-[2-(Dimethylamino)ethoxy]phenyl]-2-
phenylbutan-1-on

C. R = R2 = H, R4 = O–CH_2–CH_2–N(CH_3)₂:
2-[4-[(*EZ*)-1,2-Diphenylethenyl]phenoxy]-*N*,*N*-di=
methylethanamin

D. R = CH_3, R2 = H, R4 = O–CH_2–CH_2–N(CH_3)₂:
2-[4-[(*EZ*)-1,2-Diphenylprop-1-enyl]phenoxy]-*N*,*N*-
dimethylethanamin

E. R = C_2H_5, R2 = O–CH_2–CH_2–N(CH_3)₂, R4 = H:
2-[2-[(*EZ*)-1,2-Diphenylbut-1-enyl]phenoxy]-*N*,*N*-
dimethylethanamin

F. 2-[4-[(*Z*)-1,2-Diphenylbut-1-enyl]phenoxy]-*N*-me=
thylethanamin

V

V

4.05/1799

Weißes Vaselin

Vaselinum album

Definition

Gereinigtes, fast vollständig bis vollständig entfärbtes Gemisch halbfester Kohlenwasserstoffe aus Erdöl

Die Substanz kann ein geeignetes Antioxidans enthalten. Weißes Vaselin, das in dieser Monographie beschrieben ist, ist nicht zum Einnehmen geeignet.

Eigenschaften

Aussehen: weiße bis fast weiße, durchschimmernde, salbenartige Masse, die in geschmolzenem Zustand im Tageslicht schwach fluoresziert

Löslichkeit: praktisch unlöslich in Wasser, löslich in Dichlormethan, praktisch unlöslich in Ethanol und Glycerol

Prüfung auf Identität

1: A, B, D
2: A, C, D

A. Der Tropfpunkt (2.2.17) liegt zwischen 35 und 70 °C und weicht um höchstens 5 °C von dem in der Beschriftung angegebenen Wert ab. Der Nippel wird gefüllt, mit folgender Änderung gegenüber der Methode: Die Substanz wird auf höchstens 80 °C erhitzt, wobei umgerührt wird, um Gleichmäßigkeit zu gewährleisten. Der Metallnippel wird im Trockenschrank auf höchstens 80 °C erhitzt, aus dem Trockenschrank herausgenommen, auf eine saubere Platte oder Keramikkachel gestellt und mit der geschmolzenen Substanz vollständig gefüllt. Der gefüllte Nippel wird 30 min lang auf der Platte oder der Keramikkachel erkalten gelassen und 30 bis 40 min lang in ein Wasserbad von 24 bis 26 °C eingebracht. Die Oberfläche der Substanz wird in einem Zug mit einem Messer oder einer Rasierklinge glatt gestrichen, ohne einen Druck auf die Substanz auszuüben.

B. IR-Spektroskopie (2.2.24)

Vergleich: Referenzspektrum der Ph. Eur. von Weißem Vaselin

C. 2 g Substanz werden geschmolzen. Sobald eine homogene Phase erhalten ist, werden 2 ml Wasser *R* und 0,2 ml Iod-Lösung (0,05 mol · l⁻¹) zugesetzt. Nach dem Umschütteln wird die Mischung erkalten gelassen. Die verfestigte obere Schicht ist violettrosa gefärbt.

D. Die Substanz entspricht der Prüfung „Aussehen der Substanz" (siehe „Prüfung auf Reinheit").

Prüfung auf Reinheit

Aussehen der Substanz: Die Substanz muss weiß sein. 12 g Substanz werden auf dem Wasserbad geschmolzen. Die geschmolzene Substanz darf nicht stärker gefärbt sein als eine Mischung von 1 Volumteil Stammlösung Gelb und 9 Volumteilen einer Lösung von Salzsäure *R* (10 g · l⁻¹) (2.2.2, Methode II).

Sauer oder alkalisch reagierende Substanzen: 10 g Substanz werden 1 min lang mit 20 ml siedendem Wasser *R* kräftig geschüttelt. Nach dem Erkalten wird die Mischung dekantiert. 10 ml der wässrigen Phase werden mit 0,1 ml Phenolphthalein-Lösung *R* versetzt. Die Lösung muss farblos sein. Bis zum Umschlag nach Rot dürfen höchstens 0,5 ml Natriumhydroxid-Lösung (0,01 mol · l⁻¹) verbraucht werden.

Konsistenz (2.9.9): 60 bis 300

Aromatische, polyzyklische Kohlenwasserstoffe: höchstens 300 ppm

Reagenzien zur UV-Spektroskopie sind zu verwenden.

1,0 g Substanz wird in 50 ml Hexan *R*, das zuvor durch 2-maliges Ausschütteln mit je 10 ml Dimethylsulfoxid *R* gewaschen wurde, gelöst. Die Lösung wird in einen 125-ml-Scheidetrichter, dessen Schliffteile (Stopfen, Hahn) nicht gefettet sind, gegeben, mit 20 ml Dimethylsulfoxid *R* versetzt, 1 min lang kräftig geschüttelt und bis zur Bildung von zwei klaren Phasen stehen gelassen. Die untere Phase wird in einen zweiten Scheidetrichter überführt und das Ausschütteln mit weiteren 20 ml Dimethylsulfoxid *R* wiederholt. Die vereinigten unteren Phasen werden 1 min lang kräftig mit 20 ml Hexan *R* ausgeschüttelt und bis zur Bildung von zwei klaren Phasen stehen gelassen. Die abgetrennte untere Phase wird mit Dimethylsulfoxid *R* zu 50,0 ml verdünnt. Die Absorption (2.2.25) wird zwischen 260 und 420 nm in einer Schichtdicke von 4 cm gemessen, wobei die klare untere Phase, die durch kräftiges, 1 min langes Ausschütteln von 10 ml Dimethylsulfoxid *R* mit 25 ml Hexan *R* erhalten wurde, als Kompensationsflüssigkeit verwendet wird. Als Referenzlösung dient eine Lösung von Naphthalin *R* (6,0 mg · l⁻¹) in Dimethylsulfoxid *R*. Die Absorption dieser Lösung wird im Maximum bei 278 nm in einer Schichtdicke von 4 cm gegen Dimethylsulfoxid *R* als Kompensationsflüssigkeit gemessen. Bei keiner Wellenlänge zwischen 260 und 420 nm darf die Absorption der Untersuchungslösung größer sein als die der Referenzlösung bei 278 nm.

Sulfatasche (2.4.14): höchstens 0,05 Prozent, mit 2,0 g Substanz bestimmt

Lagerung

Vor Licht geschützt

Monographien

Die „Allgemeinen Vorschriften" gelten für alle Monographien und sonstigen Texte

Beschriftung

Die Beschriftung gibt an
- Tropfpunkt
- falls zutreffend, Name und Konzentration jedes zugesetzten Antioxidans.

4.05/1885

Vogelknöterichkraut

Polygoni avicularis herba

Definition

Die ganzen oder geschnittenen, getrockneten, blühenden oberirdischen Teile von *Polygonum aviculare* L. *s. l.*

Gehalt: mindestens 0,30 Prozent Flavonoide, berechnet als Hyperosid ($C_{21}H_{20}O_{12}$; M_r 464,4), bezogen auf die getrocknete Droge

Eigenschaften

Makroskopische und mikroskopische Merkmale werden unter „Prüfung auf Identität, A und B" beschrieben.

Prüfung auf Identität

A. Der verzweigte, knotige Stängel ist 0,5 bis 2 mm dick, zylindrisch oder etwas kantig und längs gestreift. Er trägt sitzende oder kurz gestielte, kahle, ganzrandige Blätter, die in Form und Größe stark variieren. Die scheidenförmigen Nebenblätter (Ochrea) sind zerschlitzt und silbrig. Die kleinen, achselständigen Blüten haben eine grünlich weiße, 5-teilige Blütenhülle, die an den Zipfelspitzen häufig rot gefärbt ist. Die 2 bis 4 mm großen Früchte sind braune bis schwarze, 3-kantige Nüsse und gewöhnlich punktiert oder gestreift.

B. Die Droge wird pulverisiert (355). Das Pulver ist grünlich braun. Die Prüfung erfolgt unter dem Mikroskop, wobei Chloralhydrat-Lösung *R* verwendet wird. Das Pulver zeigt folgende Merkmale: Bruchstücke der Blattepidermis mit polygonalen bis buchtigen Zellwänden, zahlreichen Spaltöffnungen vom anisocytischen Typ (2.8.3) und einer gestreiften Kutikula; Bruchstücke der Blätter und Stängel mit zahlreichen, mitunter sehr großen Calciumoxalatdrusen; Gruppen dickwandiger Fasern aus der Hypodermis des Stängels; kugelige Pollenkörner mit glatter Exine und 3 Keimporen; gelegentlich braune Bruchstücke des Exokarps aus Zellen mit verdickten, buchtigen Wänden. Wird das Pulver unter Verwendung einer Lösung von Kaliumhydroxid *R* (675 g · l⁻¹) und nach Erwärmen unter dem Mikroskop geprüft, erscheinen die Blattepidermis und wenige Zellen des Mesophylls rot bis rötlich violett gefärbt. Erfolgt die Prüfung unter dem Mikroskop nach Zusatz einer Lösung von Eisen(III)-chlorid *R* (0,1 g · l⁻¹), erscheinen die Blattfragmente fast schwarz.

C. Dünnschichtchromatographie (2.2.27)

Untersuchungslösung: 1,0 g pulverisierte Droge (355) wird 10 min lang mit 10 ml Methanol *R* im Wasserbad unter Rückflusskühlung erhitzt und nach dem Abkühlen abfiltriert.

Referenzlösung: 1 mg Kaffeesäure *R*, 2,5 mg Hyperosid *R* und 1 mg Chlorogensäure *R* werden in 10 ml Methanol *R* gelöst.

Platte: DC-Platte mit Kieselgel *R*

Fließmittel: wasserfreie Ameisensäure *R*, Essigsäure 99 % *R*, Wasser *R*, Ethylacetat *R* (7:7:14:72 *V/V/V/V*)

Auftragen: 20 µl; bandförmig

Laufstrecke: 10 cm

Trocknen: bei 100 bis 105 °C

Detektion: Die Platte wird mit einer Lösung von Diphenylboryloxyethylamin *R* (10 g · l⁻¹) in Methanol *R* und anschließend mit einer Lösung von Macrogol 400 *R* (50 g · l⁻¹) in Methanol *R* besprüht, etwa 30 min lang an der Luft trocknen gelassen und im ultravioletten Licht bei 365 nm ausgewertet.

Ergebnis: Die Zonenfolge in den Chromatogrammen von Referenzlösung und Untersuchungslösung ist aus den nachstehenden Angaben ersichtlich. Im Chromatogramm der Untersuchungslösung sind weitere fluoreszierende Zonen vorhanden.

Oberer Plattenrand	
Kaffeesäure: eine hellblau fluoreszierende Zone	1 oder 2 blau fluoreszierende Zonen (Kaffeesäure)
	1 oder 2 gelblich grün fluoreszierende Zonen
	eine gelb fluoreszierende Zone
Hyperosid: eine gelblich braun fluoreszierende Zone	
	eine gelblich braun fluoreszierende Zone
Chlorogensäure: eine hellblau fluoreszierende Zone	eine hellblau fluoreszierende Zone (Chlorogensäure)
	eine gelblich braun fluoreszierende Zone
Referenzlösung	Untersuchungslösung

Prüfung auf Reinheit

Fremde Bestandteile (2.8.2): höchstens 2 Prozent Wurzeln und höchstens 2 Prozent sonstige fremde Bestandteile

---

Beachten Sie den Hinweis auf „Allgemeine Monographien" zu Anfang des Bands auf Seite B

Trocknungsverlust (2.2.32): höchstens 10,0 Prozent, mit 1,000 g pulverisierter Droge (710) durch 2 h langes Trocknen im Trockenschrank bei 100 bis 105 °C bestimmt

Asche (2.4.16): höchstens 10,0 Prozent

Gehaltsbestimmung

Stammlösung: In einem 100-ml-Rundkolben werden 0,800 g pulverisierte Droge (355) mit 1 ml einer Lösung von Methenamin *R* (5 g · l^{-1}), 20 ml Aceton *R* und 2 ml Salzsäure *R* 1 versetzt. Die Mischung wird 30 min lang unter Rückflusskühlung erhitzt. Die Flüssigkeit wird durch einen Wattebausch in einen Kolben filtriert. Der Wattebausch wird zum Rückstand in den Rundkolben gegeben, zur Extraktion 2-mal mit je 20 ml Aceton *R* versetzt und jeweils 10 min lang unter Rückflusskühlung erhitzt. Jeder der beiden Auszüge wird nach dem Erkalten durch den Wattebausch in den Kolben filtriert. Die vereinigten Aceton-Auszüge werden durch ein Papierfilter in einen Messkolben filtriert und mit Aceton *R*, das vorher zum Waschen von Kolben und Papierfilter verwendet wurde, zu 100,0 ml verdünnt. 20,0 ml dieser Lösung und 20 ml Wasser *R* werden in einen Scheidetrichter gebracht. Die Mischung wird 1-mal mit 15 ml und 3-mal mit je 10 ml Ethylacetat *R* ausgeschüttelt. Die Ethylacetat-Auszüge werden in einem zweiten Scheidetrichter gesammelt, 2-mal mit je 50 ml Wasser *R* gewaschen, über 10 g wasserfreiem Natriumsulfat *R* in einen Messkolben filtriert und mit Ethylacetat *R* zu 50,0 ml verdünnt.

Untersuchungslösung: 10,0 ml Stammlösung werden mit 1 ml Aluminiumchlorid-Reagenz *R* versetzt und mit einer 5-prozentigen Lösung (*V/V*) von Essigsäure 99 % *R* in Methanol *R* zu 25,0 ml verdünnt.

Kompensationsflüssigkeit: 10,0 ml Stammlösung werden mit einer 5-prozentigen Lösung (*V/V*) von Essigsäure 99 % *R* in Methanol *R* zu 25,0 ml verdünnt.

Die Absorption (2.2.25) der Untersuchungslösung wird nach 30 min bei 425 nm gegen die Kompensationsflüssigkeit gemessen.

Der Prozentgehalt an Flavonoiden wird als Hyperosid nach folgender Formel berechnet:

$$\frac{A \cdot 1{,}25}{m}$$

Die spezifische Absorption $A_{1\,cm}^{1\,\%}$ von Hyperosid wird mit 500 angenommen.

A = Absorption bei 425 nm
m = Einwaage der Droge in Gramm

Monographien

Gebleichtes Wachs

Cera alba

Definition

Gebleichtes Wachs wird durch Bleichen von gelbem Bienenwachs gewonnen.

Eigenschaften

Aussehen: weiße bis gelblich weiße Stücke oder Platten, in dünner Schicht durchscheinend, mit feinkörnigem, mattem, aber nicht kristallinem Bruch

Bei Handwärme entsteht eine weiche, knetbare Masse.

Die Substanz hat einen ähnlichen Geruch wie gelbes Wachs, nur schwächer und niemals ranzig. Sie ist ohne Geschmack und bleibt nicht an den Zähnen haften.

Löslichkeit: praktisch unlöslich in Wasser, teilweise löslich in heißem Ethanol 90 % (*V/V*) und vollständig löslich in fetten und ätherischen Ölen

Relative Dichte: etwa 0,960

Prüfung auf Reinheit

Tropfpunkt (2.2.17): 61 bis 66 °C

Die Substanz wird durch Erhitzen im Wasserbad geschmolzen, auf eine Glasplatte gegossen und bis zur halbfesten Konsistenz erkalten gelassen. Der Metallnippel wird durch Eindrücken seiner weiten Öffnung in das Wachs gefüllt und dieser Vorgang so lange wiederholt, bis Wachs aus der engen Öffnung des Nippels austritt. Der Überschuss wird mit einem Spatel entfernt und unmittelbar danach das Thermometer angebracht. Überschüssiges Wachs wird entfernt und die so vorbereitete Apparatur vor der Bestimmung des Tropfpunkts mindestens 12 h lang bei Raumtemperatur stehen gelassen.

Säurezahl: 17,0 bis 24,0

In einem mit Rückflusskühler versehenen 250-ml-Erlenmeyerkolben werden 2,00 g (*m* g) Substanz mit 40 ml Xylol *R* und einigen Glasperlen versetzt und bis zur Lösung erhitzt. Nach Zusatz von 20 ml Ethanol 96 % *R* und 0,5 ml Phenolphthalein-Lösung *R* 1 wird die heiße Lösung mit ethanolischer Kaliumhydroxid-Lösung (0,5 mol · l^{-1}) titriert. Der Endpunkt ist erreicht, wenn die rote Färbung mindestens 10 s lang bestehen bleibt (*n$_1$* ml). Ein Blindversuch wird durchgeführt (*n$_2$* ml).

$$\text{Säurezahl} = \frac{28{,}05(n_1 - n_2)}{m}$$

Esterzahl (2.5.2): 70 bis 80

Verseifungszahl: 87 bis 104

In einem mit Rückflusskühler versehenen 250-ml-Erlenmeyerkolben werden 2,00 g (*m* g) Substanz mit 30 ml einer Mischung gleicher Volumteile Ethanol 96 % *R* und Xylol *R* sowie einigen Glasperlen versetzt und bis zur Lösung erhitzt. Nach Zusatz von 25,0 ml ethanolischer Kaliumhydroxid-Lösung (0,5 mol · l^{-1}) wird die Lösung 3 h lang zum Rückfluss erhitzt. Die noch heiße Lösung wird nach Zusatz von 1 ml Phenolphthalein-Lösung *R* 1 sofort mit Salzsäure (0,5 mol · l^{-1}) titriert (*n$_1$* ml). Während der Titration wird die Lösung einige Male zum Sieden erhitzt. Ein Blindversuch wird durchgeführt (*n$_2$* ml).

$$\text{Verseifungszahl} = \frac{28{,}05(n_2 - n_1)}{m}$$

Ceresin, Paraffine und andere Wachse: In einem 100-ml-Rundkolben werden 3,0 g Substanz mit 30 ml einer Lösung von Kaliumhydroxid *R* (40 g · l^{-1}) in aldehydfreiem Ethanol 96 % *R* versetzt und 2 h lang unter Rückfluss in schwachem Sieden gehalten. Der Kühler wird entfernt und sofort ein Thermometer in den Kolben eingebracht. Der Kolben wird in ein Wasserbad von 80 °C gestellt und unter ständigem Umschwenken erkalten gelassen. Oberhalb von 65 °C darf sich kein Niederschlag bilden, aber die Lösung darf leicht opaleszieren. Zwischen 65 und 59 °C kann die Lösung trüb werden und sich ein Niederschlag bilden. Bei 59 °C muss die Lösung trüb sein.

Glycerol und andere Polyole: höchstens 0,5 Prozent (*m/m*), berechnet als Glycerol

In einem Kolben mit aufgesetztem Rückflusskühler werden 0,20 g Substanz mit 10 ml ethanolischer Kaliumhydroxid-Lösung *R* im Wasserbad 30 min lang zum Rückfluss erhitzt. Nach Zusatz von 50 ml verdünnter Schwefelsäure *R* wird die Mischung abgekühlt und filtriert. Kolben und Filter werden mit verdünnter Schwefelsäure *R* gewaschen, Filtrat und Waschflüssigkeit vereinigt und mit verdünnter Schwefelsäure *R* zu 100,0 ml verdünnt. 1,0 ml Lösung wird in einem Reagenzglas mit 0,5 ml einer Lösung von Natriumperiodat *R* (10,7 g · l^{-1}) gemischt und 5 min lang stehen gelassen. Die Lösung wird nach Zusatz von 1,0 ml Schiffs Reagenz *R* gemischt, wobei jeglicher Niederschlag verschwindet. Das Reagenzglas wird in ein Becherglas mit Wasser von 40 °C gestellt und während des Abkühlens 10 bis 15 min lang beobachtet. Eine violettblaue Färbung der Lösung darf nicht stärker sein als die einer gleichzeitig und unter gleichen Bedingungen hergestellten Referenzlösung mit 1,0 ml einer Lösung von Glycerol *R* (10 mg · l^{-1}) in verdünnter Schwefelsäure *R*.

Monographien

4.05/0070

Gelbes Wachs

Cera flava

Definition

Gelbes Wachs ist das durch Ausschmelzen der entleerten Waben der Honigbiene (*Apis mellifera* L.) mit heißem Wasser gewonnene und von fremden Bestandteilen gereinigte Wachs.

Eigenschaften

Aussehen: gelbliche bis hellbraune Stücke oder Platten mit feinkörnigem, mattem, aber nicht kristallinem Bruch

Bei Handwärme entsteht eine weiche, knetbare Masse.

Die Substanz riecht schwach und charakteristisch nach Honig. Sie ist ohne Geschmack und bleibt nicht an den Zähnen haften.

Löslichkeit: praktisch unlöslich in Wasser, teilweise löslich in heißem Ethanol 90 % (*V/V*), vollständig löslich in fetten und ätherischen Ölen

Relative Dichte: etwa 0,960

Prüfung auf Reinheit

Tropfpunkt (2.2.17): 61 bis 66 °C

Die Substanz wird durch Erhitzen im Wasserbad geschmolzen, auf eine Glasplatte gegossen und bis zur halbfesten Konsistenz erkalten gelassen. Der Metallnippel wird durch Eindrücken seiner weiten Öffnung in das Wachs gefüllt und dieser Vorgang so lange wiederholt, bis Wachs aus der engen Öffnung des Nippels austritt. Der Überschuss wird mit einem Spatel entfernt und unmittelbar danach das Thermometer angebracht. Überschüssiges Wachs wird entfernt und die so vorbereitete Apparatur vor der Bestimmung des Tropfpunkts mindestens 12 h lang bei Raumtemperatur stehen gelassen.

Säurezahl: 17,0 bis 22,0

In einem mit Rückflusskühler versehenen 250-ml-Erlenmeyerkolben werden 2,00 g (*m* g) Substanz mit 40 ml Xylol *R* und einigen Glasperlen versetzt und bis zur Lösung erhitzt. Nach Zusatz von 20 ml Ethanol 96 % *R* und 0,5 ml Phenolphthalein-Lösung *R* 1 wird die heiße Lösung mit ethanolischer Kaliumhydroxid-Lösung (0,5 mol · l^{-1}) titriert. Der Endpunkt ist erreicht, wenn die rote Färbung mindestens 10 s lang bestehen bleibt (*n$_1$* ml). Ein Blindversuch wird durchgeführt (*n$_2$* ml).

$$\text{Säurezahl} = \frac{28,05(n_1 - n_2)}{m}$$

Esterzahl (2.5.2): 70 bis 80

Verseifungszahl: 87 bis 102

In einem mit Rückflusskühler versehenen 250-ml-Erlenmeyerkolben werden 2,00 g (*m* g) Substanz mit 30 ml einer Mischung gleicher Volumteile Ethanol 96 % *R* und Xylol *R* sowie einigen Glasperlen versetzt und bis zur Lösung erhitzt. Nach Zusatz von 25,0 ml ethanolischer Kaliumhydroxid-Lösung (0,5 mol · l^{-1}) wird die Lösung 3 h lang zum Rückfluss erhitzt. Die noch heiße Lösung wird nach Zusatz von 1 ml Phenolphthalein-Lösung *R* 1 sofort mit Salzsäure (0,5 mol · l^{-1}) titriert (*n$_1$* ml). Während der Titration wird die Lösung einige Male zum Sieden erhitzt. Ein Blindversuch wird durchgeführt (*n$_2$* ml).

$$\text{Verseifungszahl} = \frac{28,05(n_2 - n_1)}{m}$$

Ceresin, Paraffine und andere Wachse: In einem 100-ml-Rundkolben werden 3,0 g Substanz mit 30 ml einer Lösung von Kaliumhydroxid *R* (40 g · l^{-1}) in aldehydfreiem Ethanol 96 % *R* versetzt und 2 h lang unter Rückfluss in schwachem Sieden gehalten. Der Kühler wird entfernt und sofort ein Thermometer in den Kolben eingebracht. Der Kolben wird in ein Wasserbad von 80 °C gestellt und unter ständigem Umschwenken erkalten gelassen. Oberhalb von 65 °C darf sich kein Niederschlag bilden, aber die Lösung darf leicht opaleszieren. Zwischen 65 und 59 °C kann die Lösung trüb werden und sich ein Niederschlag bilden. Bei 59 °C muss die Lösung trüb sein.

Glycerol und andere Polyole: höchstens 0,5 Prozent (*m/m*), berechnet als Glycerol

In einem Kolben mit aufgesetztem Rückflusskühler werden 0,20 g Substanz mit 10 ml ethanolischer Kaliumhydroxid-Lösung *R* im Wasserbad 30 min lang zum Rückfluss erhitzt. Nach Zusatz von 50 ml verdünnter Schwefelsäure *R* wird die Mischung abgekühlt und filtriert. Kolben und Filter werden mit verdünnter Schwefelsäure *R* gewaschen, Filtrat und Waschflüssigkeit vereinigt und mit verdünnter Schwefelsäure *R* zu 100,0 ml verdünnt. 1,0 ml Lösung wird in einem Reagenzglas mit 0,5 ml einer Lösung von Natriumperiodat *R* (10,7 g · l^{-1}) gemischt und 5 min lang stehen gelassen. Nach Zusatz von 1,0 ml Schiffs Reagenz *R* wird die Lösung gemischt, wobei jeglicher Niederschlag verschwindet. Das Reagenzglas wird in ein Becherglas mit Wasser von 40 °C gestellt und während des Abkühlens 10 bis 15 min lang beobachtet. Eine violettblaue Färbung der Lösung darf nicht stärker sein als die einer gleichzeitig und unter gleichen Bedingungen hergestellten Referenzlösung mit 1,0 ml einer Lösung von Glycerol *R* (10 mg · l^{-1}) in verdünnter Schwefelsäure *R*.

Z

4.05/1280

Zolpidemtartrat

Zolpidemi tartras

$C_{42}H_{48}N_6O_8$ M_r 765

Definition

Zolpidemtartrat enthält mindestens 98,5 und höchstens 101,0 Prozent Bis[*N*,*N*-dimethyl-2-[6-methyl-2-(4-me= thylphenyl)imidazo[1,2-*a*]pyridin-3-yl]acetamid]-(2*R*, 3*R*)-2,3-dihydroxybutandioat, berechnet auf die wasserfreie Substanz.

Eigenschaften

Weißes bis fast weißes, kristallines, hygroskopisches Pulver; schwer löslich in Wasser, wenig löslich in Methanol, praktisch unlöslich in Dichlormethan

Prüfung auf Identität

1: A, C
2: B, C

A. 0,10 g Substanz werden in 10 ml Salzsäure (0,1 mol · l⁻¹) gelöst. Nach Zusatz von 10 ml Wasser *R* wird die Lösung tropfenweise unter Rühren mit 1 ml verdünnter Ammoniak-Lösung *R* 2 versetzt. Der Niederschlag wird abfiltriert, mit Wasser *R* gewaschen und anschließend 2 h lang bei 100 bis 105 °C getrocknet (Untersuchungsniederschlag). Derselbe Vorgang wird mit Zolpidemtartrat *CRS* durchgeführt (Referenzniederschlag). Die Prüfung erfolgt mit Hilfe der IR-Spektroskopie (2.2.24) durch Vergleich der Spektren unter Verwendung der Niederschläge. Die Prüfung erfolgt mit Hilfe von Presslingen.

B. Die Prüfung erfolgt mit Hilfe der Dünnschichtchromatographie (2.2.27) unter Verwendung einer DC-Platte mit Kieselgel F₂₅₄ *R*.

Untersuchungslösung: 50 mg Substanz werden in 5 ml Methanol *R* gelöst. Nach Zusatz von 0,1 ml Diethylamin *R* wird die Lösung mit Methanol *R* zu 10 ml verdünnt.

Referenzlösung a: 50 mg Zolpidemtartrat *CRS* werden in 5 ml Methanol *R* gelöst. Nach Zusatz von 0,1 ml Diethylamin *R* wird die Lösung mit Methanol *R* zu 10 ml verdünnt.

Referenzlösung b: 50 mg Flunitrazepam *CRS* werden in Dichlormethan *R* zu 10 ml gelöst. 1 ml Lösung wird mit 1 ml Referenzlösung a gemischt.

Auf die Platte werden 5 µl jeder Lösung aufgetragen. Die Chromatographie erfolgt mit einer Mischung von 10 Volumteilen Diethylamin *R*, 45 Volumteilen Cyclohexan *R* und 45 Volumteilen Ethylacetat *R* über eine Laufstrecke von 12 cm. Die Platte wird an der Luft trocknen gelassen und im ultravioletten Licht bei 254 nm ausgewertet. Der Hauptfleck im Chromatogramm der Untersuchungslösung entspricht in Bezug auf Lage und Größe dem Hauptfleck im Chromatogramm der Referenzlösung a. Die Prüfung darf nur ausgewertet werden, wenn das Chromatogramm der Referenzlösung b deutlich voneinander getrennt 2 Flecke zeigt.

C. Etwa 0,1 g Substanz werden in 1 ml Methanol *R* unter vorsichtigem Erwärmen gelöst. 0,1 ml Lösung geben die Identitätsreaktion b auf Tartrat (2.3.1).

Prüfung auf Reinheit

Aussehen der Lösung: *Die Lösungen werden unter Lichtschutz hergestellt und die Prüfung wird so schnell wie möglich durchgeführt.*

0,25 g Substanz werden mit 0,125 g Weinsäure *R* verrieben. Die Mischung wird in 20 ml Wasser *R* gelöst und mit Wasser *R* zu 25 ml verdünnt. Die Lösung muss klar (2.2.1) und darf nicht stärker gefärbt sein als die Farbvergleichslösung G₆ oder BG₆ (2.2.2, Methode II).

Verwandte Substanzen: Die Prüfung erfolgt mit Hilfe der Flüssigchromatographie (2.2.29).

Untersuchungslösung: 25,0 mg Substanz werden in der mobilen Phase zu 50,0 ml gelöst.

Referenzlösung a: 5 mg Zolpidem-Verunreinigung A *CRS* werden in der mobilen Phase zu 50 ml gelöst.

Referenzlösung b: 5 mg Substanz werden in der mobilen Phase zu 50 ml gelöst. 10 ml Lösung werden mit 10 ml Referenzlösung a gemischt.

Referenzlösung c: 2,0 ml Untersuchungslösung werden mit der mobilen Phase zu 100,0 ml verdünnt. 1,0 ml dieser Lösung wird mit der mobilen Phase zu 10,0 ml verdünnt.

Die Chromatographie kann durchgeführt werden mit
- einer Säule aus rostfreiem Stahl von 0,15 m Länge und 3,9 mm innerem Durchmesser, gepackt mit octadecylsilyliertem Kieselgel zur Chromatographie *R* (4 µm)
- folgender mobilen Phase bei einer Durchflussrate von 1,5 ml je Minute: eine Mischung von 18 Volumteilen Acetonitril *R*, 23 Volumteilen Methanol *R* und 59 Volumteilen einer Lösung von Phosphorsäure 85 % *R* (5,6 g · l⁻¹), die zuvor mit Triethylamin *R* auf einen pH-Wert von 5,5 eingestellt wurde
- einem Spektrometer als Detektor bei einer Wellenlänge von 254 nm.

Z

Monographien

20 µl Referenzlösung b werden eingespritzt. Die Empfindlichkeit des Systems wird so eingestellt, dass die Höhe des der Verunreinigung A entsprechenden Peaks mindestens 50 Prozent des maximalen Ausschlags beträgt. Die Prüfung darf nur ausgewertet werden, wenn die Auflösung zwischen den Peaks von Verunreinigung A und Zolpidemtartrat mindestens 2,0 beträgt.

Je 20 µl Untersuchungslösung und Referenzlösung c werden eingespritzt. Im Chromatogramm der Untersuchungslösung darf die Summe aller Peakflächen, mit Ausnahme der des Hauptpeaks, nicht größer sein als die Fläche des Hauptpeaks im Chromatogramm der Referenzlösung c (0,2 Prozent). Peaks, deren Fläche kleiner ist als das 0,1fache der Fläche des Hauptpeaks im Chromatogramm der Referenzlösung c, und ein Peak der Weinsäure mit einer relativen Retention von 0,16, bezogen auf den Zolpidem-Peak, werden nicht berücksichtigt.

Wasser (2.5.12): höchstens 3,0 Prozent, mit 0,50 g Substanz nach der Karl-Fischer-Methode bestimmt

Sulfatasche (2.4.14): höchstens 0,1 Prozent, mit 1,0 g Substanz bestimmt

Gehaltsbestimmung

0,300 g Substanz, in einer Mischung von 20 ml wasserfreier Essigsäure R und 20 ml Acetanhydrid R gelöst, werden mit Perchlorsäure (0,1 mol · l^{-1}) titriert. Der Endpunkt wird mit Hilfe der Potentiometrie (2.2.20) bestimmt. Ein Blindversuch wird durchgeführt.

1 ml Perchlorsäure (0,1 mol · l^{-1}) entspricht 38,24 mg $C_{42}H_{48}N_6O_8$.

Lagerung

Dicht verschlossen, vor Licht geschützt

Verunreinigungen

A. N,N-Dimethyl-2-[7-methyl-2-(4-methylphenyl)imid=
azo[1,2-a]pyridin-3-yl]acetamid